人体のメカニズムから学ぶ臨床工学

集中治療学

監修　讃井將満　自治医科大学附属さいたま医療センター 副センター長

編集　山口敦司　自治医科大学附属さいたま医療センター 心臓血管外科 教授
　　　安藤勝信　自治医科大学附属さいたま医療センター 臨床工学部 副技師長

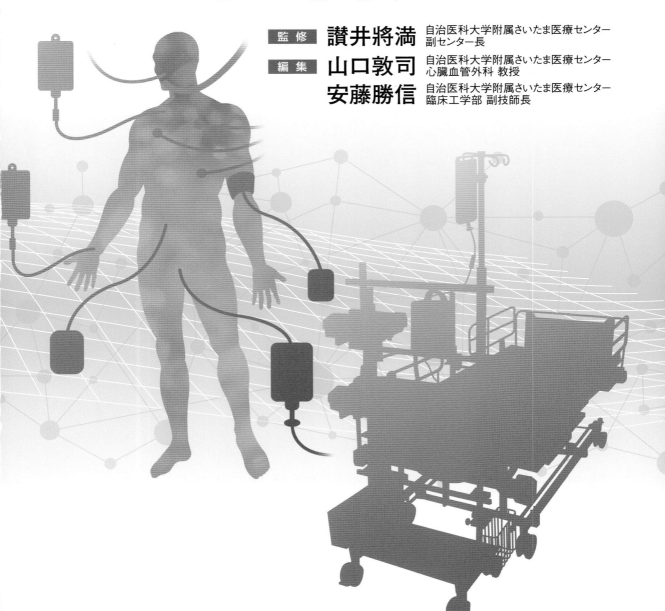

MEDICAL VIEW

Clinical Engineers to Learn from Mechanism of The Human Body : Intensive Care Medicine
(ISBN 978-4-7583-1717-7 C3347)

Chief Editor : Masamitsu Sanui
Editor : Atsushi Yamaguchi
　　　　 Katsunobu Ando

2018. 1. 5　1st　ed

©MEDICAL VIEW, 2018
Printed and Bound in Japan

Medical View Co., Ltd.
2-30 Ichigayahonmuracho, Shinjyukuku, Tokyo, 162-0845, Japan
E-mail　ed@medicalview.co.jp

監修の序

集中治療への誘い

　集中治療室（intensive care unit：ICU）は病院のなかで，医療機器のプロフェッショナルである臨床工学技士（clinical engineers：CE）の専門性が最も発揮される部署の一つです．臨床工学技士の経験に裏打ちされた深い専門的知識は，「あのCEさんが点検してくれた人工呼吸器なら安心して使用できる」「持続透析中のトラブルで困ったらあのCEさんを呼べばいい」という信頼感を，我々ICUスタッフに与えてくれます．

　またICUは，病院の中で最も多職種連携が発達した部署の1つといえます．ICUは，医師，看護師，薬剤師，理学療法士，作業療法士，栄養士，ソーシャルワーカー，そしてもちろん臨床工学技士，それぞれの職種がプロフェッショナルとして自分の専門性を発揮するとともに，お互いを尊重しチームとして診療を行う場です．各々の職種に，程度の差はあれ，患者さんという生体や，患者さんが苦しむ病気に関する知識が求められます．同時に，一緒に働く他職種に対する尊敬と，その仕事に対する興味を示すことも重要です．

　つまり，集中治療室に関わるプロフェッショナルな臨床工学技士，すなわち集中治療CEには，医療機器に対する深い知識と経験だけでなく，患者や他職種に対する大いなる関心と尊敬が不可欠なのです．実際，平成26年に，"専任の臨床工学技士が，常時，院内に勤務する"集中治療室に対して診療報酬上の評価が上がったのも，このような集中治療CEの必要性が十分に認識されたからでしょう．

　本書は，「将来，一人でも多くの臨床工学技士の卵が集中治療の門を叩いて欲しい」という願いを込めて編纂されました．集中治療CEに求められる医療機器や生体・病態の基礎が解説された"わかりやすい教科書"と言えます．実際，質の高い図表が散りばめられ，項目ごとに"まとめのチェック"による復習ができ，痒いところに手がとどく構成になっています．しかし，執筆者の"臨床工学技士の卵"に対する期待が大きいが故に，解説は丁寧なだけでなく詳細で，辞書として一生涯手放せなくなる存在になること請け合いです．読み返すたびに新たな発見があるでしょう．

　いつの日か集中治療室でお会いできることを楽しみにしております．

執筆者を代表して

2017年12月

讃井將満

編集の序

　医療機器は，現代医療における様々な局面において創意工夫とともに開発されており，そのバリエーションは年を追うごとに増加し，目覚ましい進歩を遂げています。特に集中治療室における医療機器は，急性血液浄化・補助循環・人工呼吸器・体外式ペースメーカー・除細動装置・心電計・モニタリング装置など，多種多様な操作・管理が必要とされるため，管理エリアでは臨床工学技士の配置が義務付けられております。臨床現場において，集中治療を受けなければならない患者にとって，安全かつ有効な医療機器の使用のためには，臨床工学技士が病態生理から医療機器の特性・構造まで幅広くかつ深い知識を有することが必要とされます。この日々進歩を遂げている医療機器を操作し管理することができる臨床工学技士は，未来に向けた医療において必要不可欠な存在なのです。

　本書は，人体のメカニズムをしっかりと理解できた上で，集中治療学の知識習得ができるように，トータルに学習できる内容を目指し，人体の「解剖」「生理」「病態」から「集中治療学」までをできるだけ多くのイラスト・写真・表などを駆使して，有機的に関連づけて臨床工学技士・養成校の学生にわかりやすく解説したテキストです。

　初めて勉強する学生のみならず，臨床経験を積んだ臨床工学技士が新たに知識を得る場合まで想定し，重要ポイントをわかりやすく理解できるように編集しました。集中治療領域の現場に詳しい，最前線で活躍している医師や臨床工学技士に執筆をお願いして，最新の生の教材を提供していただきました。

　学生にとっては総合的に学習することができ，最も重要な点を強調して抜き出しており，国家試験の出題傾向とも関連しています。実習に臨む前に基本的な解剖・病態生理の知識を整理し，機器の概要と特徴を理解すると良いでしょう。

　本書が臨床工学技士を目指す学生のみならず，現場の臨床工学技士や他の医療スタッフの方々にも広く活用いただけたら幸いです。

　最後に本書の制作・編集にあたり多大なるご協力をいただいたメジカルビュー社の髙橋祐太朗氏に深く感謝の意を表します。

2017年12月

山口敦司
安藤勝信

執筆者一覧

監修
讃井將満　　自治医科大学附属さいたま医療センター 副センター長・集中治療部 教授

編集
山口敦司　　自治医科大学附属さいたま医療センター 心臓血管外科 教授
安藤勝信　　自治医科大学附属さいたま医療センター 臨床工学部 副技師長

企画協力
山下芳久　　埼玉医科大学 保健医療学部 医用生体工学科 教授

執筆者（掲載順）
高橋京助　　自治医科大学附属さいたま医療センター 集中治療部
山本　慶　　自治医科大学附属さいたま医療センター 循環器内科
石井洋輝　　自治医科大学附属さいたま医療センター 腎臓内科
堀部昌靖　　慶應義塾大学 医学部 内科学（消化器）
神尾　直　　自治医科大学附属さいたま医療センター 集中治療部
増山智之　　自治医科大学附属さいたま医療センター 集中治療部
川岸利臣　　自治医科大学附属さいたま医療センター 集中治療部
加納　隆　　滋慶医療科学大学院大学 医療管理学研究科 医療安全管理学専攻 教授
木村政義　　兵庫医科大学病院 臨床工学部 次長
中嶋いくえ　済生会熊本病院 救急総合診療センター
相嶋一登　　横浜市立市民病院 臨床工学部 課長補佐
藤井達也　　三郷中央総合病院 麻酔科
渡邉裕介　　国民健康保険 美和診療所 医長
松尾耕一　　新東京病院 集中治療部 部長
石井宣大　　東京慈恵会医科大学葛飾医療センター 臨床工学部 技士長
伊部達郎　　自治医科大学附属さいたま医療センター 循環器内科
宇賀田裕介　自治医科大学附属さいたま医療センター 循環器内科
荒川　衛　　自治医科大学附属さいたま医療センター 心臓血管外科
百瀬直樹　　自治医科大学附属さいたま医療センター 臨床工学部 技師長
岡村　誉　　練馬光が丘病院 心臓血管外科 部長
小久保　領　自治医科大学附属さいたま医療センター 臨床工学部 主任

植田裕一郎	自治医科大学附属さいたま医療センター 腎臓内科
北野泰佑	自治医科大学附属さいたま医療センター 腎臓内科
青松昭徳	自治医科大学附属さいたま医療センター 集中治療部
塚本　功	埼玉医科大学国際医療センター ME サービス部 係長
千原伸也	札幌医科大学附属病院 臨床工学部 係長
浅部伸一	自治医科大学附属さいたま医療センター 消化器内科
松金隆夫	帝京短期大学 専攻科 臨床工学専攻 教授
岩本ひとみ	天神会 古賀病院 21 臨床工学課 統括課長
堀北　奨	水戸協同病院 総合診療部
山家敏彦	神奈川工科大学 工学部 臨床工学科 教授
原田俊和	熊本大学医学部附属病院 医療技術部 ME 機器技術部門 技士長
草浦理恵	自治医科大学附属さいたま医療センター 臨床工学部 主任
岩本典生	自治医科大学附属さいたま医療センター 臨床工学部
酒井基広	東京女子医科大学病院 臨床工学部 ME機器管理室 臨床工学技士長
松山法道	山口大学医学部附属病院 ME 機器管理センター 臨床工学技士長
本塚　旭	埼玉医科大学 保健医療学部 医用生体工学科
佐々木　恵	川崎医科大学附属病院・総合医療センター ME センター 副主任
高山　綾	川崎医科大学附属病院・総合医療センター ME センター 技士長 川崎医療福祉大学 臨床技術学部 臨床工学科 准教授

CONTENT

用語アラカルト・補足・POINT 一覧 ……………………………………… xvi
略語 一覧 ………………………………………………………………… xx
本書の使い方 ……………………………………………………………… xxiv

Chapter1 人体のメカニズム

01 呼吸器 ●高橋京助 ……………………………………………………… 2
　呼吸とはなにか ……………………………………………………………… 2
　換気・呼吸運動のメカニズム ……………………………………………… 3
　気道の解剖 …………………………………………………………………… 4
　肺胞におけるガス交換 ……………………………………………………… 5
　呼吸の調整 …………………………………………………………………… 6
➡ **まとめのチェック** ……………………………………………………… 7

02 循環器 ●山本　慶 ……………………………………………………… 8
　はじめに ……………………………………………………………………… 8
　心臓について ………………………………………………………………… 8
　　◇ポンプの働き …………………………………………………………… 9
　　◇心臓へ栄養する血管（冠動脈）：冠循環 …………………………… 10
　　◇虚血性心疾患 …………………………………………………………… 10
　　◇心不全 …………………………………………………………………… 11
　　◇心臓の刺激伝導系のメカニズム ……………………………………… 12
➡ **まとめのチェック** ……………………………………………………… 13

03 腎・泌尿器・体液 ●石井洋輝 ………………………………………… 14
　泌尿器系の解剖 ……………………………………………………………… 14
　　◇泌尿器系の位置と構造 ………………………………………………… 14
　　◇腎臓の解剖 ……………………………………………………………… 14
　　◇腎臓に分布する血管 …………………………………………………… 16
　泌尿器系の生理学 …………………………………………………………… 16
　　◇腎機能の全体図 ………………………………………………………… 16
　　◇糸球体でのろ過 ………………………………………………………… 16
　　◇尿細管での再吸収と分泌 ……………………………………………… 17
　　◇腎とホルモン …………………………………………………………… 18
➡ **まとめのチェック** ……………………………………………………… 19

04 消化と吸収 ●堀部昌靖 ………………………………………………… 20
　はじめに ……………………………………………………………………… 20
　消化とは ……………………………………………………………………… 20
　吸収とは ……………………………………………………………………… 22
➡ **まとめのチェック** ……………………………………………………… 24

05 血液と凝固 ●神尾　直 ………………………………………………… 25
　血液とは ……………………………………………………………………… 25
　　◇白血球 …………………………………………………………………… 27
　　◇赤血球 …………………………………………………………………… 27
　　◇血小板 …………………………………………………………………… 28
　　◇止血と凝固 ……………………………………………………………… 28

vii

◇線溶系 30
➡ **まとめのチェック** 31

06 感 染 ●増山智之 32
集中治療が必要な感染症とは 32
集中治療が必要な感染症患者を把握するポイント 35
感染症の標的となる臓器・解剖 35
敗血症による代表的な臓器障害 36
➡ **まとめのチェック** 38

Chapter2 集中治療領域の基礎知識と基本業務指針

01 感染予防対策 ●川岸利臣 40
はじめに 40
標準予防策 40
感染経路別予防策 41
◇接触感染予防 41
◇飛沫感染予防 42
◇空気感染予防 42
ワクチン接種 43
➡ **まとめのチェック** 44

02 電源と接地 ●加納 隆 45
はじめに 45
ミクロショックの危険性とその対策としての接地（アース） 46
等電位接地 48
非常電源 48
電流監視装置（過電流警報器） 50
非接地配線方式（アイソレーション電源） 50
配線用器具 51
➡ **まとめのチェック** 53

03 電波干渉 ●加納 隆 54
はじめに 54
病院内で使用される電波利用機器 54
医用テレメータ 55
無線 LAN 57
携帯電話（スマートフォン） 59
病院において電波を管理する体制などの整備 61
➡ **まとめのチェック** 63

04 ガス配管とガスボンベ ●加納 隆 64
はじめに 64
ICU で使用されるおもな医療ガス 64
ガス配管の種類 65
ガスボンベ 68
事故事例 69
医療ガス安全管理委員会 70

➡ **まとめのチェック** ……………………………………………………………………………… 71

05 集中治療基本業務指針 ●木村政義 …………………………………………… 72
 業務指針とは ……………………………………………………………………………… 72
 集中治療領域での基本業務指針 ………………………………………………………… 72
 集中治療室での業務の実際 ……………………………………………………………… 74
 集中治療室で臨床工学技士が扱う医療機器 …………………………………………… 75
 集中治療業務の拡大 ……………………………………………………………………… 75
 安全な医療環境の提供 …………………………………………………………………… 76
➡ **まとめのチェック** ……………………………………………………………………………… 76

Chapter3 集中治療の対象となる疾患の解剖・生理と処置で使用される医療機器の構造・役割

01 肺疾患 …………………………………………………………………………………… 78
 肺の構造 ●中嶋いくえ ……………………………………………………………… 78
  ◇肺の解剖学的位置 …………………………………………………………………… 78
  ◇肺の概観 ……………………………………………………………………………… 79
  ◇肺区域の構造 ………………………………………………………………………… 79
  ◇気道の構造 …………………………………………………………………………… 80
  ◇気管の構造 …………………………………………………………………………… 81
  ◇肺小葉の構造 ………………………………………………………………………… 82
  ◇肺胞の構造 …………………………………………………………………………… 82
  ◇肺の血管系 …………………………………………………………………………… 83
 肺の機能 ●中嶋いくえ ……………………………………………………………… 84
  ◇安静時の呼吸 ………………………………………………………………………… 84
  ◇肺機能検査 …………………………………………………………………………… 84
  ◇肺気量分画（スパイログラム） …………………………………………………… 84
  ◇努力呼出曲線 ………………………………………………………………………… 85
  ◇換気障害 ……………………………………………………………………………… 86
  ◇ガス交換 ……………………………………………………………………………… 86
  ◇酸素解離曲線 ………………………………………………………………………… 87
  ◇呼吸不全 ……………………………………………………………………………… 88
  ◇呼吸不全の分類 ……………………………………………………………………… 88
  ◇肺胞低換気 …………………………………………………………………………… 88
  ◇拡散障害 ……………………………………………………………………………… 89
  ◇シャント ……………………………………………………………………………… 89
  ◇換気血流不均等 ……………………………………………………………………… 90
➡ **まとめのチェック** ……………………………………………………………………………… 91
 人工呼吸器の基本 ………………………………………………………………………… 92
  ◇はじめに ●相嶋一登 ……………………………………………………………… 92
  ◇人工呼吸器の構成 …………………………………………………………………… 94
  ◇人工呼吸器の機能と設定項目 ……………………………………………………… 96
  ◇加温加湿器 …………………………………………………………………………… 98
➡ **まとめのチェック** ……………………………………………………………………………… 100
  ◇人工呼吸中の病態生理 ●藤井達也 ……………………………………………… 101
➡ **まとめのチェック** ……………………………………………………………………………… 105
 人工呼吸装置を用いる集中治療領域の対象疾患 ……………………………………… 106

- ① ARDS　●藤井達也 ……………………………………………… 106
  - ◇ ARDS とは ……………………………………………… 106
  - ◇ ARDS の病態 …………………………………………… 106
  - ◇ ARDS の原因疾患 ……………………………………… 107
  - ◇ ARDS の治療戦略 ……………………………………… 108
- ➡ まとめのチェック …………………………………………… 109
- ②急性心不全　●渡邉裕介 …………………………………… 110
  - ◇心不全 …………………………………………………… 110
  - ◇トラブル事例 …………………………………………… 114
- ➡ まとめのチェック …………………………………………… 115
- ③肺炎　●松尾耕一 …………………………………………… 116
  - ◇肺炎とは ………………………………………………… 116
  - ◇なぜ起こるか …………………………………………… 116
  - ◇肺炎の症状 ……………………………………………… 116
  - ◇肺炎の分類 ……………………………………………… 116
  - ◇重症度分類 ……………………………………………… 117
  - ◇診断・検査 ……………………………………………… 118
  - ◇肺炎のおもな原因微生物 ……………………………… 119
  - ◇特殊な肺炎 ……………………………………………… 120
  - ◇治療 ……………………………………………………… 120
- ➡ まとめのチェック …………………………………………… 121
- ④間質性肺炎　●松尾耕一 …………………………………… 122
- ➡ まとめのチェック …………………………………………… 126
- ⑤ COPD・喘息　●松尾耕一 ………………………………… 127
- ➡ まとめのチェック …………………………………………… 132
- 人工呼吸器使用中に発生するおもなトラブルと対処方法　●石井宣大 … 133
  - ◇どのようなトラブルが起こるのか ……………………… 133
  - ■トラブル事例 …………………………………………… 133
    - ①人工呼吸器のトラブル ………………………………… 133
    - ②気管チューブのトラブル ……………………………… 134
    - ③呼吸回路のトラブル …………………………………… 135
    - ④加温加湿器のトラブル ………………………………… 136
    - ⑤人工呼吸器の電源のトラブル ………………………… 137
    - ⑥医療ガス供給のトラブル ……………………………… 137
    - ⑦人工呼吸器本体のトラブル …………………………… 138
- ➡ まとめのチェック …………………………………………… 139

02 心疾患 ……………………………………………………… 140
- 心臓の機能・構造 ……………………………………………… 140
  - ◇心臓の位置　●伊部達郎 ……………………………… 140
  - ◇心臓の内腔と血液の流れ ……………………………… 141
  - ◇心臓の弁 ………………………………………………… 143
- ➡ まとめのチェック …………………………………………… 144
  - ◇刺激伝導系　●宇賀田裕介 …………………………… 145
  - ◇おもな刺激伝導系の機能異常 ………………………… 146
  - ◇冠動脈の解剖と病態生理 ……………………………… 149
  - ◇血管の機能異常 ………………………………………… 150
  - ◇おもな冠動脈疾患 ……………………………………… 150

- ➡ まとめのチェック …………………………………………………………………………… 152
- 経皮的人工心肺装置（PCPS，ECMO）が必要となる心疾患　●荒川　衛 … 153
  - ◇ PCPS，ECMO とは ………………………………………………………………… 153
  - ◇ PCPS，ECMO の使用用途 ………………………………………………………… 154
  - ◇ PCPS，ECMO を使用する代表的疾患 …………………………………………… 154
  - ◇ PCPS，ECMO の禁忌疾患 ………………………………………………………… 156
- ➡ まとめのチェック …………………………………………………………………………… 157
- PCPS と ECMO に使用される医療機器のしくみと保守点検　●百瀬直樹 … 158
  - ◇ PCPS・ECMO のしくみ …………………………………………………………… 158
- ➡ まとめのチェック …………………………………………………………………………… 163
- PCPS と ECMO のおもなトラブルと対処方法　●百瀬直樹 ……………………… 165
- ➡ まとめのチェック …………………………………………………………………………… 171
- 大動脈バルーンポンピング（IABP）が必要となる心疾患　●岡村　誉 ………… 173
  - ◇ IABP の概念 ………………………………………………………………………… 173
  - ◇ IABP の適応と禁忌 ………………………………………………………………… 174
- ➡ まとめのチェック …………………………………………………………………………… 175
- IABP に使用される医療機器のしくみと保守点検　●小久保　領 ………………… 176
  - ◇ IABP 駆動装置の構成 ……………………………………………………………… 176
  - ◇ IABP を導入するのに必要な物品 ………………………………………………… 182
  - ◇ IABP を導入するための基本操作 ………………………………………………… 182
  - ◇保守点検 ……………………………………………………………………………… 184
- IABP 中のトラブルと対処方法　●小久保　領 ……………………………………… 186
  - ■トラブル事例 ………………………………………………………………………… 186
    - ①モニタリングに関連したトラブル ……………………………………………… 186
    - ②駆動装置由来のトラブル ………………………………………………………… 188
    - ③ IAB カテーテル由来のトラブル ……………………………………………… 189
    - ④患者由来のトラブル ……………………………………………………………… 191
- ➡ まとめのチェック …………………………………………………………………………… 192

03 腎疾患 …………………………………………………………………………………… 193

- 腎臓の構造　●植田裕一郎 ……………………………………………………………… 193
  - ◇腎臓の位置 …………………………………………………………………………… 193
  - ◇腎臓と周囲の構造との関係 ………………………………………………………… 193
  - ◇腎臓の形態 …………………………………………………………………………… 194
  - ◇腎臓内部の肉眼的構造 ……………………………………………………………… 194
  - ◇腎皮質と腎髄質の構造 ……………………………………………………………… 194
  - ◇腎臓の血管 …………………………………………………………………………… 195
  - ◇糸球体の構造 ………………………………………………………………………… 196
  - ◇尿がつくられるまでの流れ ………………………………………………………… 197
- ➡ まとめのチェック …………………………………………………………………………… 198
- 腎臓の機能　●北野泰佑 ………………………………………………………………… 199
  - ◇糸球体でのろ過 ……………………………………………………………………… 199
  - ◇ GFR の推算方法 …………………………………………………………………… 200
  - ◇尿細管と集合管での再吸収と分泌 ………………………………………………… 200
  - ◇レニン産生と傍糸球体装置 ………………………………………………………… 202
  - ◇尿量の調整 …………………………………………………………………………… 202
  - ◇バソプレシン（ADH） ……………………………………………………………… 203
  - ◇エリスロポエチン（EPO）の産生 ………………………………………………… 204

◇ビタミンD3の活性化 205
　　　◇腎不全の病態 206
　　　◇CKDとAKI 207
➡ まとめのチェック 209
　CRRTが必要となる腎疾患　●青松昭徳 210
　　　◇CRRTの定義 210
　　　◇CRRTの適応 210
　　　◇CRRTのモードについて 210
　　　◇CRRTの透析量に関して 210
　　　◇CHD，CHDF，CHFの効率の違い 211
　　　◇CRRTの抗凝固薬 211
　　　◇CRRTによる浄化膜に関して 212
　　　◇CRRTのトラブルシューティング 212
　　　◇SLEDについて 213
　　　◇CRRTとIRRTのいずれが望ましいか？ 213
➡ まとめのチェック 214
　CRRTに使用される医療機器のしくみと保守点検　●塚本 功 215
　　　◇ICUのようす 215
　　　◇持続的血液浄化装置の回路構成図 215
　　　◇持続的血液浄化装置の操作 217
　　　◇持続的血液浄化装置とその役割 217
　　　◇各種モニタリング 219
　　　◇持続的血液浄化装置の保守点検 219
➡ まとめのチェック 221
　CRRT中のおもなトラブルと対処方法　●千原伸也 222
　　　◇CRRT回路図と各種圧モニタ 222
　　　■トラブル事例 223
　　　　①CRRT施行時の患者病態の急変（生体側トラブル） 223
　　　　②予期せぬCRRT施行中断（機器的トラブル） 225
➡ まとめのチェック 228

04 肝疾患 229
　肝臓の構造　●浅部伸一 229
　　　◇肝臓の位置 229
　　　◇肝臓の脈管 229
　　　◇肝臓の構造 231
　　　◇肝臓の組織 232
　肝臓の機能　●浅部伸一 235
　　　◇代謝 235
　　　◇胆汁の生成 236
　　　◇解毒作用 236
　　　◇凝固因子など各種タンパク質の合成 237
➡ まとめのチェック 240
　血漿交換が必要となる肝疾患（ビリルビン吸着など）　●青松昭徳 243
　　　◇急性肝障害について 243
　　　◇肝不全について 243
　　　◇人工肝補助療法（ALSS）について 244
　　　◇肝不全のときにはなぜALSSが必要か 244

- ◇血漿交換療法（PE）の目的と適応 245
- ◇血漿交換と血液ろ過透析を組み合わせた人工肝補助療法 246
- ◇ビリルビン吸着（PBA）の目的と適応 246
- ◇血漿交換の問題点とビリルビン吸着の利点 246
- ◇分子吸着再循環システム（MARS）について 246

➡ **まとめのチェック** 248

血漿交換に使用される医療機器のしくみと保守管理　●松金隆夫 249
- ◇単純血漿交換法（PE） 249
- ◇選択的血漿交換法（SPE） 250
- ◇血漿吸着法：ビリルビン吸着 252
- ◇アフェレシス装置 253
- ◇装置の保守管理 255
- ◇おわりに 255

➡ **まとめのチェック** 256

血漿交換中のおもなトラブルと対処方法　●岩本ひとみ 257
- ◇はじめに 257
- ■ トラブル事例・注意点 257
  - ①膜型血漿分離器と使用上の注意点 257
  - ②血液回路の注意点 259
  - ③新鮮凍結血漿（FFP）の取扱い上の注意点 259
  - ④採血圧の低下（脱血不良） 259
  - ⑤血漿分離器の血液リーク 260
  - ⑥血漿分離器 TMP（膜間圧力差の上昇） 260
  - ⑦血漿分離器での溶血 261
  - ⑧血漿分離器の動脈圧・静脈圧上昇 261
  - ⑨血漿吸着器（ビリルビン吸着）と使用上の注意 262

➡ **まとめのチェック** 263

05 感染症 264

感染症のメカニズム　●堀北　奨 264
- ◇感染源による分類 264
- ◇感染症の経過による分類 264
- ◇感染経路による分類 265
- ◇水平感染 265
- ◇垂直感染 265
- ◇内因性感染 265
- ◇院内感染 266

➡ **まとめのチェック** 267

PMX が必要となる感染症疾患　●青松昭徳 268
- ◇PMX-DHP 268
- ◇エンドトキシン 268
- ◇PMX-DHP の吸着の原理 269
- ◇PMX-DHP の血圧上昇効果 270
- ◇PMX-DHP の活性化好中球の吸着 270
- ◇PMX-DHP が必要になる感染症疾患 270
- ◇PMX-DHP の効果がない感染症疾患 270
- ◇PMX-DHP の未来 270

➡ **まとめのチェック** 272

PMXに使用される医療機器のしくみと保守点検　●山家敏彦　273
　　　◇はじめに　273
➡ まとめのチェック　277
　　PMXのトラブルと対処方法　●原田俊和　278
　　　◇はじめに　278
　　　■トラブル事例・注意点　278
　　　　①PMX開始前に注意すべき点　278
　　　　②PMX施行中に注意すべき点　280
　　　　③CHDFと同時併用を考える　281
　　　　④PMXの長時間治療における対応　283
　　　◇おわりに　283
➡ まとめのチェック　284

Chapter 4　その他の集中治療で使用されるおもな医療機器

01　体外式ペースメーカのしくみと取り扱いの注意点　●草浦理恵　286
　心臓の刺激伝導系　286
　体外式ペースメーカの適応　286
　体外式ペースメーカの種類と構造　286
　　◇心内膜リードと心外膜リード　286
　　◇電流制御と電圧制御　288
　　◇シングルチャンバとデュアルチャンバ　288
　体外式ペースメーカのモード　288
　体外式ペースメーカにおけるおもなトラブルと対処方法　289
　　■トラブル事例　289
　　　①ペーシング不全　289
　　　②センシング不全　290
➡ まとめのチェック　293

02　除細動器のしくみと取り扱いの注意点　●岩本典生　294
　除細動器　294
➡ まとめのチェック　298

03　生体情報モニタのしくみと取り扱いの注意点　●酒井基広　299
　はじめに　299
　目的　299
　種類　299
　　◇ベッドサイドモニタ　299
　　◇セントラルモニタ　299
　構成および機能　301
　　◇入力部　301
　　◇信号処理部　301
　　◇ディスプレイユニットおよび記録部　301
　　◇外部出力部　302
　　◇パラメータ　302
　　◇アラーム機能　302
　　◇データ管理機能　302
　おもなパラメータのモニタリングの実際　302

- ◇心電図 …… 302
- ◇血圧モニタリング …… 303
- アラームの問題点 …… 304
  - ◇セントラルモニタのシステムとしての問題点 …… 304
  - ◇統合アラームシステムの構築 …… 305
- 保守点検 …… 305
- ➡ **まとめのチェック** …… 306

04 輸液ポンプ・シリンジポンプのしくみと取り扱いの注意点 ●松山法道 …… 307
- 輸液ポンプ，シリンジポンプとは …… 307
- おもな安全対策 …… 309
- 使用時に注意すべき事項 …… 311
- 知っておくべき禁忌・禁止されている事項 …… 312
- 保守点検 …… 312
- その他の機能を特化したポンプ …… 313
- 使用の実際 …… 314
- ➡ **まとめのチェック** …… 315

05 心電計のしくみと取り扱いの注意点 ●本塚 旭 …… 316
- 心電計とは …… 316
  - ◇心電計 …… 316
  - ◇標準12誘導法 …… 317
  - ◇心電計の構成 …… 317
- 心電計の使用方法 …… 318
  - ◇心電図検査の手順 …… 318
  - ◇心電計のトラブル …… 319
- 心電計の保守点検 …… 320
  - ◇日常点検 …… 320
  - ◇定期点検 …… 320
- ➡ **まとめのチェック** …… 321

06 NO吸入療法装置のしくみと取り扱いの注意点 ●佐々木 恵・高山 綾 …… 322
- NO吸入療法（一酸化窒素吸入療法） …… 322
  - ◇効果 …… 322
  - ◇適応 …… 323
  - ◇副作用 …… 323
  - ◇NO吸入療法のしくみ …… 323
  - ◇NO吸入装置の日常点検 …… 326
  - ◇おわりに …… 328
- ➡ **まとめのチェック** …… 329

索　引 …… 332

用語アラカルト・補足・POINT 一覧

あ
- アウトブレイク … 40
- アウトレット … 138
- アーチファクト … 319
- 圧縮空気供給装置 … 67
- 圧負荷 … 111, 143
- 圧閉 … 308
- アルコール
  - ——性肝炎 … 234
  - ——の代謝 … 237
  - ——綿による脂肪分の拭き取り … 318
- 安全基準 … 45
  - 病院電気設備の—— … 45
- アンチフリーフロー … 310
- アンモニアの代謝 … 237

い
- イオン結合法 … 162
- 一次止血 … 29
- 一酸化窒素 … 322
- 伊東細胞 … 233
- イニシャルドロップ … 217
- 医用テレメータシステム … 56
- 医療ガス … 96
  - ——の誤接続防止対策 … 138
  - ——モニタ … 68
  - 人工呼吸器に接続する—— … 96
- 医療関連感染 … 40
- 医療法 … 309
- 院内感染 … 40

う
- ウイルス感染 … 234
- ウエットラング … 161
- ウェルニッケ脳症 … 23
- 右側胸部誘導 … 317

え
- 栄養補助療法 … 238
- 遠隔警報器 … 68
- 遠心ポンプ … 160, 166
  - ——の構造 … 160
  - ——の軸受け … 160
  - ——の特性 … 160

お
- オーグメンテーション圧 … 177, 188
- オームの法則 … 288
- 黄色ブドウ球菌 … 41
  - メチシリン耐性—— … 41

か
- 加温加湿器 … 98, 135
  - ヒーターワイヤ … 135
- 加温加湿方式 … 96
- 化学的消化 … 20
- 下気道 … 80
- ガス … 161
  - ——交換の原理 … 161
  - ——交換膜 … 161
- ——の調節 … 161
- 加水分解 … 21
- 活性化全血凝固時間(ACT) … 75, 219
- 肝炎 … 234, 238, 245, 251
  - アルコール性—— … 234
  - 急性—— … 234
  - 劇症—— … 234, 251, 254
  - 自己免疫性—— … 234
  - 非アルコール性脂肪性——(NASH) … 234, 238
  - 慢性C型ウイルス—— … 251
  - 慢性—— … 234
  - 薬物性—— … 234
- 肝鎌状間膜 … 231
- 換気時間 … 167
  - ボンベでの—— … 167
- 換気障害 … 123
  - 拘束性—— … 123
- 管腔内消化 … 21
- 肝硬変 … 238
- 肝疾患に対する血漿交換療法 … 250
- 間質性陰影 … 118
- 間質性肺炎 … 123
- 肝静脈の走行 … 231
- 肝性脳症 … 244
  - ——の治療 … 238
- 感染 … 116
  - 医療関連—— … 40
  - 院内—— … 40
- 完全房室ブロック … 148
- 肝臓
  - ——の炎症 … 234
  - ——の大きさ … 229
  - ——の触診 … 229
  - ——の代謝機能 … 235
  - ——ろ過血液量 … 197
- 感電事故のメカニズム … 46
- 肝動脈の走行 … 231
- カントリー線 … 231
- 肝不全 … 234, 246, 251
  - 急性—— … 234, 251
  - 術後—— … 246, 251
- ガンマ計算 … 313

き
- キープ・ベイン・オープン・レート(KVO) … 310
- キープ・オープン・レート(KOR) … 310
- 気管支 … 125, 130
  - ——拡張 … 125
  - 牽引性—— … 125
  - ——喘息 … 130
  - ——の特徴 … 81
- 気胸 … 78
- 起坐呼吸 … 110
- 喫煙 … 127
- 気道 … 156
  - 下—— … 80
  - 上—— … 80

機
- 機能的消化 … 20
- 気泡検出 … 310
- キャビテーション … 159
- 吸引圧供給装置 … 67
- 急性肝炎 … 234
- 急性肝不全 … 234, 251
- 急性腎不全 … 196
- 急性胆管炎 … 22
- 急性閉塞性化膿性胆管炎(AOSC) … 22
- 胸郭 … 78
- 胸腔内圧 … 78
- 胸膜腔 … 78
  - ——の特徴 … 78
- 共有結合法 … 162
- 緊急心肺蘇生 … 154

く
- 空気誤入 … 224
  - 血液透析中の—— … 224
- クッパー細胞 … 233, 239
- グラム陰性桿菌 … 269
- クリアランス … 210
- グリソン鞘 … 233
- クレアチニン … 200
- クレアチン … 200
- クロストリジウム・ディフィシル … 40

け
- 携帯電話 … 60
  - 第3世代—— … 60
- 経皮的 … 153
  - ——心肺補助装置(PCPS) … 153, 154
- 劇症肝炎 … 234, 245, 251
- 血液凝固因子 … 237
- 血液透析中の空気誤入 … 224
- 血液透析に至る原疾患 … 208
- 血液分布異常性ショック … 34
- 結核 … 43
- 血胸 … 78
- 血漿交換療法 … 250
  - 肝疾患に対する—— … 250
- 血漿成分 … 25
- 血小板活性化 … 29
- 血小板減少症 … 212
  - ヘパリン起因性——(HIT) … 212
- 血性抗体価 … 120
- 牽引性気管支拡張 … 125
- 嫌気性菌 … 40
  - 偏性—— … 40

こ
- コイル … 295
- 高K血症 … 207
- 高圧トランス … 295
- 抗血栓コーティング … 162
- 膠質浸透圧 … 237
- 拘束性換気障害 … 123
- 拘束性ショック … 34
- 高電圧 … 295
- 後天性心疾患 … 142
- 後負荷 … 111

後腹膜臓器	14	
抗利尿ホルモン(ADH)	17	
呼吸補助	154	
――筋	84	
誤接続防止対策	138	
医療ガスの――	138	

さ

サイトカイン	269
――除去	210
敗血症での――	210
細胞分化	26
細胞分裂	26
サーファクタント	82
酸塩基平衡	201
残気量(RV)	85
酸素化	153
酸素解離曲線	87
残存ガス	326
サンプリングコネクタ	324

し

糸球体	16
――の大きさ	196
――の数	196
――ろ過量(GFR)	199
刺激伝導系	286
心臓の――	286
自己免疫性肝炎	234
脂質異常症	154
システムパージ	327
持続的腎機能代替療法(CRRT)	215
実稼働時間	167
バッテリーでの――	167
疾病管理予防センター(CDC)	40
疾病対策センター(CDC)	40
シトクロムP450	236
脂肪肝	239
遮断弁	68, 138
シャットオフバルブ	68, 138
シャルコー三徴	22
シャント	142
収縮性心膜炎	141
集中治療室	322
――の名称	76
新生児特定――	322
受信アンテナシステム	56
術後肝不全	246, 251
出力フローティング	295
主要分枝血管	16
腹部大動脈からの――	16
シュレーダ方式	138
循環血液量減少性ショック	34
循環補助	154
消化	20, 21
化学的――	20
管腔内――	21
機能的――	20
生物的――	20
膜――	21

上気道	80
脂溶性ビタミン	23
小分子物質	210
食道胃静脈瘤の治療	238
食道静脈瘤	238
除細動	295
ショック	34
――の分類	34
血液分布異常性――	34
拘束性――	34
循環血液量減少性――	34
心原性――	34
敗血症性――	34
シリンジ	309
――型	309
――サイズ検出・残量検出	310
――方式	309
腎下垂	193
心原性ショック	34, 110
人工呼吸器	92
――関連肺炎(VAP)	120
――に接続する医療ガス	96
――の使用目的	92
人工心肺回路	162
人工鼻	99, 135
腎後性腎不全	194
心疾患	142
後天性	142
先天性	142
心室細動(Vf)	294
心室中隔欠損症(VSD)	142, 324
心室頻拍(VT)	294
心周期	180
浸潤影	106, 118
腎小体	196
新生児遷延性肺高血圧症(PPHN)	323
新生児特定集中治療室	322
腎性貧血の治療	205
腎前性腎不全	197
新鮮凍結血漿	250
心臓	141, 286
――の大きさ	141
――の刺激伝導系	286
腎臓	15, 193
――の萎縮	193
――の大きさ	15, 193
――の解剖	15
心タンポナーデ	141
心電計	316
――の種類	316
――の性能	316
心内膜欠損症(ECD)	324
心肺蘇生	154
緊急――	154
心拍出量	110
腎不全	194, 196, 197, 200
――患者の貧血のpitfall	205
急性――	196

腎後性――	194
腎前性――	197
心房細動	148
心房粗動(AFL)	294
心房中隔欠損症(ASD)	142, 324
心房頻拍(AT)	294
心膜炎	141
収縮性――	141

す

水痘・帯状疱疹ウイルス	43
水泡音	118
ステッピングモータ	179
ステント留置	151

せ

成人の呼吸	84
生物的消化	20
生命維持管理装置	73
生命徴候	134
整流回路	295
セーフティディスク	178
選択的血漿分離器	251
先天性心疾患	142, 324
セントラルモニタ	56
前負荷	111
繊毛細胞	101

そ

送液の原理	308
双極肢誘導	317
送血	153
――フィルタ	162
造血幹細胞	27
総肺静脈還流異常症(TAPVD)	324
僧帽弁閉鎖不全症	143
側副血行路の発達	238
門脈圧亢進による――	238

た

第3世代携帯電話	60
体外式ペースメーカ	288
――の出力点検	288
――の適応	286
体外式膜型人工肺(ECMO)	73, 153, 154
台車	168
PCPSの――	168
大動脈バルーンポンピング(IABP)	174
大動脈弁狭窄症	143
脱血	153
多発性嚢胞腎	195
胆管炎	22
急性――	22
胆管の走行	231
単極肢誘導	317
胆汁酸の腸肝循環	236
胆汁の生成・排泄	236
断続性雑音(ラ音)	118
タンパク質合成能の低下	237
短絡	142

xvii

ち
チャイルド-ピュー分類 ……… 238
中分子物質 …………………… 210
腸肝循環 ……………………… 236
　　胆汁酸の── ………… 236
直流電流 ……………………… 295

つ
通知 …………………………… 309

て
ディスポーザブル電極 ……… 318
定置式超低温液化ガス(CE) … 138
　　──供給システム ……… 66
ディッセ腔 …………………… 233
滴下センサ …………………… 309
テレコンテレメータ ………… 56
テレメータ …………………… 56
　　医用──システム ……… 56
　　テレコン── …………… 56
電波管理責任者 ……………… 62
電波管理担当者 ……………… 62
電波利用安全管理委員会 …… 62
テンポラリーペースメーカ … 148

と
透過 …………………………… 180
　　不── ……………………… 180
糖新生 ………………………… 239
洞調律 ………………………… 294
動脈管開存症(PDA) ………… 324
動脈チャンバの種類 ………… 216
動脈フィルタ ………………… 162
ドリップチャンバ …………… 309
努力呼吸 ……………………… 84
貪食 …………………… 27, 116

な
内視鏡的硬化療法(EIS) …… 238
内視鏡的静脈瘤結紮術(EVL)… 238
ナットクラッカー ……… 16, 196
　　──現象 ………………… 16
　　──症候群 ……………… 196
ナトリウム利尿ペプチド …… 113
　　B型── …………………… 113
　　──前駆物質 …………… 113
生ワクチン …………………… 43

に
二酸化窒素 …………………… 322
二次性高血圧 ………………… 205
尿細管 …………………… 17, 203
　　──糸球体フィードバック… 203
　　──での再吸収・分泌 … 17
尿毒症 ………………………… 205
尿の生成 ……………………… 16

ね
ネフロン ……………………… 195
捻髪音 ………………………… 118
年齢性変化 …………………… 85

の
囊胞腎 ………………………… 195
　　多発性── ……………… 195
ノロウイルス ………………… 40

は
肺炎 ………………… 119, 120, 123
　　間質性── ……………… 123
　　人工呼吸器関連──(VAP)… 120
　　マイコプラズマ── …… 119
バイオフィルム ……………… 102
肺間質 …………………… 116, 122
配管端末器 …………………… 138
肺気量分画 …………………… 85
敗血症 ………………………… 34
　　──性ショック ………… 34
　　──でのサイトカイン除去 … 210
肺血流分布 …………………… 83
肺高血圧症 …………… 323, 324
　　新生児遷延性──(PPHN) … 323
肺サーファクタント ………… 103
肺実質 ………………………… 116
肺小葉 ………………………… 82
バイタルサイン ……………… 134
バイトブロック ……………… 101
肺胞上皮細胞 ………………… 82
　　I型── …………………… 82
　　II型── ………………… 82
麻疹 …………………………… 43
バスキュラーアクセス…… 225, 250
抜針事故(出血) ……………… 223
バッテリーでの実稼働時間 … 167
パラトルモン(PTH) ………… 206
パルスオキシメータ ………… 134
バルーン
　　──タンポナーデ法 …… 238
　　──内圧波形 ……… 177, 184
　　──の拡張・収縮のしくみ … 173
　　──の材料 ……………… 189
　　──閉塞下逆行性経静脈塞栓術
　　　　(BRTO) ……………… 238

ひ
非アルコール性脂肪性肝炎(NASH)
　　………………………… 234, 238
非カフ型カテーテル ………… 215
　　──の留置部位 ………… 216
非常電源 ……………………… 137
非侵襲的陽圧換気(NPPV) … 114
ヒーターワイヤ加温加湿器 … 135
人血清アルブミン …………… 252
泌尿器系 ……………………… 14
病院電気設備の安全基準 …… 45
表面張力 ……………………… 103
ビリルビン …………………… 236
ピン方式 ……………………… 138

ふ
ファウリング ………………… 219
フィッシャー比 ……………… 235

負荷 …………………………… 111
　　圧── …………………… 111, 143
　　後── …………………… 111
　　前── …………………… 111
　　容量── ………………… 111, 143
腹水の治療 …………………… 238
腹部大動脈からの主要分枝血管 … 16
浮腫 …………………………… 200
不透過 ………………………… 180
プラズマリーク ……………… 161
フランク・スターリングの法則 … 111
フリーフロー ………………… 310
　　──防止 ………………… 310
　　アンチ── ……………… 310
プロスタサイクリン ………… 204
分圧 …………………………… 86
分解酵素 ……………………… 21
分解物 ………………………… 21
分岐鎖アミノ酸(BCAA) …… 235

へ
閉塞検出 ……………………… 310
ペースト ……………………… 297
ペースメーカ ……… 148, 286, 288
　　体外式──の出力点検 … 288
　　体外式──の適応 ……… 286
　　テンポラリー── ……… 148
ヘパリン起因性血小板減少症(HIT)
　　……………………………… 212
ヘモフィルタ ………………… 215
　　──に用いられる膜素材 … 216
ヘリウムガス ………… 178, 181
ペリスタティックフィンガ方式 … 308
ベルクロラ音 ………………… 122
偏性嫌気性菌 ………………… 40
弁の異常 ……………………… 143

ほ
保護回路 ……………………… 296
補助循環中の簡易のチェック … 170
ホスピタルグレード ………… 52
ホスホクレアチン …………… 200
ボンベでの換気時間 ………… 167

ま
マイコプラズマ肺炎 ………… 119
膜間圧力差 …………………… 250
膜消化 ………………………… 21
麻疹 …………………………… 43
マニフォールド ……………… 138
　　──システム …………… 67
慢性C型ウイルス肝炎 ……… 251
慢性肝炎 ……………………… 234
慢性肝障害 …………………… 243
慢性閉塞性肺疾患(COPD) … 127

み
ミクロショック ……………… 286
ミッドプレス方式 …………… 308

む
無線LAN ……………………… 58

xviii

め
メチシリン耐性黄色ブドウ球菌… 41
メトヘモグロビン血症…… 323, 324

も
門脈
　——圧亢進による側副血行路の発達 …… 238
　——の走行 …… 231

や
薬物性肝炎 …… 234
薬物相互作用 …… 236
　CYPの—— …… 236

ゆ
遊走腎 …… 193
誘導 …… 317
　右側胸部—— …… 317
　双極肢—— …… 317
　単極肢—— …… 317

よ
陽圧換気の合併症 …… 93
葉間裂 …… 79
溶血 …… 250
容量負荷 …… 111, 143

ら
ラ音（ラッセル音）…… 118, 122
　ベルクロ—— …… 122
ランダム化比較試験（RCT）… 270

り
流量制御機構 …… 218
緑膿菌 …… 42

る
類洞 …… 233

れ
レイノルズ五徴 …… 22

ろ
ローラポンプ …… 158, 308

数字・記号
I型肺胞上皮細胞 …… 82
II型肺胞上皮細胞 …… 82
1秒率($FEV_{1.0}$%) …… 85
3Dプレス方式 …… 308
3大栄養素 …… 20
4T'sスコアリングシステム … 212
%肺活量(%VC) …… 86

A
ACT …… 75, 219
acute liver failure …… 234
ADH …… 17
AFL …… 294
AOSC …… 22
ARDS …… 34
　——診断基準 …… 34
　mild —— …… 34
　moderate —— …… 34
　severe —— …… 34
ASD …… 324
AT …… 294
ATPS …… 94

B
BCAA …… 235
BNP …… 113
BRTO …… 238
BTPS …… 94
B型ナトリウム利尿ペプチド … 113
　——前駆物質 …… 113

C
CDC …… 40
CE …… 138
CEシステム …… 66
Charcot三徴 …… 22
CHDF …… 211
Child-Pugh分類 …… 238
Clostridium difficile …… 40
CO_2ナルコーシス …… 88
coarse crackle …… 118
COPD …… 127
CRRT …… 215, 219
　——における抗凝固薬の種類 …… 219
　——における抗凝固薬の第一選択 …… 219
CYP …… 236
　——の個人差 …… 236
　——の薬物相互作用 …… 236
cytochrome P450 …… 236

E
ECD …… 324
ECMO …… 73, 153, 154
EIS …… 238
EVL …… 238

F
$FEV_{1.0}$% …… 85
fine crackle …… 118
Frank-Starlingの法則 …… 111
fulminant hepatitis …… 234

G
GFR …… 199

H
Henleループ …… 17
HIT …… 212

I
IABP …… 174
ICU …… 322

J
JIS T 0601-2-24:2005 …… 307
JIS T 1022 …… 45

K
KOR …… 310
KVO …… 310

L
LOHF …… 234
LTE …… 60

M
MELD score …… 245
mild ARDS …… 34
moderate ARDS …… 34
MRSA …… 41
Mycobacterium tuberculosis …… 43

N
NASH …… 238
NICU …… 322
NO …… 322
NO_2 …… 322
Norovirus …… 40
NPPV …… 114
NT-pro BNP …… 113
NYHA分類 …… 113

P
PCPS …… 153, 154
　——の台車 …… 168
PDA …… 324
percutaneous …… 153
PPHN …… 323
Pseudomonas aeruginosa …… 42
PTH …… 206

Q
quick SOFA(qSOFA) …… 34

R
RCT …… 270
Reynolds五徴 …… 22
RV …… 85

S
severe ARDS …… 34
SOFAスコア …… 34
STPD …… 94

T
TAPVD …… 324

V
VAP …… 120
Vf …… 294
VSD …… 324
VT …… 294

W
Wernicke脳症 …… 23

xix

略語 一覧

A

A	A	renal artery	腎動脈	194
	AAA	aromatic amino acids	芳香族アミノ酸	235
	ACT	activated clotting time	活性化全血凝固時間, 凝固時間測定値, 活性凝固時間	75, 219, 224, 261, 280
	ACT	active coagulation time	抗凝固療法	173
	ADH	anti-diuretic hormone	抗利尿ホルモン	17, 103, 201, 202
	ADH	alcohol dehydrogenase	アルコール脱水素酵素	237
	Af	atrial fibrillation	心房細動	294
	AFL	atrial flutter	心房粗動	294
	AHA	American Heart Association	米国心臓協会	149
	AIDS	acquired immune deficiency syndrome	後天性免疫不全症候群	120
	AIP	acute interstitial pneumonia	急性間質性肺炎	122, 124
	AKI	acute kidney injury	急性腎不全, 急性腎障害	207, 222, 278
	ALDH	aldehyde dehydrogenase	アルデヒド脱水素酵素	237
	ALSS	artificial liver support system	人工肝補助療法	244
	ANP	atrial natriuretic peptide	心房性ナトリウム利尿ペプチド	201
	AOSC	acute obstructive supportive cholangitis	急性閉塞性化膿性胆管炎	22
	AP	access point	アクセスポイント	57
	APTT	activated partial thromboplastin time	活性化部分トロンボプラスチン時間	224
	ARDS	acute respiratory distress syndrome	急性呼吸促迫症候群	89, 106, 125, 155
	ASD	atrial septal defect	心房中隔欠損症	142, 324
	AT	atrial tachycardia	心房頻拍	294
	ATⅡ	angiotensin Ⅱ	アンギオテンシンⅡ	202
	ATPS	ambient temperature ambient pressure, saturated with water vapor	室温, 大気圧, 水蒸気飽和(状態)	94
	AVF	arteriovenous fistula	自己血管内シャント	250
	AVG	arteriovenous graft	人工血管内シャント	250
	α2-PI	α2 plasmin inhibitor	α2-プラスミンインヒビター	30
B	BALF	bronchoalveolar lavage fluid	気管支肺胞洗浄液	125
	BCAA	branched-chain amino acids	分岐鎖アミノ酸	235
	BNP	B-type natriuretic peptide	B型ナトリウム利尿ペプチド	113
	BRTO	baloon-occluded retrograde transvenous obliteration	バルーン閉塞下逆行性経静脈塞栓術	238
	BTPS	body temperature and pressure, saturated with water vapor	体温, 気圧, 水蒸気飽和(状態)	94
C	CABG	coronary artery bypass grafting	冠動脈バイパス術	10, 114
	CAP	community-acquired pneumonia	市中肺炎	117
	CCU	coronary care unit	冠疾患集中治療室	76
	CCU	cardiac care unit	冠疾患治療室	45
	CDC	Centers for Disease Control and Prevention	疾病管理予防センター, 疾病対策センター	40
	CE	cold evaporator	定置式超低温液化ガス	64, 139
	CFU-E	colony-forming unit-erythroid	赤血球コロニー形成細胞	204
	CF法	complement fixation test	補体結合抗体価	120
	CHD	continuous hemodialysis	持続的血液透析	210, 215
	CHDF	continuous hemodiafiltration	持続的血液ろ過透析	210, 215, 258, 278, 281
	CHF	continuous hemofiltration	持続的血液ろ過	210, 215
	CKD	chronic kidney disease	慢性腎臓病	206, 207

C	CKD-MBD	chronic kidney disease-mineral and bone disorder	慢性腎臓病に伴う骨・ミネラル代謝異常	206
	COP	cryptogenic organizing pneumonia	特発性器質化肺炎	122, 124, 125
	COPD	chronic obstructive pulmonary disease	慢性閉塞性肺疾患	84, 88, 127
	CPU	central processing unit	中央演算処理装置	94
	CRRT	continuous renal replacement	持続的RRT	210, 215, 217, 222, 223, 244, 314
	CS	coronary sinus	冠静脈洞	152
	CVCI	can not ventilate, can not intubate	挿管不能換気不能	134
D	DAM	difficult airway management	困難気道管理	134
	DIC	disseminated intravascular coagulation	播種性血管内凝固症候群	210, 219, 224
	DIP	desquamative interstitial pneumonia	剥離性間質性肺炎	122, 124
	DLC	double lumen catheter	ダブルルーメンカテーテル	223, 225
E	ECD	endocardial cushion defect	心内膜欠損症	324
	ECMO	extracorporeal membrane oxygenation	体外式膜型人工肺	73, 153, 158, 165
	EIS	endoscopic injection sclerotherapy	内視鏡的硬化療法	238
	EMCC	Electromagnetic Compatibility Conference Japan	電波環境協議会	54
	EPO	erythropoietin	エリスロポエチン	204
	EPR	equipotential patient reference	等電位接地	48
	EPS	electrophysiological study	心臓電気生理学的検査	316
	ERV	expiratory reserve volume	予備呼気量	85
	ESA	erythropoiesis stimulating agents	赤血球造血刺激因子製剤	205
	ESBL	extended spectrum beta (β) lactamase	基質特異性拡張型βラクタマーゼ	119
	EUPHAS study	early use of polymyxin B hemoperfusion in abdominal septic shock study		270
	EVL	endoscopic variceal ligation	内視鏡的静脈瘤結紮術	238
F	FFP	frequent flyer program, fresh frozen plasma	新鮮凍結血漿	246, 250, 257, 259
	FRC	functional residual capacity	機能的残気量	85
	FVC	forced vital capacity	努力肺活量	85
G	GCV	great cardiac vein	大心臓静脈	152
	GFR	glomerular filtration rate	糸球体ろ過量	199, 200, 203
H	HAP	hospital-acquired pneumonia	院内肺炎	117
	Hb	hemoglobin	ヘモグロビン	86
	HBV	hepatitis B virus	B型肝炎ウイルス	245
	HCU	high care unit	高度治療室, 準集中治療室	76
	HDF	hemodiafiltration	血液ろ過透析	246
	HIT	heparin-induced thrombocytopenia	ヘパリン起因性血小板減少症	212
	HME	heat and moisture exchanger	人工鼻	99
	HRCT	high-resolution computed tomography	高分解能CT	122, 123, 129
I	IABP	intra-aortic balloon pumping	大動脈バルーンポンピング	64, 114, 155, 173, 174, 176
	ICHD	inter-society comission for heart disease resources	ICHDコード	288
	ICP	intracranial pressure	頭蓋内圧	303
	ICU	intensive care unit	集中治療室	45, 322
	IIPs	idiopathic interstitial pneumonias	特発性間質性肺炎	122, 124

I	IPF	idiopathic pulmonary fibrosis	特発性肺線維症	122, 124, 125	
	IPPFE	idiopathic pleuroparenchymal fibroelastosis	特発性上葉優位型肺線維症	122, 124	
	IRRT	intermittent renal replacement therapy	間欠的腎代替療法	210	
	IRV	inspiratory reserve volume	予備吸気量	85	
	ISICEM	International Symposium of Intensive Care Emergency Medicine conference	国際救急集中治療医学会議	271	
	ISM	industry science medical	産業科学医療	57	
K	KOR	keep open rate	キープ・オープン・レート	310	
	KVO	keep vein open rate	キープ・ベイン・オープン・レート	310	
L	LABA	long acting β2 agonist	長時間作用性β2刺激薬	132	
	LAD	left anterior descending artery	左前下行枝	152	
	LAMA	long-acting muscarinic antagonist	長時間作用性抗コリン薬	132	
	LCA	left coronary artery	左冠動脈	152	
	LCX	left circumflex artery	左回旋枝	152	
	LF	liver failure	肝障害	243	
	LIP	idiopathic lymphoid interstitial pneumonia	特発性リンパ球性間質性肺炎	122, 124	
	LOHF	late onset hepatic failure	遅発性肝不全	234	
	LPS	lipopolysaccharide	リポ多糖	268	
	LTRA	leukotriene receptor antagonist	ロイコトリエン受容体拮抗薬	132	
M	MARS	molecular absorbent recirculating system	分子吸着再循環システム	246	
	MCV	middle cardiac vein	中心臓静脈	152	
	MEOS	microsomal ethanol-oxidizing system	ミクロソームエタノール酸化系酵素	237	
	MMP	matrix metalloproteinase	マトリックスメタロプロテアーゼ	270	
	mMRC	modified british medical research council	修正MRC	127	
	MRSA	methicillin-resistant Staphylococcus aureus	メチシリン耐性黄色ブドウ球菌	41	
N	NASH	nonalcoholic steatohepatitis	非アルコール性脂肪性肝炎	238	
	NHCAP	nursing and healthcare-associated pneumonia	医療・介護関連肺炎	117	
	NICU	neonatal intensive care unit	新生児特定集中治療室	45, 76, 322	
	NM	nafamostat mesilate	ナファモスタットメシル酸塩	224, 279	
	NPPV	non-invasive positive pressure ventilation	非侵襲的陽圧換気	96, 114, 129	
	NSIP	idiopathic nonspecific interstitial pneumonia	特発性非特異性間質性肺炎	122, 124, 125	
	NYHA	New York Heart Association	ニューヨーク心臓協会	113	
P	PAI-1	plasminogen activator inhibitor-1	プラスミノゲンアクチベーターインヒビター-1	30	
	PA法	particle agglutination test	ゼラチン粒子凝集抗体価	120	
	PBA	plasma bilirubin adsorption	ビリルビン吸着	244, 246, 252	
	PBC	primary biliary cholangitis	原発性胆汁性胆管炎	234	
	PCI	percutaneous coronary intervention	経皮的冠動脈形成術	10, 114	
	PCPS	percutaneous cardiopulmonary support	経皮的心肺補助装置	73, 114, 148, 153, 158, 100	
	PDA	patent ductus arteriosus	動脈管開存症	324	
	PE	plasma exchange	血漿交換	244, 245, 249	
	PEEP	positive end expiratory pressure	呼気終末陽圧	108	
	PICU	pediatric intensive care unit	小児集中治療室	76	
	PMX	polymyxin B-immobilized fiber	ポリミキシンB 固定化ファイバ	273, 278	
	POST	power on self test	自己診断機能	312	

P	PPHN	persistent pulmonary hypertension of the newborn	新生児遷延性肺高血圧症	323
	PSV	puressure support ventilation	プレッシャーサポート換気	94
	PT	prothrombin time	プロトロンビン時間	237
	PTH	parathyroid hormone	パラトルモン	206
Q	QOL	quality of life	生活の質	59
R	RB-ILD	respiratory bronchiolitis-interstitial lung disease	呼吸細気管支炎を伴う間質性肺疾患	122, 124
	RCA	right coronary artery	右冠動脈	152
	RCT	randomized controlled trial	ランダム化比較試験	270
	RFID	radio frequency identification		54
	RRT	renal replacement therapy	腎代替療法, 腎機能代行療法	210
	RV	residual volume	残気量	85
S	SABA	short acting beta2 agonist	短時間作用性β2刺激薬	132
	SARS	severe acute respiratory syndrome	重症急性呼吸器症候群	155
	SC	sieving cofficient	ふるい係数	251
	SCU	stroke care unit	脳卒中治療室	76
	SIRS	systemic inflammatory response syndrome	全身性炎症反応症候群	270
	SLED	sustained low efficiency dialysis	持続低効率血液透析	213
	SP-A	pulmonary surfactant protein-A	肺サーファクタントプロテインA	123
	SP-D	pulmonary surfactant protein-D	肺サーファクタントプロテインD	123
	SPE	selective plasma exchange	選択的血漿交換法	250
	STPD	standard temperature standard pressure and dry	標準温度, 標準気圧, 乾燥状態	94
T	TAPVD	total anomalous pulmonary venous connection	総肺静脈還流異常症	324
	TBLB	transbronchial lung biopasy	経気管支肺生検	125
	TCA	tricarboxylic acid cycle	クエン酸	92
	TCI	target controlled infusion	目標制御注入法	313
	TLC	total lung capacity	全肺気量	85
	TMP	transmembrane pressure	膜間圧力差	222, 250, 260
	tPA	tissue plasminogen activator	組織型プラスミノゲンアクチベーター	30
	TV	tidal volume	一回換気量	85
U	UNOS	United Network for Organ Sharing	全米臓器配分ネットワーク	245
	UPS	uninterruptible power system	交流無停電電源	49
V	VAD	ventricular assist device	補助人工心臓	154
	VAP	ventilator associated pneumonia	人工呼吸器関連肺炎	117, 120
	VC	vital capacity	肺活量	85
	VF	ventricular fibrillation	心室細動	292, 294
	VILI	ventilator-induced lung injury	人工呼吸器惹起性肺傷害, 人工呼吸器関連肺障害	92, 103
	VSD	ventricular septal defect	心室中隔欠損症	142, 324
	VT	ventricular tachycardia	心室頻拍	292, 294
	vWF	von Willebrand factor	フォンヴィレブランド因子	28, 29
W	WPW syndrome	Wolf-Parkinson-White syndrome	WPW症候群	147

本書の使い方

■ 本書を活用する前に，本書の使い方をご覧の上，読み進めてみてください。
■ 本書の特長は以下のような点です。

❶ 解剖・生理・病態生理といった人体のメカニズムから臨床工学までを1冊の中で解説しています。
❷ 本文はできるだけスリムに解説し，一気に読み通せるようにしてあります。
❸ 詳細に覚えるべきこと，本文の補足解説，用語解説（「用語アラカルト」），学習する上で役立つチョットしたアドバイス（「One Point Advice」），国試既出問題を解くための知識（「POINT !!」）については，煩雑にならないようにできるだけ欄外に配置してあります。
❹ 冗長な解説で理解の難しい内容に関しては，イラストや写真を数多く用いて視覚的に理解できるように工夫しました。
❺ 治療中のおもなトラブルとその対処方法についても詳細に解説してあります。
❻ 内容を確実に理解したかどうか，またおさらいに役立つように「まとめのチェック」を項目の最後に設けてあります。是非活用してみてください。

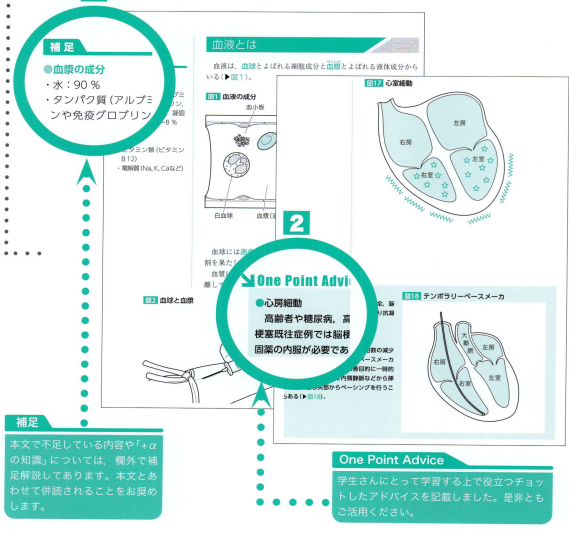

補足
本文で不足している内容や「+αの知識」については，欄外で補足解説してあります。本文とあわせて併読されることをお奨めします。

One Point Advice
学生さんにとって学習する上で役立つチョットしたアドバイスを記載しました。是非ともご活用ください。

User's Guide

3

用語アラカルト

＊11 バイトブロック
口から気管チューブを入れて人工呼吸を行う際に，患者が気管チューブを噛んでしまい破損したり塞がっ

用語アラカルト
冗長になる用語解説は，できるだけ欄外に配置してあります。専門用語が理解できなければなかなか読み進めることは難しくなりますので，是非ともご活用ください。

4

＼POINT!!／

●定置式超低温液化ガス（CE）
液化酸素の状態で大量かつ安全に貯蔵し，気化させて供給する。

Point!!
国試既出問題を解くための知識について，本文該当箇所の欄外にて簡単に触れています。講義のみならず，国試にも役立つ知識の習得に役立ててみてください。

■上気道への影響

口唇・口腔内では，チューブやバイトブロック＊11などが口唇，口腔内粘膜に長く接触することで潰瘍化する場合がある（▶図36）。強く噛むことにより歯牙損傷・口唇損傷を引き起こすこともある。また，抜管後の喉頭・咽頭への影響として，嗄声，咽頭痛，嚥下障害や喉頭浮腫，喉頭肉芽腫の形成がある。

図36 人工呼吸中の潰瘍の好発部位

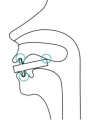 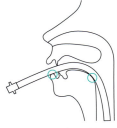

a バイトブロックによる潰瘍   b チューブによる潰瘍

■下気道への影響

人工呼吸中は鼻咽頭腔をバイパスし，本来の加湿・加温が行われなくなる。正常呼吸での吸気は，気管分岐部で相対湿度約80％まで加湿され，肺胞に達したときには100％となるが，人工呼吸下の吸入気は低温・乾燥状態にあるため，気道粘膜の乾燥は促進され，喀痰が固着・貯留して感染や気道閉塞をきたす要因となる（▶図37）。また，気道粘膜上皮の繊毛運動が低下し，気道粘液の粘稠性が増し，痰や微生物などの排出機能が低下する。

図37 気道粘膜の異物排出機能

【医療ガス供給トラブルの対処方法】
・バイタルサインを確認して，ただちに手動換気の切り替えが必要かを判断する。手動換気に切り替えるときは応援スタッフを呼ぶ。
・医療ガスアウトレットから酸素が流れない場合は，酸素ボンベから酸素を供給する。もし，ほかの患者でも酸素供給圧低下アラームや酸素が流れない場合は，同一フロアの酸素供給異常と判断し，中央監視室に連絡する。
・酸素ボンベと酸素流量計付減圧弁を必要数準備する。
・酸素供給可能なエリアを探し，患者を移送する。

❼ 人工呼吸器本体のトラブル

人工呼吸器は，使用中もバックグラウンドで各パーツのチェックを行い，何回か異常を検知するとアラーム発生とともに換気を停止する。人工呼吸器の故障が発生してアラームを鳴らして換気停止になることや，故障により電源を入れたが動かないことがあげられる。これは多くは，人工呼吸器本体のメンテナンスを行っていないことや故障によるものである。

使用中の換気停止は，自発呼吸がない患者にとっては非常に危険な状態となる。対応としては，まず人工呼吸器の定期点検を確実に実施する。次回定期点検日については，人工呼吸器の目立つ場所に貼りつけて点検期日を過ぎていないかチェックする。

また使用前，使用中，使用後の点検を行い，異常，劣化，故障の徴候を早期に発見する。

【人工呼吸器本体のトラブルの対処方法】
・人工呼吸器本体が緊急停止した場合に備え，手動式人工呼吸器を配備し，ス

xxv

User's Guide

5 人工呼吸器使用中に発生する おもなトラブルと対処方法

| どのようなトラブルが起こるのか |

■トラブル事例

■機器のトラブル

　医療機能評価機構の報告[1]では，1年間の人工呼吸器に関する医療事故の原因内訳を，電源 2件，酸素供給 2件，回路 16件，加温加湿器 0件，設定・操作部 2件，呼吸器本体 2件，その他 7件と報告している。回路16件のうち，気管チューブの逸脱は13件である。

　また，日本呼吸療法医学会の調査[2]では，インシデント発生部位として，気管チューブ，呼吸回路，加温加湿器が多く，おもな発生原因として自己（事故）抜管，不適切な設定，接続の緩み，物理的な破損をあげている。

　トラブルの発生部位は，気管チューブ，呼吸回路，加温加湿器であり，発生原因は不適切な設定や接続の間違い，緩みなど，知識不足や確認不足がうかがえる。

　人工呼吸器の事故対策として，厚生労働省通達[3]が示されており，機器の異常などの発生を防止し，人工呼吸器を安全に使用するために，使用前，使用中，使用後の点検の実施，警報の適切な設定，定期点検および記録が必要であるとしている（▶表21）。

表21 人工呼吸器の事故予防対策[3]

医療事故を防止する観点から以下を行うこと
1. 生体情報モニタの併用など
　(1) 人工呼吸器を使用するときは警報付パルスオキシメータまたは警報付カプノメータを併用する
　(2) 手動式人工呼吸器を備える

トラブル対処方法
臨床現場で実際に遭遇するおもなトラブルとその対処方法について，実例をあげて解説しています。病院実習や実臨床の場で役立つ内容です。是非ともご活用ください。

6 まとめのチェック

感染症のメカニズム

☐☐	1	…なにか述べよ。	▶▶	1	感染症とは，微生物に感染した結果引き起こされるさまざまな疾患の総称である。
☐☐	2	…と感染症の違いはなにか述べよ。	▶▶	2	病原体となる微生物がさまざまな感染経路を介して人間に侵入・定着し，病原体の感染力が宿主の免疫能を上回ったときを感染とよぶ。そして，その結果さまざまな症状が出現した状態のことを感染症とよぶ。
☐☐	3	感染源となりうる微生物にはどんなものがあるか述べよ。	▶▶	3	おもに細菌とウイルスである。そのほかに，真菌，寄生虫，プリオンなどがある。
☐☐	4	顕性感染と不顕性感染の違いはなにか述べよ。	▶▶	4	感染して症状が出現する場合を顕性感染，感染しても症状が出現しない場合を不顕性感染とよぶ。
☐☐	5	感染経路の種類により感染はどのように分けることができるか述べよ。	▶▶	5	外界からの病原体の伝播によるものは外因性感染といい，水平感染と垂直感染に大別する。一方，普段は無害な常在菌が原因で発症する感染を内因性感染とよぶ。

まとめのチェック
学習到達度の確認やおさらいに役立つように，項目の最後に「Q & A」形式で配置してあります。学内試験の勉強や国試の勉強の際に活用されることをお奨めします。

■**本書利用にあたっての注意**
　本書は臨床工学技士養成校の学生さんに向けた参考書であり，提示した内容を順守するよう強要するものではありません。医療行為・手技を行う際は，日々更新されるエビデンスや各種ガイドライン，添付文書等を参照し，ご自身で判断の上，実施してください。

chapter 1
人体のメカニズム

01 呼吸器

高橋京助

呼吸とはなにか

人が生きていくためには酸素が必要である。呼吸とは酸素を取り込み，二酸化炭素を排出する過程である（▶図1）。呼吸は**外呼吸**と**内呼吸**の2種類に分けられる。外呼吸とは外気と血液の間で行われる酸素と二酸化炭素の交換であり，内呼吸とは血液と細胞の間で行われる酸素と二酸化炭素の交換である。一般に医療の現場で呼吸というと外呼吸をさす。

図1 呼吸の模式図

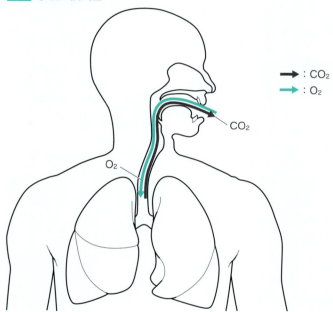

（外）呼吸は2つの要素から構成される。1つ目は**換気**，すなわち吸気（息を吸うこと）と呼気（息を吐くこと）による空気の移動である。換気によって酸素や二酸化炭素を含んだ空気を体外から体内へ，また体内から体外へ移動させることができる。2つ目は**ガス交換**である。ガス交換とは酸素を血液に取り込み，二酸化炭素を血液から排出することであり，そのガス交換の場となるのが肺である。

換気・呼吸運動のメカニズム

換気は呼吸運動によって肺が伸び縮みを繰り返すことで可能になる。肺の伸び縮みに最も大きな影響を与えているのが横隔膜である。横隔膜は胸腔と腹腔の間にある薄い筋肉であり，肺底部と接するように存在する。横隔膜が収縮によって下降すると胸腔内は陰圧になり，肺は横隔膜に引っ張られるように伸び広がって吸気が起こる。また，横隔膜の弛緩によって胸腔内の陰圧は解除され，膨らんだ風船がしぼむように，肺は自らの収縮力で自然に縮んで呼気が起こる（▶図2）。

図2 横隔膜による陰圧と解除

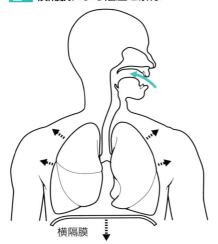

a 吸気（横隔膜の伸長）：陰圧

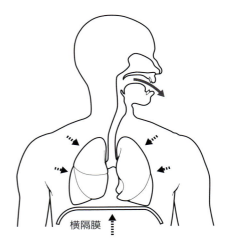

b 呼気（横隔膜の弛緩）：陰圧解除

横隔膜以外の筋肉も呼吸運動に関与する。例えば，肋骨の間に存在する外肋間筋は収縮によって肋骨を持ち上げて，吸気時に胸郭を広げる働きをする（▶図3a）。一方，内肋間筋は肋骨を押し下げて胸郭を狭める働きをする（▶図3b）。

図3 内・外肋間筋の収縮

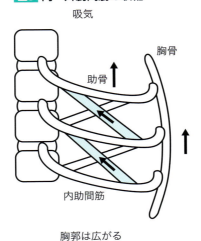

a 吸気（外肋間筋の収縮）

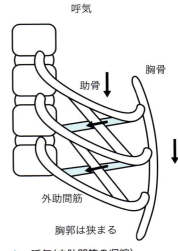

b 呼気（内肋間筋の収縮）

また，呼吸補助筋とよばれる胸鎖乳突筋や斜角筋も肋骨や胸骨を持ち上げることで吸気を補助する（▶図4）。これらの筋肉は安静時にはほとんど働かないが，いわゆる「肩で呼吸する」ような努力呼吸の際には動きが大きくなる。そのため，呼吸補助筋の使用は，呼吸状態が悪いことを示す指標となる。

図4 胸鎖乳突筋と斜角筋

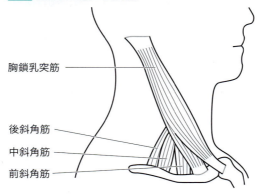

気道の解剖

　呼吸の際に空気のとおる経路を気道という。口や鼻から入った空気は気管をとおって肺に達する。気管は縦隔内で右と左の気管支に分かれ，それぞれが右と左の肺に入っていく。気管支はその後も分岐を繰り返して細かく枝分かれしていく。最終的には肺胞につながり，そこでガス交換が行われる（▶図5）。

　肺胞に達するまでの気道内にある空間は空気の出入りはあるが，血流が存在せず，ガス交換に関与しない空間である。そのため，その空間を死腔とよぶ。死腔の容量はおよそ150 mLといわれる。例えば一回換気量が500 mLであれば，実際のガス交換に関与している空気の量は500－150＝350 mLになる。

図5 気管から肺胞へ

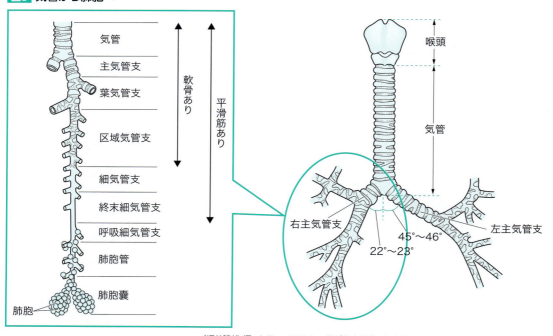

（坂井建雄 編：カラーイラストで学ぶ集中講義　解剖学，p.64, 図1, メジカルビュー社, 2012.）

肺胞におけるガス交換（▶図6）

肺胞腔に満たされた空気があり，薄い組織を隔てて肺胞内に毛細血管が存在している。拡散の原理に従って酸素は肺胞腔から血液に，二酸化炭素は血液から肺胞腔に移動する。拡散の度合いは組織の面積に比例し，厚みに反比例する。血液と空気の間にある組織の厚みはわずか0.3μmであり，面積の合計は50〜100 m^{2}に及ぶ。肺の構造はまさにガス交換に適した環境といえる。拡散しやすさは気体の種類によって異なり，二酸化炭素は酸素の約20倍の速さで拡散する。

図6 肺胞の構造／肺胞におけるガス交換

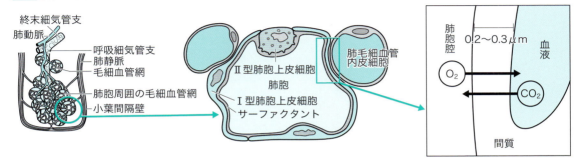

（岡田隆夫 編：改訂2版 カラーイラストで学ぶ集中講義 生理学, p.196, 図5, p.197, 図6, メジカルビュー社, 2014.）

血液の中に入った酸素は**赤血球**という血液の成分に取り込まれる。赤血球が肺の毛細血管を通過する時間は安静時で約0.75秒であるが，健康な肺であれば酸素の取り込みはわずか0.25秒程度で完了する。赤血球に取り込まれた酸素は肺静脈を経て心臓へ至り，そこから全身に送られる（▶図7）。

図7 肺循環から体循環へ

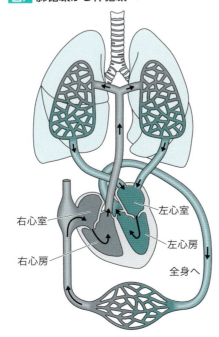

呼吸の調整（▶図8）

　呼吸運動は脳の中心である脳幹の延髄・橋にある呼吸中枢の支配を受けており，吸気と呼気のリズムはこの呼吸中枢でつくられている。
　延髄の表面や頸動脈にはセンサの役割を果たす化学受容体があり，血液中の酸素，二酸化炭素，pHの変化を感知することができる。化学受容体は酸素の低下，二酸化炭素の上昇，酸性化（アシデミア）を感知して呼吸中枢に伝える。そして，呼吸中枢は運動神経を介して横隔膜や呼吸筋を動かし，呼吸を促す。

図8 呼吸のコントロール

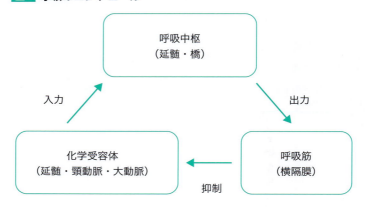

　多くの場合，呼吸を調節するための最も重要な要素は二酸化炭素の変化である。しかし，慢性的な肺疾患で低酸素が長期に続いているような場合には酸素の変化がより重要になる。

● 文献
1) John B. West, Andrew M. Luks: West's Respiratory Physiology The Essentials Tenth Edition, Wolters Kluwer, 2016.

まとめのチェック

☐☐	1	換気(吸気と呼気)のメカニズムについて述べよ。	▶▶ 1 横隔膜の収縮によって胸腔内が陰圧になって肺が広がり吸気が起きる。横隔膜が弛緩すると肺が自然に縮んで呼気が起きる。
☐☐	2	呼吸における死腔について述べよ。	▶▶ 2 気道のうちガス交換に関与しない空間を死腔という。
☐☐	3	肺胞におけるガス交換について述べよ。	▶▶ 3 肺胞腔と毛細血管の間で拡散の原理に従ってガス交換が行われる。酸素は肺胞腔から毛細血管へ，二酸化炭素は毛細血管から肺胞腔へ移動する。
☐☐	4	呼吸中枢と呼吸の調整について述べよ。	▶▶ 4 延髄や頸動脈にある化学受容体が酸素，二酸化炭素，pHの変化を延髄・橋にある呼吸中枢に伝達し，呼吸中枢は呼吸筋を介して呼吸を促す。

呼吸器

02 循環器

山本 慶

はじめに

循環器に関わる臓器は多岐にわたるが，中心は心臓である．心臓は全身循環におけるポンプの働きをしており，絶え間なく動いていることで全身の臓器に必要な血液を循環させている．

全身の循環は，大きく分けると次のように体循環，肺循環がある．

①**体循環**：左心系からでた血液が，大動脈を介して全身の毛細血管を経由して右心系に戻る循環のこと．

心臓（左心室）→ 大動脈 → 毛細血管 → 臓器 → 毛細血管 → 静脈 → 下大静脈・上大静脈 → 心臓

②**肺循環**：右心系から出た血液が，肺を経由して左心系に戻る循環のこと．

心臓（右心室）→ 肺動脈 → 肺 → 肺静脈 → 左心房

図1 全身の循環

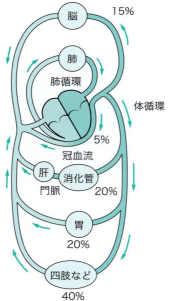

（見目恭一 編：臨床工学技士 ブルー・ノート 基礎編，p.156，メジカルビュー社，2013．）

心臓について

心臓は全身循環におけるポンプの役割を果たしており，図2のとおり4個の

部屋（右心房，右心室，左心房，左心室）に分かれた構造をしている。また，部屋同士の間には逆流防止の弁（僧帽弁，大動脈弁，三尖弁，肺動脈弁）がある。弁機能に閉鎖不全や狭窄などの障害があると，心不全の原因となる。

図2 心臓の解剖図

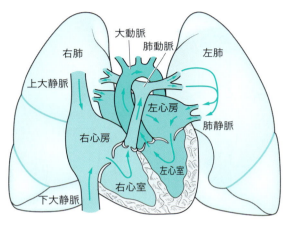

（見目恭一 編：臨床工学技士 ブルー・ノート 基礎編，p.150，メジカルビュー社，2013.）

ポンプの働き

心臓は拡張・収縮を繰り返し，次のような血液循環になっている。

① 拡張期：心室が拡張すると，大動脈弁・肺動脈弁が閉じ，僧帽弁・三尖弁が開いて心房から心室へと血液が流入する。

② 収縮期：心室が収縮すると僧帽弁・三尖弁が閉じ，大動脈弁・肺動脈弁が開いて心室から動脈へと血液が流出する。右心室からは肺へ，左心室からは全身臓器へ血液が送られる。

図3 拡張期・収縮期

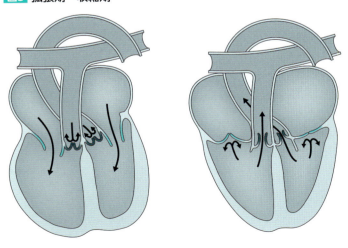

a 拡張期　　　　　　b 収縮期

（坂井建雄 編：カラーイラストで学ぶ集中講座 解剖学，p.115，メジカルビュー社，2012.）

心臓へ栄養する血管（冠動脈）：冠循環

冠動脈とは心臓へ血液を供給している血管である（▶図4）。次のように大動脈根部から始まり，左前下行枝，左回旋枝，右冠動脈の3本に分かれており，それぞれが心筋に栄養している。

図4 冠動脈

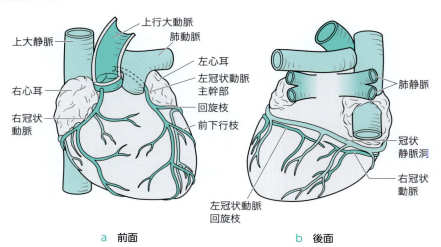

a 前面　　b 後面

（見目恭一 編：臨床工学技士　ブルー・ノート　基礎編, p.149, メジカルビュー社, 2013.）

虚血性心疾患

冠動脈が閉塞や狭窄を起こすと心筋への血流障害をきたし，虚血性心疾患（心筋梗塞，狭心症）を引き起こす。病変や患者背景により，薬物療法，経皮的冠動脈形成術（PCI：percutaneous coronary intervention），冠動脈バイパス術（CABG：coronary artery bypass grafting）が行われる。

図5 急性冠症候群（不安定狭心症，急性心筋梗塞）

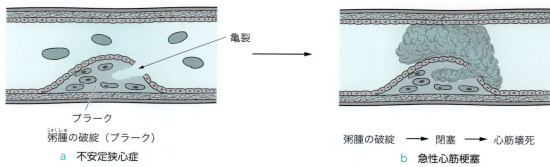

a 不安定狭心症　　b 急性心筋梗塞

（的場聖明 監：人体のメカニズムから学ぶ臨床工学 循環器治療学, メジカルビュー社, 2017. より引用）

心不全

心臓機能低下が起こるとポンプが機能不全となり，体循環，肺循環が不良となり，心不全という状態に陥る。

図6 心不全の機序

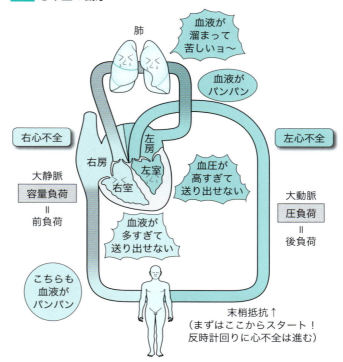

(見目恭一 編：臨床工学技士 イエロー・ノート 臨床編, p.503, メジカルビュー社, 2013.)

心不全の原因として次のものがあり，多岐にわたる（詳細は別項で記載）。

- 弁膜症
- 心筋症
- 不整脈
- 虚血性心疾患
- 高血圧性心不全
- その他

■心不全治療
①**薬物療法**：利尿薬，強心薬，血管拡張薬
②**非薬物療法**（CRT-D，IABP，PCPS）
　＊IABP，PCPSに関しては別項参照。

心臓の刺激伝導系のメカニズム

心臓は洞結節から一定の周期で電気信号が送られることにより、心筋が刺激され絶えず動いている。発生から心室までの電気のとおり道を**刺激伝導系**という。刺激伝導系は▶図7のようになっている。

図7 刺激伝導系

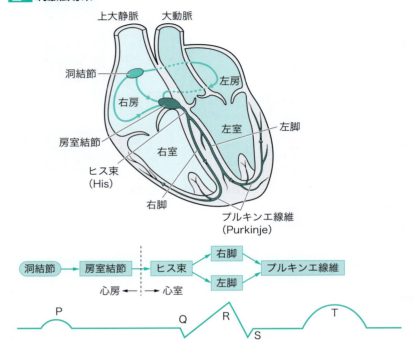

(見目恭一 編：臨床工学技士　ブルー・ノート　基礎編, p.150, メジカルビュー社, 2013.)

刺激伝導系の障害は次のような不整脈を起こす。

①洞結節の機能低下
電気を発生させる力が落ちる・・・洞不全症候群

②刺激伝導路の伝達障害
電気の伝わりが障害される・・・房室ブロック

● 文献
1) 見目恭一 編：臨床工学技士　ブルー・ノート　基礎編, メジカルビュー社, 2013.
2) 坂井建雄 編：集中講座　解剖学, メジカルビュー社, 2012.

まとめのチェック

☐☐ 1	体循環について述べよ。	▶▶ 1 左心系から出た血液が，大動脈を介して全身の毛細血管を経由し右心系に戻る循環のこと。
☐☐ 2	肺循環について述べよ。	▶▶ 2 右心系から出た血液が，肺を経由して左心系に戻る循環のこと。
☐☐ 3	心臓の4個の部屋ついて述べよ。	▶▶ 3 右心房，右心室，左心房，左心室に分かれた構造をしている。
☐☐ 4	心臓の部屋の間にある4個の弁ついて述べよ。	▶▶ 4 僧帽弁，大動脈弁，三尖弁，肺動脈弁がある。
☐☐ 5	冠動脈の閉塞，狭窄が起こると発生する疾患について述べよ。	▶▶ 5 冠動脈が閉塞や狭窄を起こすと，心筋への血流障害をきたし，虚血性心疾患（心筋梗塞，狭心症）を引き起こす。
☐☐ 6	刺激伝導系の回路について述べよ。	▶▶ 6 発生から心室までの電気の通り道を刺激伝導系といい，洞結節，房室結節，ヒス束，右脚・左脚，プルキンエ線維を通じて心室を収縮させる。

循環器

03 腎・泌尿器・体液

石井洋輝

泌尿器系の解剖

泌尿器系の位置と構造（▶図1）

尿生成から排泄にかかわる器官を総称して**泌尿器系**[*1]とよぶ。腎臓で生成された尿は尿管をとおり、膀胱に貯留し尿道を経て体外に排泄される。

用語アラカルト
*1 泌尿器系
腎臓、尿管、膀胱、尿道の総称。

図1 泌尿器系の位置

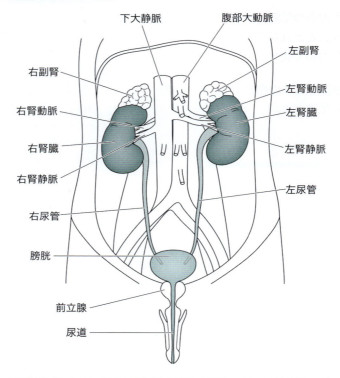

（坂井建雄 編：カラーイラストで学ぶ集中講義 解剖学、p.82、メジカルビュー社、2012．一部改変引用）

腎臓の解剖（▶図2, 3）

腎臓は第12胸椎から第3腰椎の高さで左右一対（2個）存在する。後腹膜腔にある**後腹膜臓器**[*2]であり、その周囲は線維被膜、脂肪被膜、Gerota（ゲロタ）筋膜に覆われている。

用語アラカルト
*2 後腹膜臓器
後腹壁の壁側腹膜より後方に位置する臓器の総称。直腸・十二指腸・上行結腸・下行結腸・膵臓・腎臓・尿管・副腎・腹部大動脈・下大静脈・交感神経幹が含まれる。

> 補足

● 腎臓の大きさ（▶図2, 3）

図2 腎臓の解剖

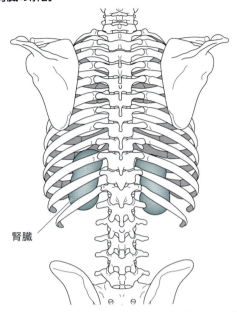

長さ約10 cm，幅約5 cmのそら豆に似た形状で，重さは約100 g。
（坂井建雄 編：カラーイラストで学ぶ集中講義　解剖学，p.82，メジカルビュー社，2012.改変引用）

図3 腎臓の解剖（横断面）

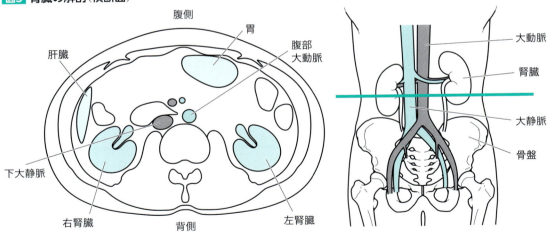

（後閑武彦 編：ポケット正常画像A to Z，p.251，メジカルビュー社，2012.）

腎臓に分布する血管

腹部大動脈から左右に腎動脈が分枝し，腎動脈は腎静脈の背側を走行し腎門に至る。腎静脈は腎門からでてほぼ直角に下大静脈に流入する。

補足

① **腹部大動脈からの主要な分枝血管**（▶図4）：腹腔動脈，上腸間膜動脈，腎動脈，下腸間膜動脈。
② **ナットクラッカー現象**：左腎静脈は腹部大動脈の前面をこえ，上腸間膜動脈の下を通過する。そのため，左腎静脈は上腸間膜動脈と腹部大動脈に圧迫され静脈還流が妨げられ血尿を生じる原因となる。これをナットクラッカー現象とよぶ。

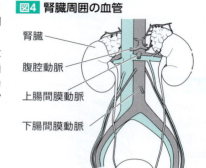

図4 腎臓周囲の血管

腎臓
腹腔動脈
上腸間膜動脈
下腸間膜動脈

(坂井建雄 編：カラーイラストで学ぶ集中講義解剖学，p.82，メジカルビュー社，2012．)

泌尿器系の生理学

腎機能の全体図

腎機能は，**排泄機能**と**代謝機能**とに大別される。

排泄機能として，腎臓は体液の恒常性を尿の生成によって保っている。尿は糸球体でのろ過，尿細管での再吸収，分泌を経て生成される。

代謝機能として，さまざまなホルモンや血管作動の作用を受け，また，産生している。

補足

●**尿の生成**

血液が糸球体でろ過されて原尿がつくられる。そして，近位尿細管，ヘンレループ，遠位尿細管，集合管を通過する間に大部分の水と必要な成分が再吸収され，不要な成分が最終的に尿として体外に排泄される。

糸球体でのろ過

血液は糸球体で**ろ過**されることによって原尿となる。糸球体係蹄壁（毛細血管壁）は，①血管内皮細胞，②糸球体基底膜，③糸球体上皮細胞の3層構造となっており，ろ過膜の機能を果たしている。ろ過膜の孔の大きさ，性質でろ過されるかが決定される。

補足

●**糸球体**（▶図5）

毛細血管がループ構造をしたものであり，糸球体係蹄とよばれる構造をとる。

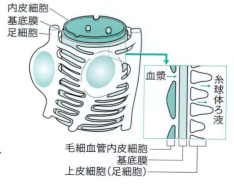

図5 糸球体でのろ過

内皮細胞
基底膜
足細胞

血漿
糸球体ろ液

毛細血管内皮細胞
基底膜
上皮細胞（足細胞）

(岡田隆夫 編：改訂2版 カラーイラストで学ぶ集中講義 生理学，p.254，メジカルビュー社，2014．)

尿細管での再吸収と分泌

糸球体で生成された原尿が，尿細管を通過する際に必要な物質の再吸収と不要な物質の分泌が行われる。尿細管の各部分は走行と上皮細胞によって分類される。

近位尿細管ではグルコースやアミノ酸がほぼ100％再吸収される。また，水や各種イオンは70〜80％程が再吸収される。Henleループでは浸透圧により水やNaの再吸収を行っている。遠位尿細管，集合管では各種ホルモンの影響で再吸収量を調整している。

補足

Henleループの下行脚は水の透過性が高く，髄質に向かって管内の浸透圧が上昇する。それに対して上行脚では，水の透過性が低く，Naが間質に排泄されるため管内の浸透圧は低下することになる（▶図6）。

遠位尿細管，集合管ではアルドステロンの作用でNaの再吸収とKの排泄を行っている。また，抗利尿ホルモン（ADH：anti-diuretic hormone）によって水が再吸収され，尿濃縮が生じる。

図6 尿細管での再吸収と分泌

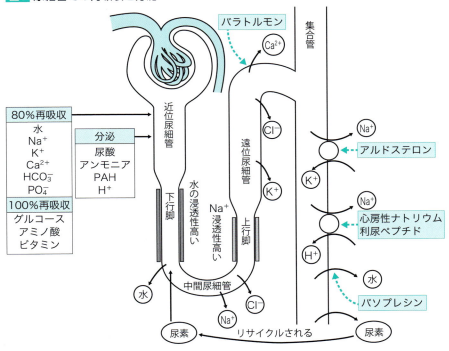

（岡田隆夫 編：改訂2版 カラーイラストで学ぶ集中講義 生理学, p.256, メジカルビュー社, 2014.）

腎とホルモン（▶図7）

腎臓に作用して体液恒常性の維持に関与するホルモンには，アルドステロン，アンギオテンシンⅡ，バソプレシン，心房性ナトリウム利尿ペプチド，副甲状腺ホルモンなどがある。腎臓で産生されるホルモンとして，血圧を調整するレニン，骨髄での赤血球産生を促進するエリスロポエチン，骨量を調整する活性型ビタミンD3（活性化）などがある。

図7 腎臓とホルモン

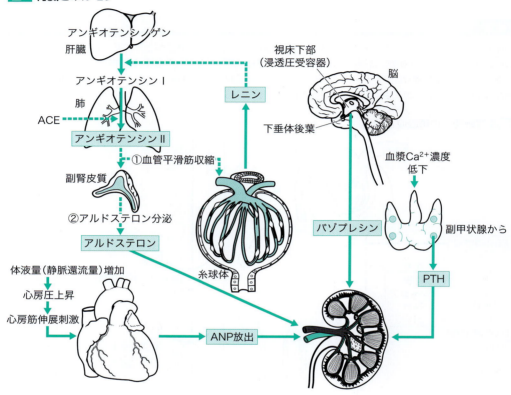

（岡田隆夫 編：改訂2版 カラーイラストで学ぶ集中講義 生理学，p.265，メジカルビュー社，2014.）

● 文献
1）坂井建雄 編：カラーイラストで学ぶ集中講義 解剖学，メジカルビュー社，2012.
2）岡田隆夫 編：改訂2版 カラーイラストで学ぶ集中講義 生理学，メジカルビュー社，2014.
3）後閑武彦 編：ポケット正常画像 A to Z，p.251，メジカルビュー社，2012.

まとめのチェック

☐☐	1	泌尿器系に関連する臓器を述べよ。	▶▶ 1 腎臓，尿管，膀胱，尿道。
☐☐	2	腎臓の位置，大きさを述べよ。	▶▶ 2 第12胸椎から第3腰椎の高さ，長さ約10 cm幅約5 cm。
☐☐	3	腎臓の2つの機能を述べよ。	▶▶ 3 排泄機能，代謝機能。
☐☐	4	糸球体係蹄壁の3層構造を述べよ。	▶▶ 4 血管内皮細胞，糸球体基底膜，糸球体上皮細胞。
☐☐	5	近位尿細管でおもに再吸収される物質を述べよ。	▶▶ 5 グルコース，アミノ酸，水，各種イオン。
☐☐	6	Henleループ下行脚では髄質に向かうに従い浸透圧はどうなるか述べよ。	▶▶ 6 上昇する。
☐☐	7	Henleループ上行脚では皮質に向かうに従い浸透圧はどうなるか述べよ。	▶▶ 7 低下する。
☐☐	8	遠位尿細管，集合管で働くアルドステロンのNa，Kに対する作用を述べよ。	▶▶ 8 Naの再吸収とKの排泄を行う。
☐☐	9	腎臓に作用して体液恒常性維持に関与するホルモンを述べよ。	▶▶ 9 アルドステロン，アンギオテンシンII，バソプレシン，心房性ナトリウム利尿ペプチド，副甲状腺ホルモン。
☐☐	10	腎臓で産生されるホルモンを述べよ。	▶▶ 10 レニン，エリスロポエチン，活性型ビタミンD3（活性化）。

腎・泌尿器・体液

04 消化と吸収

堀部昌靖

はじめに

消化器は消化管（口，咽頭，食道，胃，小腸，大腸）と消化腺〔唾液腺，肝臓（胆嚢），膵臓〕から成り立っており，摂取，消化，吸収，分泌，排泄，防御，運動という働きを担っている（▶図1）。

図1 消化器（消化管と消化腺）の連続性

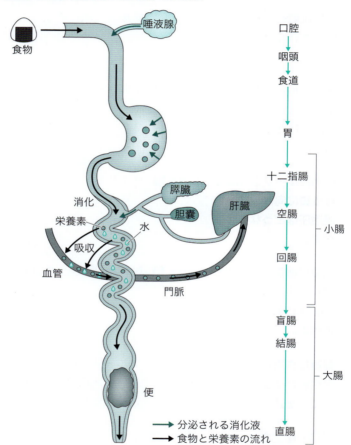

（坂井建雄：系統看護学講座 1 解剖生理学 第7版，p.52, 図2-2, 医学書院，2005.より改変引用）

用語アラカルト

*1 機能的消化
咀嚼，嚥下，蠕動による消化のこと。

*2 化学的消化・生物的消化
おもに3大栄養素（炭水化物，タンパク質，脂質）を酵素により加水分解すること。

消化とは

機能的消化[*1]，**化学的消化・生物的消化**[*2]の2種類に大別され，食物を最終的に吸収される形まで分解することである。

補足

加水分解として管腔内消化（管腔に分泌される消化液に含まれる消化液が栄養素を高分子から低分子にする）と膜消化（小腸の腸絨毛上皮細胞の表面の膜の消化酵素によりさらに栄養素が分解される）がある。最終的に炭水化物はグルコースに，タンパク質はアミノ酸に，脂肪は脂肪酸とグリセロールに分解される。

補足

●分解酵素と分解物

- アミラーゼ
  多糖類 → 二糖類（麦芽糖，ショ糖，果糖）
- マルターゼ
  麦芽糖 → ブドウ糖＋ブドウ糖
- スクラーゼ
  ショ糖 → ブドウ糖＋果糖
- ラクターゼ
  乳糖 → ブドウ糖＋ガラクトース
- トリプシン，キモトリプシン
  タンパク質 → ペプチド
- ペプチダーゼ
  ペプチド → アミノ酸
- リパーゼ
  脂肪 → 脂肪酸＋グリセリン

消化と吸収

図2　消化管の概要と消化のポイント

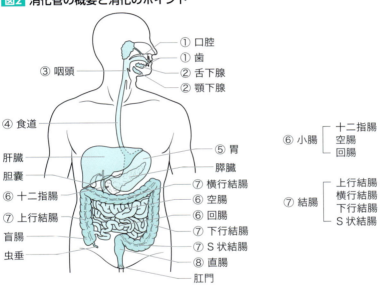

部　位	機能的消化（蠕動を含む）	化学的消化・生物学的消化	移動時間
①歯・顎・口腔	かみ砕き，すりつぶす（咀嚼）		10秒
②唾液腺	唾液による食塊形成（咀嚼）	唾液アミラーゼによるデンプンの部分的分解	
③舌・咽頭	食塊を飲み込む（嚥下）	—	
④食道	食塊を胃へ押し出す（蠕動）	—	
⑤胃	食塊と胃液を撹拌して糜粥*にする（蠕動）	胃酸とペプシンによるタンパク質の加水分解	2〜4時間
⑥小腸	糜粥を混和する（蠕動）	小腸粘膜酵素による分解と吸収，水分の吸収（80〜85％）	2〜4時間
⑦結腸	内容物を直腸へ送り込む（蠕動）	水分の吸収（15〜20％），腸内細菌による分解	15時間
⑧直腸	未消化物を排出する（蠕動）		

＊糜粥（びじゅく）：食物が胃酸と混ざり，粥状になったもの。糜汁ともいう。

（坂井建雄・河原克雅：人体の正常構造と機能 縮刷版，p.180，図3，日本医事新報社，2008．より改変引用）

図3 肝胆膵の概要と消化のポイント

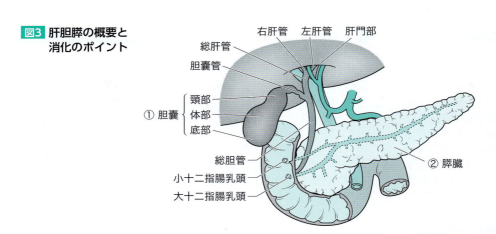

部　位	機能的消化（蠕動を含む）	化学的消化・生物学的消化	移動時間
①胆嚢からの消化液	―	胆汁酸とリン脂質による脂肪の乳化	2～4時間
②膵臓からの消化液	―	膵酵素による3大栄養素の加水分解	2～4時間

（坂井建雄 編：カラーイラストで学ぶ集中講義　解剖学, p.49, 図1, メジカルビュー社, 2012.）

補足

　肝臓で産生された胆汁は胆嚢で濃縮され，大十二指腸乳頭より十二指腸内に排出される。総胆管結石などで胆道閉塞が起き，そこに感染が合併すると急性閉塞性化膿性胆管炎（AOSC：acute obstructive supportive cholangitis）といった重篤な疾患に至ることもある。急性胆管炎の症状としてReynolds五徴〔Charcot三徴（高熱，黄疸，右上腹部痛）＋意識障害＋ショック〕が有名である。

　膵臓からはアミラーゼ，トリプシン，リパーゼなどの各種消化酵素を分泌する。また，血糖をコントロールするインスリンやグルカゴンも分泌する。

吸収とは

　消化によって分解されたグルコース（炭水化物より分解），アミノ酸（タンパク質より分解）は膜輸送体により吸収され，脂肪酸とグリセロール（脂肪より分解）は細胞膜脂質二重層を拡散通過することにより吸収される（▶図4）。

図4 小腸での吸収

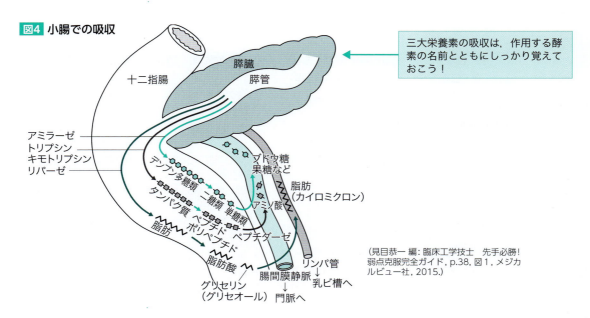

（見目恭一 編：臨床工学技士　先手必勝！弱点克服完全ガイド, p.38, 図1, メジカルビュー社, 2015.）

> **補足**
>
> 吸収されたグルコースとアミノ酸は静脈を経て門脈に，脂肪酸とグリセロールはリンパ管を経て体内へ取り込まれる。

> **補足**
>
> ●脂溶性ビタミン
>
> 脂溶性ビタミンも脂肪と同じような経路で吸収される。体内で合成できず，食物から摂取する必要がある。脂溶性ビタミンは「だけ（ＤＡＫＥ）」と覚える〔ビタミンD，ビタミンA，ビタミンK，ビタミンE（それ以外は水溶性ビタミン）〕。

> **補足**
>
> 栄養に偏りのある患者（アルコールの多飲やインスタント食品の偏食など）の意識障害の鑑別疾患としてビタミンB1欠乏によるWernicke脳症（ウェルニッケ）が有名である。

表1 各栄養素の吸収部位とその欠乏症

吸収部位	栄養素		欠乏症
胃	＊		—
小腸（十二指腸〜回腸）	糖質		下痢，体重減少
	タンパク質		浮腫，腹水
	脂質		脂肪便
	脂溶性ビタミン	A	夜盲症，皮膚乾燥
		D	くる病，骨軟化症
		E	新生児溶血性貧血
		K	出血
	水溶性ビタミン	B1	脚気，多発性神経炎，心肥大
		B2	口角炎，舌炎，皮膚炎
		B6	末梢神経障害
		ニコチン酸	ペラグラ（皮膚炎，下痢，抑うつ）
		C	壊血病
	電解質	Na	低ナトリウム血症（頭痛，間代性けいれん，意識障害）
		K	低カリウム血症（周期性四肢麻痺，不整脈）
		Ca, Mg	テタニー（間欠性四肢強直性けいれん）
		P	くる病，骨軟化症
		Fe	鉄欠乏性貧血（舌乳頭萎縮，スプーン爪，高拍出性心不全）
	水分（全体の80〜90%）		脱水
	葉酸		巨赤芽球性貧血
回腸末端	ビタミンB12		巨赤芽球性貧血（悪性貧血）
	胆汁酸		脂肪の吸収障害（脂肪便）
大腸	残りの水分，電解質		下痢，衰弱

＊ アルコールは胃で吸収される。

（坂井建雄 編：カラーイラストで学ぶ集中講義　解剖学, p.37, 図1, メジカルビュー社, 2012.）

●文献
1）坂井建雄 編：カラーイラストで学ぶ集中講義　解剖学, メジカルビュー社, 2012.
2）見目恭一 編：臨床工学技士　先手必勝! 弱点克服完全ガイド, メジカルビュー社, 2015.
3）岡田隆夫 編：改訂2版 カラーイラストで学ぶ集中講義　生理学, メジカルビュー社, 2014.

まとめのチェック

□□ ①　最終的に炭水化物，タンパク質，脂肪はなにに分解されるか述べよ。

▶▶ ①　炭水化物はグルコースに，タンパク質はアミノ酸に，脂肪は脂肪酸とグリセロールに分解される。

□□ ②　胆管炎の症状として有名なレイノルズ五徴を述べよ。

▶▶ ②　シャルコー三徴（高熱，黄疸，右上腹部痛）＋意識障害＋ショックである。

□□ ③　脂溶性ビタミンを述べよ。

▶▶ ③　ビタミンD，ビタミンA，ビタミンK，ビタミンE。脂溶性ビタミンは「だけ（ＤＡＫＥ）」と覚える。

□□ ④　ウェルニッケ脳症はどのビタミンが欠乏していると生じるか述べよ。

▶▶ ④　ビタミンB1

05 血液と凝固

神尾　直

血液とは

血液は，血球とよばれる細胞成分と血漿とよばれる液体成分から成り立っている（▶図1）。

図1 血液の成分

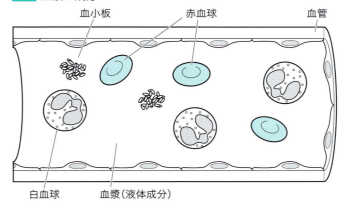

> **補足**
>
> ●血漿の成分
> ・水：90 %
> ・タンパク質（アルブミンや免疫グロブリン，フィブリノゲン，凝固因子など）：7〜8 %
> ・脂質
> ・糖質
> ・ビタミン類（ビタミンB12）
> ・電解質（Na, K, Caなど）

血球には赤血球，白血球，血小板の3種類の細胞があり，それぞれ特有の役割を果たしている。

血漿は，血が固まらないように抗凝固薬入りの容器に採血した血液を遠心分離して細胞成分（赤血球，白血球，血小板）を除くと抽出できる（▶図2）。

図2 血球と血漿

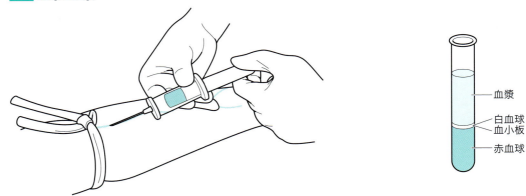

血球は，骨の中心部の骨髄という組織でつくられている。骨髄には血球の元となる造血幹細胞という細胞があり，この造血幹細胞が分化して最終的に赤血球，白血球，血小板になる（▶図3, 4）。

図3 骨の構造

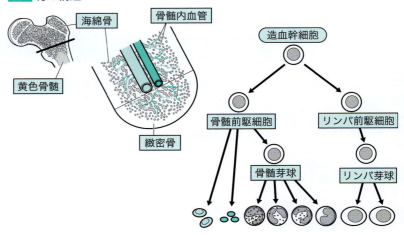

図4 造血幹細胞の分化

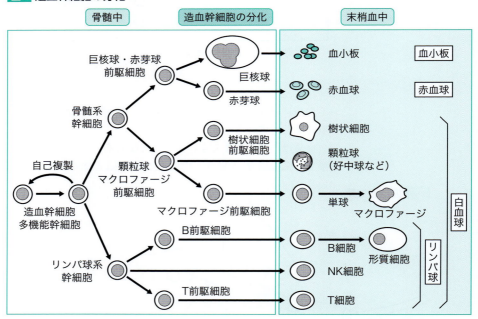

補足

●細胞の分裂と分化の違い
　細胞分化とは，細胞分裂を経て増殖した細胞が特定の働きをもつこと。
①細胞分裂：細胞が増殖すること（役割は決まっていない＝未分化）。
②細胞分化：特定の機能を獲得すること（通常は分化後に分裂は起こらない）。

補足

●造血幹細胞

造血幹細胞は，骨髄のなかで盛んに細胞分裂を行っている。これらの細胞は分裂を繰り返しながら成長し，あるものは赤血球に，あるものは白血球に，そしてまたあるものは血小板にそれぞれ成長していく。血液の中ではそれぞれ形態も役割も異なる血球だが，もともとは造血幹細胞とよばれる1種類の細胞から分化してつくられる。

用語アラカルト
*1 貪食
生体にとって不必要な物質を細胞内に取り込んで消化すること。

| 白血球 |

白血球はその形態から，好中球，好塩基球，好酸球，単球，リンパ球に分類され，それぞれ異なった役割を果たしている。一般的な白血球の基準値は3,500〜9,500/μLとされている。

①**好中球**：感染部位に遊走・集積し，細菌の貪食*1を行う。そのため，感染防御において重要な役割を果たす。好中球は全白血球の50〜70％を占める。

②**好塩基球**：細胞内にヒスタミンやセロトニンなどの物質をもっており，アレルギーなどの炎症に関与している。好塩基球は通常は全白血球の1％以下である。

③**好酸球**：アレルギーや炎症の発生に関わっており，気管支喘息などに関与している。好酸球は全白血球の2〜5％を占める。

④**単球**：いろいろな組織でマクロファージまたは樹状細胞に分化し，免疫において重要な役割を果たす。単球は全白血球のうち3〜6％を占める。

⑤**リンパ球**：さらにT細胞，B細胞，ナチュラルキラー細胞（NK細胞）に分類され，がんや感染症，自己免疫に深く関わっている。リンパ球は全白血球の20〜40％ほどを占める。

| 赤血球 |

赤血球の役割は酸素と二酸化炭素の運搬である。赤血球の細胞内にはヘモグロビンというタンパク質が含まれており，このヘモグロビンが肺から全身へ酸素を運搬する役割を担っている。赤血球は核をもたない細胞で，細胞の平均寿命は約120日とされている。赤血球は絶対数以外にもさまざまな基準値がある（▶表1）。

表1 赤血球に関する検査

検査項目	一般的な正常値
赤血球数（10^{-6}/μL）	4.10〜5.50
ヘモグロビン濃度（g/dL）	13.5〜16.5
ヘマトクリット（％）	40.0〜50.0
MCV（fL）	83〜101
MCH（pg）	27〜34
MCHC（％）	30〜36

- ヘモグロビン（Hb）濃度：貧血の指標として使われる。
- ヘマトクリット（Ht：赤血球容積率）：血液の濃さを表す。
- MCV（平均赤血球容積）：赤血球の大きさで，「ヘマトクリット÷赤血球数」で求められる。
- MCH（平均赤血球色素量）：赤血球の1個当たりのヘモグロビン量の平均値で，「ヘモグロビン濃度÷赤血球数」で求められる。
- MCHC（平均赤血球色素濃度）：個々の赤血球の容積に対するヘモグロビン量の比で，「ヘモグロビン濃度÷ヘマトクリット」で求められる。

血液と凝固

血小板

血小板は生体の損傷部位に集まって止血に重要な役割を果たす。血小板に骨髄中の巨核球という細胞がちぎれてできたもので，核をもたない（▶図5）。血小板の平均寿命は8～12日とされている。

図5　血小板の産生

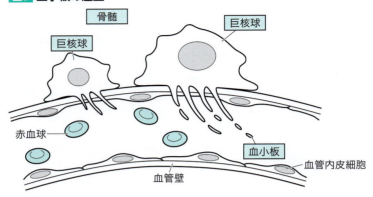

止血と凝固

血の止まる仕組みは，「一次止血」と「二次止血」に大別される。

■一次止血

血管が破れるとその部位の血管が収縮し，血液中にある血小板が傷口に集まってくる。血小板は，フォンヴィレブランド因子（vWF：von Willebrand factor）を介して傷口と結合し，血小板による血栓をつくり，傷口を塞ぐ。これが一次止血（血小板血栓）である（▶図6）。

図6　一次止血

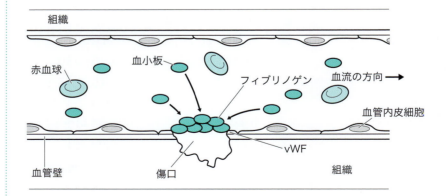

補足

●一次止血の詳しい過程

　生体は，血管が傷害を受けると鋭敏に反応し，局所での止血反応を進行させる。血小板はその初期段階における一次止血栓の形成に重要である。血管傷害部位において露出したコラーゲンに血漿中のフォンヴィレブランド因子 (vWF) が結合し，血小板膜上の GPIb/IX/V 複合体を介して血小板が局所にトラップされる。その後，コラーゲン受容体 GPVI などから血小板活性化シグナルが送られGPIIb/IIIaが活性化状態となり，フィブリノゲンを介して血小板凝集が起こる（▶図7）。

図7　一次止血の詳しいメカニズム

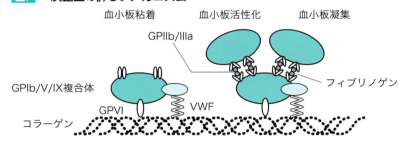

●血小板活性化のメカニズム

　傷害血管内皮下のコラーゲンにvWF とGPIb/IX/V 複合体を介して血小板が粘着し，血小板に活性化シグナルが伝達される。活性化した血小板からはADP，セロトニン，トロンボキサンA2 などが放出され，さらに血小板の活性化が引き起こされる。最終的に活性化血小板はGPIIb／IIIa とフィブリノゲンの会合を介して凝集する[5]。

■二次止血

　一次止血に引き続き，血液中の凝固因子とよばれる物質が，最終的にはフィブリンでできた網の膜が血小板血栓の全体を覆い固めて，止血が完了する。これを二次止血（フィブリン血栓）とよぶ（▶図8）。

図8　二次止血

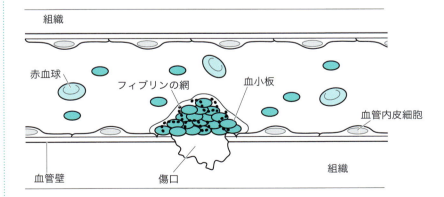

　この二次止血は複雑な過程を経る。この止血の過程には，12種類の凝固因子とよばれる複数のタンパク質が作用している。これらには，概して発見された順に，ローマ数字でⅠ（＝1）からⅩⅢ（＝13）までの名称が与えられている〔ただし，このなかで第Ⅳ（＝4）因子はCa^{2+}（カルシウムイオン），第Ⅵ因子は欠番である〕。

　これらの凝固因子は次々に反応を引き起こして，最後にフィブリン（第Ⅰ因子）の膜をつくって血小板血栓を覆い固めて，二次止血が終了する。

　この反応機序は凝固カスケードとよばれ，「内因系」は血管内の凝固因子で起こ

る凝固をさし，「外因系」は破壊された組織からの成分（第Ⅲ因子）から始まる凝固を意味する（▶図9）。

図9 凝固作用と制御の仕組み

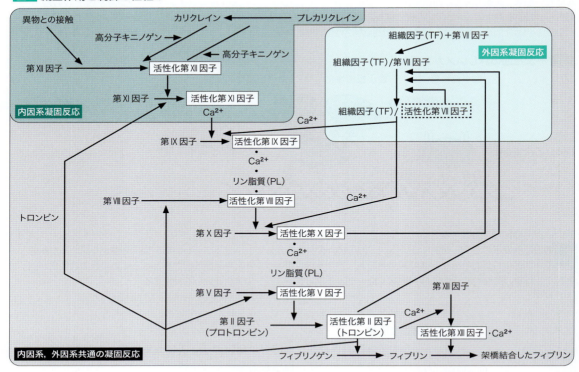

(岡田隆夫：改訂2版 カラーイラストで学ぶ集中講義 生理学，メジカルビュー社，2014.)

線溶系

一方，過剰に血栓がつくられると血管内が閉塞して血流が悪くなってしまう。そのため，凝固の活性と同時に固まった血栓を溶かして分解する機序が働く。これを**線溶系**（**線維素溶解系**）とよぶ。この線溶系も複雑で，この反応には，血栓を溶かすプラスミン，プラスミンのはたらきを制御しているα2-プラスミンインヒビター（α2-PI），プラスミノゲンをプラスミンに活性化する組織型プラスミノゲンアクチベーター（tPA），tPAの働きを制御するプラスミノゲンアクチベーターインヒビター-1（PAI-1）など，さまざまな分子が関係している（▶図10）。

図10 線溶系カスケード

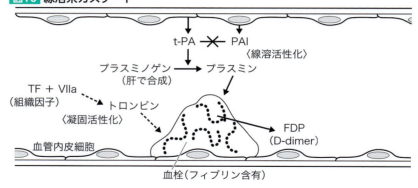

● 文献
1) マーシャル・A.リクトマン, ほか 編, 奈良信雄 訳: ウィリアムズ血液学マニュアル, メディカル・サイエンス・インターナショナル, 2003.
2) 浅野茂隆, 池田康夫, 内山 卓, ほか 監: 三輪血液病学 第3版, 文光堂, 2006.
3) 日本検査血液学会 編: スタンダード検査血液学 第3版, 医歯薬出版, 2014.
4) The American Society of Hematology: http://www.hematology.org/Patients/Basics/
5) 大森 司: 血小板と臨床検査 血栓止血学会誌, 19(4): 456-458, 2008.

まとめのチェック

☐☐ 1	血液がつくられている場所とその過程について述べよ。	▶▶ 1 血液は，骨の中心部の骨髄で造血幹細胞が分化・増殖することによりつくられている
☐☐ 2	血液の構成成分について述べよ。	▶▶ 2 血液は血球とよばれる細胞成分と，血漿とよばれる液体成分から成り立っており，血球には白血球，赤血球，血小板が含まれている。
☐☐ 3	白血球の内訳とそれぞれの機能について述べよ。	▶▶ 3 白血球は，好中球，好塩基球，好酸球，単球，リンパ球に分類される。おもに，好中球は感染防御，好酸球・好塩基球はアレルギー，単球・リンパ球は免疫に関わっている。
☐☐ 4	赤血球の役割について述べよ。	▶▶ 4 赤血球は細胞内に含まれるヘモグロビンというタンパク質で酸素を全身に運ぶ役割を果たしている。
☐☐ 5	血小板の役割について述べよ。	▶▶ 5 血小板は生体の損傷部位に集まって一次止血において重要な役割を果たしている。
☐☐ 6	血液が固まる過程について述べよ。	▶▶ 6 血液が固まる過程は一次止血と二次止血に大別される。一次止血では血小板とフォンヴィレブランド因子が集合して一次血栓をつくり，二次止血では凝固因子とよばれる12種類のタンパク質が一次血栓を覆い固めて止血が完了する。

06 感 染

増山智之

集中治療が必要な感染症とは

　集中治療室には全身状態が悪く，なんらかの臓器サポートや臓器モニタリングが必要な患者が入室する。集中治療管理が必要な感染症は大きく2つに分けられる。

　1つは**感染臓器そのものの障害が重篤であり，その臓器に対する集中治療管理が必要な場合**である。代表例としては重症肺炎があげられる。この場合は，感染巣である肺炎の治療と並行して，急性呼吸不全に対する人工呼吸管理と呼吸モニタリングが必要となる。

図1 重症肺炎

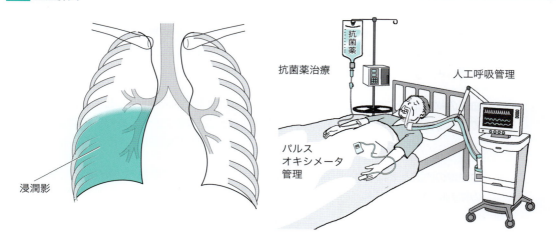

　もう1つは，**感染症によって，感染臓器以外にも重篤な臓器障害が引き起こされた場合，いわゆる敗血症または敗血症性ショックの状態**である。例えば，消化管穿孔による汎発性腹膜炎に，急性呼吸促迫症候群（ARDS：acute respiratory distress syndrome），急性循環不全（ショック），急性腎傷害（AKI：acute kidney injury）などを合併した状態である。このような場合は，感染巣である消化管穿孔による腹膜炎の治療を行うとともに，呼吸，循環，腎臓などへの臓器サポートと各種モニタリングを行い，全身状態の改善を図る。

図2 消化管穿孔の手術とICU管理のようす

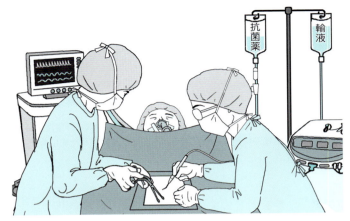

a 消化管穿孔の手術のようす

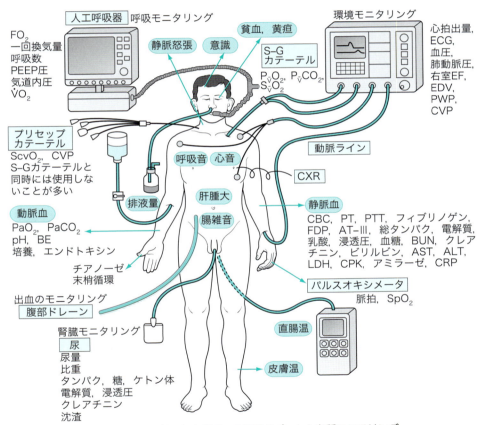

b ショックを起こした患者への臓器サポートと各種モニタリング

① 手術治療＋抗菌薬治療
② 人工呼吸管理，輸液・昇圧薬管理，CRRT (continuous renal replacement therapy：持続的腎代替療法)
・呼吸モニタリング（呼吸回数，パルスオキシメータ，EtCO₂モニタ，動脈血ガス分析，食道内圧）
・循環モニタリング（心電図モニタ，動脈ライン，スワンガンツカテーテルの留置，脈拍，血圧，CO，SVV，SvO₂，CVP，PAP，PAWP，EDVをモニタリング）
・腎臓モニタリング：膀胱留置カテーテルを留置し，尿量，電解質，クレアチニンなど
・腹部ドレーン：出血のモニタリング

(相川直樹, 堀 進吾 編：救急レジデントマニュアル 第4版．2ショック(1) 症候からみた初期治療, p.42-48, 医学書院, 2009. より改変引用)

補足

●敗血症

感染に対する調節不能な生体反応により生命を脅かす臓器障害を呈した状態。具体的には感染症が疑われ，SOFA (sequential organ failure assessment) スコア（集中治療領域でよく用いられる重症度スコアの1つ）が2点以上増加したもの。
→ 院内死亡率10％以上

●敗血症性ショック

敗血症の一分症であり，急性循環不全により細胞障害および代謝異常が重度となり，死亡率を増加させる可能性のある状態。具体的には，十分な輸液負荷にもかかわらず，血圧を維持するために昇圧薬を必要とし，乳酸値が高値なもの。
→ 院内死亡率40％以上

●SOFAスコア

表1 SOFAスコア

項目	0点	1点	2点	3点	4点
呼吸器 PaO_2/FiO_2 (mmHg)	≧400	<400	<300	<200＋呼吸補助	<100＋呼吸補助
凝固能血小板数（×$10^3/\mu L$）	≧150	<150	<100	<50	<20
肝機能ビリルビン（mg/dL）	<1.2	1.2〜1.9	2.0〜5.9	6.0〜11.9	>12.0
循環機能 平均動脈圧(MAP)(mmHg)	MAP≧70	MAP<70	DOA<5γ あるいは DOB使用	DOA 5.1〜15 あるいは Ad≦0.1γ あるいは NOA≦0.1γ	DOA>15γ あるいは Ad>0.1γ あるいは NOA>0.1γ
中枢神経系　GCS	15	13〜14	10〜12	6〜9	<6
腎機能クレアチニン（mg/dL）	<1.2	1.2〜1.9	2.0〜3.4	3.5〜4.9	>5.0
尿量（mL/日）				<500	<200

DOA：ドーパミン，DOB：ドブタミン，Ad：アドレナリン，NOA：ノルアドレナリン
SOFAスコアのベースラインから2点以上の増加で感染症が疑われるものは敗血症と診断される。

●quick SOFA (qSOFA)

病院前救護，救急外来，一般病棟では，感染症あるいは感染症が疑われる患者に対しては，qSOFAを評価し，2項目以上が該当する場合は敗血症を疑い，臓器障害に関する検査，および早期治療開始や集中治療医への紹介のきっかけとして用いる（▶表2）。最終的には，感染症もしくは感染症の疑いとSOFAスコア合計2点以上の急上昇を確認し，敗血症の確定診断とする。

表2 quick SOFA (qSOFA) 基準

意識変容
呼吸数≧22回／分
収縮期血圧≦100 mmHg

●ARDS診断基準と重症度

表3 ARDS診断基準と重症度

	mild ARDS	moderate ARDS	severe ARDS
経過	既知の危険因子の侵襲もしくは呼吸症状の増悪または新たな出現から1週間以内		
酸素化	PaO_2/FiO_2：201〜300 mmHg with PEEP/CPAP≧5 cmH$_2$O	PaO_2/FiO_2：101〜200 mmHg with PEEP≧5 cmH$_2$O	PaO_2/FiO_2：100 mmHg with PEEP≧10 cmH$_2$O
肺水腫	心不全や輸液過多で説明がつかない呼吸不全危険因子が判然としない場合は客観的評価（心エコーなど）によって静水圧性肺水腫の否定が必要		
胸部X線	両側肺浸潤影：胸水，無気肺，結節などで説明がつかないもの		

ARDSの誘引となる因子には，肺に直接ダメージを与えるものと，そうでないものに分けられる。前者の代表は肺炎であり，後者の代表は敗血症である。

●ショックの分類

① 循環血液量減少性ショック：出血，脱水
② 心原性ショック：急性心筋梗塞，急性弁膜症，心筋炎，心損傷
③ 拘束性ショック：心タンポナーデ，肺塞栓，緊張性気胸
④ 血液分布異常性ショック：敗血症，アナフィラキシー，脊髄損傷

集中治療が必要な感染症患者を把握するポイント

　集中治療を受けている重症患者は，たくさんのシリンジポンプにより多種類の薬剤が投与され，さまざまなデバイスやラインが留置され，各種人工臓器やモニタリング装置に接続され，ぱっと見た際の複雑さから混乱したり圧倒されたりするかもしれない。集中治療を要する重症感染症患者において，どのような治療がなされているかを把握するポイントは，「原因の感染症はなにか？」と「サポートまたはモニタリングが必要な臓器障害はなにか？」を整理することである。

図3 感染巣と臓器障害の整理

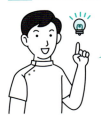

感染巣＝消化管穿孔による汎発性腹膜炎
臓器障害＝ARDS，ショック，AKI

感染症の標的となる臓器・解剖（▶図4）

　次に部位ごとの感染症を示す。

① 中枢神経系
　　髄膜炎，脳炎，脳膿瘍
② 眼・鼻・耳
　　眼内炎，副鼻腔炎，中耳炎，外耳炎
③ 上気道・頸部
　　咽頭炎，扁桃炎，扁桃周囲膿瘍，喉頭蓋炎，深頸部膿瘍，血栓性頸静脈炎
④ 下気道・胸膜・縦隔
　　肺炎，気管支炎，肺膿瘍，膿胸，胸膜炎，縦隔炎
⑤ 心臓
　　心内膜炎，心筋炎，心外膜炎
⑥ 腹部・消化管
　　腹膜炎，肝炎，肝膿瘍，胆管炎，胆嚢炎，憩室炎，虫垂炎，胃腸炎，肛門周囲膿瘍
⑦ 泌尿器
　　腎盂腎炎，膀胱炎
⑧ 生殖器
　　前立腺炎，精巣上体炎，骨盤内炎症性疾患，卵管炎，腟炎
⑨ 皮膚・関節・骨・筋肉
　　蜂窩織炎，壊死性筋膜炎，レンサ球菌性毒素性ショック症候群（TSS：*Staphylococcal* toxic shock syndrome），ブドウ球菌性熱傷様皮膚症候群（SSSS：*Staphylococcal* scalded skin syndrome），ガス壊疽，関節炎，骨髄炎，椎体・椎間板炎，腸腰筋膿瘍
⑩ 医療関連
　　カテーテル関連血流感染，カテーテル関連尿路感染，人工呼吸器関連肺炎，手術部位感染

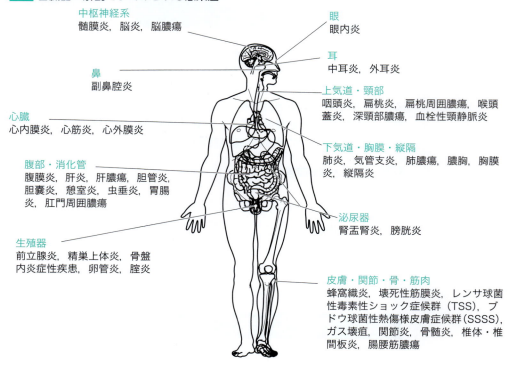

図4 各臓器・解剖でよくみられる感染症

中枢神経系: 髄膜炎，脳炎，脳膿瘍
眼: 眼内炎
鼻: 副鼻腔炎
耳: 中耳炎，外耳炎
上気道・頸部: 咽頭炎，扁桃炎，扁桃周囲膿瘍，喉頭蓋炎，深頸部膿瘍，血栓性頸静脈炎
心臓: 心内膜炎，心筋炎，心外膜炎
下気道・胸膜・縦隔: 肺炎，気管支炎，肺膿瘍，膿胸，胸膜炎，縦隔炎
腹部・消化管: 腹膜炎，肝炎，肝膿瘍，胆管炎，胆嚢炎，憩室炎，虫垂炎，胃腸炎，肛門周囲膿瘍
泌尿器: 腎盂腎炎，膀胱炎
生殖器: 前立腺炎，精巣上体炎，骨盤内炎症性疾患，卵管炎，腟炎
皮膚・関節・骨・筋肉: 蜂窩織炎，壊死性筋膜炎，レンサ球菌性毒素性ショック症候群（TSS），ブドウ球菌性熱傷様皮膚症候群（SSSS），ガス壊疽，関節炎，骨髄炎，椎体・椎間板炎，腸腰筋膿瘍

補足

　感染臓器がなんであるかは，多くの場合，病歴と身体診察で明らかとなる．呼吸困難，湿性咳嗽，肺雑音があれば肺炎を疑い，胸部X線撮影を行って浸潤影があることを証明し診断する．そして，感染臓器がわかれば治療方法もおのずと決まる．よって，感染症では感染臓器がなんであるかを徹底的に追求する努力が重要となる．

敗血症による代表的な臓器障害（▶図5）

次に敗血症による代表的な臓器障害を示す．

①中枢神経系
　急性脳障害（敗血症性脳症，せん妄）
②呼吸器系
　急性呼吸促迫症候群（ARDS）
③循環器系
　急性循環障害（ショック），心筋拡張障害
④腎・泌尿器系
　急性腎傷害（AKI），電解質異常
⑤消化器系
　急性肝不全，腸炎
⑥血液・凝固系
　播種性血管内凝固障害（DIC：disseminated intravascular coagulation），骨髄抑制（好中球減少症，汎血球減少症）
⑦内分泌・代謝系
　血糖異常（高血糖・低血糖），相対的副腎不全，低体温

図5 敗血症による代表的な臓器障害

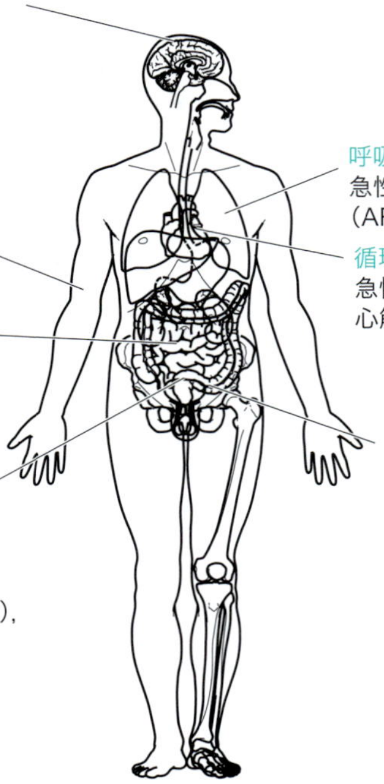

中枢神経系
急性脳障害（敗血症性脳症，せん妄）

血液・凝固系
播種性血管内凝固障害（DIC），骨髄抑制（好中球減少症，汎血球減少症）

消化器系
急性肝不全，腸炎

内分泌・代謝系
血糖異常（高血糖・低血糖），相対的副腎不全，低体温

呼吸器系
急性呼吸促迫症候群（ARDS）

循環器系
急性循環障害（ショック），心筋拡張障害

腎・泌尿器系
急性腎傷害（AKI），電解質異常

補足

重症患者は多数の臓器不全を合併することが多い。よって，集中治療医は回診のたびに，システムごとに丁寧な評価を行い，診療方針を決定している。

● 文献

1) 青木　眞：レジデントのための感染症診療マニュアル　第3版，医学書院，2015．
2) Paul L. Marino, 稲田英一 監訳：ICUブック 第4版，メディカルサイエンスインターナショナル，2015．
3) 日本集中治療医学会・日本救急医学会 合同作成：「日本版敗血症診療ガイドライン2016」．The Japanese Clinical Practice Guidelines for Management of Sepsis and Septic Shock 2016.
4) Rhodes, Andrew, et al.: Surviving Sepsis Campaign: International guidelines for management of sepsis and septic shock: 2016. Intensive Care Medicine, 1-74, 2017.
5) 一般社団法人日本集中治療医学会，一般社団法人日本呼吸療法医学会，一般社団法人日本呼吸器学会3学会・2委員会合同：ARDS診療ガイドライン2016．
（Available from: http://www.jsicm.org/ARDSGL/ARDSGL2016.pdf）

まとめのチェック

- ☐☐ ① 敗血症とはなにか述べよ。
  ▶▶ ① 感染に対する調節不能な生体反応により生命を脅かす臓器障害を呈した状態のことをいう。

- ☐☐ ② quick SOFA基準に含まれる3項目を述べよ。
  ▶▶ ② 意識変容，呼吸数，収縮期血圧。

- ☐☐ ③ 敗血症性ショックはどの分類となるのか述べよ。
  ▶▶ ③ おもに血液分布異常性ショックに分類される。

- ☐☐ ④ ARDSの誘因となる因子はどのようなものがあるか述べよ。
  ▶▶ ④ 肺に直接ダメージを与えるものと，そうでないものに分けられる。前者の代表は肺炎であり，後者の代表は敗血症である。

chapter 2
集中治療領域の基礎知識と基本業務指針

01 感染予防対策

川岸利臣

はじめに

集中治療の対象となる患者では感染症が比較的よくみられる。一方で，集中治療の対象となる患者は抵抗力が弱く，院内感染[*1]を発症することもある。院内感染では医療従事者が感染源となる微生物を伝播していることがあり，感染予防対策を行うことは自分を感染から守ることのみならず目の前の患者を守ることにつながる。近年は，薬が効かない耐性化した微生物が増えたことや高齢化の進行などで抵抗力が低下した患者が増加していることなどにより容易に院内感染が発生し，ときにアウトブレイク[*2]としてマスメディアを騒がせる事態となっている。ひとたびアウトブレイクとしてマスメディアに名前がでれば，当の医療機関の経済的および社会的損失は計り知れない。このような社会情勢のなか，適切な感染予防対策を実践することが医療従事者として重要である。

感染予防対策として世界的に広く知られているガイドラインとして，米国のCenters for Disease Control and Prevention（CDC[*3]）が作成した2007 Guideline for Isolation Precautions（Preventing Transmission of Infectious Agents in Healthcare Settings[2]）がある。ここではすべての患者に対して行われる標準予防策と，これに加えて感染経路を考慮した感染経路別予防策が示されている。

標準予防策

標準予防策とは，**患者の感染症の有無（感染症が未検査である場合も含まれる）にかかわらず，すべての患者に対して行う感染予防策**である。とくに血液，体液，汗を除く分泌物，排泄物，傷のある皮膚，粘膜は常に感染性があるものとして対応する。標準予防策のうち実際の臨床現場で必要性が高く重要な項目は手指衛生と個人防護具の使用である。とくに手指衛生が重要である。

手指衛生のタイミングとして，血液，体液，分泌物，排泄物，汚染物に触れたあと，手袋を外した直後，患者のケアとケアの間が勧告されている。必ずしも明らかな感染源との接触がなくても手指衛生が必要となることに注意してほしい。通常，手指衛生には石鹸と流水による手洗いと速乾式消毒剤（アルコールなど）を使用するが，目に見える汚染がなければ速乾式消毒剤のみでもよい。ただし，市中の下痢症の原因として多いノロウイルス[*4]（*Norovirus*）や，院内の下痢症の原因として多いクロストリジウム・ディフィシル[*5]（*Clostridium difficile*）は速乾式消毒剤に対して耐性があるため，必ず**石鹸と流水での手洗いが必要である**。

多くの病院で手指衛生（とくに手洗い）の徹底を啓蒙するポスターを目にするが，それが意味することは手指衛生が感染予防に重要であることを示しているだけでなく，残念ながら実際の現場での手指衛生の遵守率がきわめて低いことを意味している。

用語アラカルト

*1 院内感染
病院内で感染・発症した感染症をさすが，現在では在宅ケアなども包括した医療関連感染という用語が用いられている。

*2 アウトブレイク
一般に感染症の集団発生を示す。厚生労働省の通達[1]では多剤耐性菌1例目の報告から4週間以内に計3例以上の発病症例が特定された場合を基準としている。しかし，決して多剤耐性菌だけがアウトブレイクするわけではない。

*3 CDC
「疾病管理予防センター」や「疾病対策センター」などと訳される米国の感染症専門機関。感染予防に関する多数のガイドラインを作成・公表している。

*4 ノロウイルス
米国のノーウォーク（Norwalk）で集団発生したことに由来している。市中における胃腸炎のもっとも多い原因と考えられている。

*5 クロストリジウム・ディフィシル
この菌は酸素があると増殖できない（偏性嫌気性菌）。そのため菌名は，培養が難しい（difficult）ことに由来している。酸素に触れると増殖できないことから芽胞という外環境に強い形態へ変化することができ，この芽胞という形態がアルコールを含む消毒薬に耐性を示すため石鹸と流水での手洗いが必要である。

個人防護具としては，手袋，ガウン，マスク・ゴーグル・フェイスシールドがある（▶図1）。手袋は血液，体液，分泌物，排泄物，汚染物に触れる場合や粘膜や傷のある皮膚に触れる場合に使用する。ガウンは，衣類・露出した皮膚が血液・血性体液，分泌物，排泄物に接触することが予想される処置および患者ケアの際に装着する。上記の液性体液などが飛散する可能性がある場合にはマスク・ゴーグル・フェイスシールドを使用する。

図1 標準予防策の例

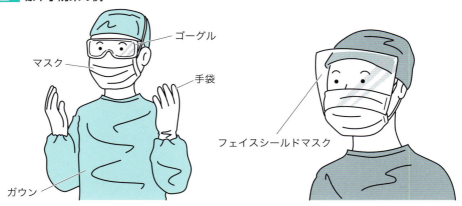

感染経路別予防策

標準予防策に加え，確定もしくは疑われている感染微生物に合わせて感染経路別予防策を追加する。

接触感染予防

接触により伝播する感染経路である（▶図2）。人から人への伝播もあるが，感染予防上問題となるのは医療器具などの物から人への伝播である。ここでの医療器具にはME機器も含まれる。標準予防策の徹底が重要であるが，医療器具の消毒や個室管理などの物理的遮蔽も感染予防に有効である。MRSA[*6]

用語アラカルト
[*6] MRSA
メチシリン耐性黄色ブドウ球菌の略称である。黄色ブドウ球菌自体は皮膚に広く常在する菌である。MRSAは黄色ブドウ球菌が多数の薬剤に耐性を獲得したものである。皮膚に常在することから周囲へ伝播しやすい。

図2 接触感染の例

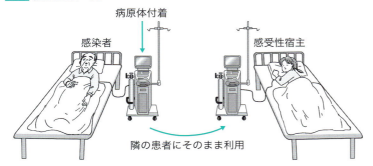

a 間接接触感染（ME機器を介して感染）

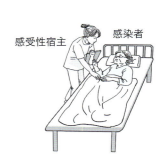

b 直接接触感染（感染者に直接人が触れる）

（見目恭一 編：臨床工学技士 イエロー・ノート 臨床編，p.404，メジカルビュー社，2013．）

用語アラカルト

*7 緑膿菌
水回りなどの環境に広く存在する菌である。健康な人には発症しにくいが，抵抗力の低下した人に感染症を発症させることがある。

(methicillin-resistant *Staphylococcus aureus*)，クロストリジウム・ディフィシル，緑膿菌*7(*Pseudomonas aeruginosa*)など臨床上問題となる院内感染の原因微生物の多くは接触感染により伝播する。

| 飛沫感染予防 |

咳やくしゃみにより飛散する直径5μm以上の飛沫に含まれる微生物により伝播する(▶図3)。飛沫は重いため飛距離に限界(1〜2m程度)がある。そのため，患者の2m以内に近づく場合は標準予防策に加え，マスクを着用する必要がある。インフルエンザや百日咳などが飛沫感染により伝播する。

図3 飛沫感染の例

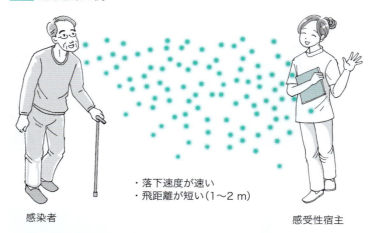

・落下速度が速い
・飛距離が短い(1〜2m)

感染者　　感受性宿主

(見目恭一 編：臨床工学技士 イエロー・ノート 臨床編, p.404, メジカルビュー社, 2013.)

| 空気感染予防 |

飛沫が乾燥して生じる直径5μm未満の飛沫核に含まれる微生物により伝播する(▶図4)。飛沫核は軽いため長距離を移動する。そのため，感染予防のためには患者の陰圧管理が必要となる。また，**空気感染予防はサージカルマスクでは不十分であり，N95マスクが必要**である。N95マスクは適切に装着しなけ

図4 空気感染の例

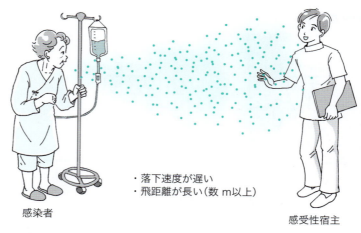

・落下速度が遅い
・飛距離が長い(数m以上)

感染者　　感受性宿主

(見目恭一 編：臨床工学技士 イエロー・ノート 臨床編, p.403, メジカルビュー社, 2013.)

れば意味がないため，フィッティングを正しく行う必要がある（▶図5）。

空気感染をきたす微生物は**結核**[*8]（*Mycobacterium tuberculosis*），**麻疹**[*9]，**水痘・帯状疱疹ウイルス**[*10]があげられる。空気感染をきたす感染症は少ないものの感染力が強いためにたびたび集団発生が認められる。

図5 N95マスクのフィッティング

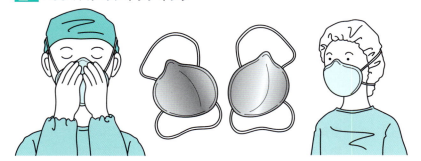

両手でマスクを覆い，息を吸ったり吐いたりして空気の漏れがないことを確認する。

ワクチン接種

　一部の感染症は，程度の差はあれワクチンによって予防することができる。医療従事者は感染微生物との接触が多いことから積極的なワクチン接種が勧められる。日本において若年者の麻疹流行の経験から，多くの教育機関・医療機関で入学時・入職時に抗体検査やワクチン接種が行われているようであり，読者の皆さんも抗体検査やワクチン接種をされたのではないだろうか。

　ワクチンの大事な側面として「集団免疫」がある。集団免疫とは，周囲がワクチン接種を受けることでワクチン接種を受けることができない新生児や免疫不全の患者を感染症から守る，という概念である。小児病院ではときに水痘の流行が起き病棟が閉鎖されることもあるという。小児病院に入院する免疫不全患者は水痘ワクチン（**生ワクチン**[*11]）を接種することができない。医療従事者がワクチンを接種することは自分の身を守るだけでなく，このような免疫不全患者を守ることにもつながるのである。

　医療関係者が受けるべきワクチンに関しては，日本環境感染学会が医療関係者のためのワクチンガイドライン[3]を公表しており，参考となる。

用語アラカルト

＊8　結核
古くは労咳とよばれた疾患。症状が軽微である間に周囲に感染を伝播させることがある。いったん発症すると治療が少なくとも6カ月以上の長期間にわたる。また，治療薬の副作用が比較的多く治療上の問題になることがある。

＊9　麻疹
非常に強い感染力をもつ。また，特異的な治療法は確立していない。予防接種により予防できることが多いが，予防接種を受けていない場合や抗体が低下している場合に感染・発症する。

＊10　水痘・帯状疱疹ウイルス
水痘，帯状疱疹は同一のウイルスによって生じる。水痘患者の場合は空気感染予防が必要である。帯状疱疹の場合は一般にウイルス飛散量が少なく，空気感染予防は不要とされている。しかし，免疫抑制状態や広く複数の場所に帯状疱疹が出現する播種性帯状疱疹の場合は，ウイルスの飛散量が多く空気感染予防が必要である。

用語アラカルト

＊11　生ワクチン
毒性を弱めた微生物を使用する。微生物そのものを使用するため免疫不全患者には使用することができない。

● 文献
1) 厚生労働省医政局指導課長：「医療機関における院内感染対策について」医政発0617 第2号，平成23年6月17日．（http://www.hospital.or.jp/pdf/15_20110617_02.pdf）
2) 2007 Guideline for Isolation Precautions: Preventing Transmission of Infectious Agents in Healthcare Settings.（https://www.cdc.gov/hicpac/2007IP/2007isolationPrecautions.html）
3) 一般社団法人　日本環境感染学会：医療関係者のためのワクチンガイドライン　第2版．（http://www.kankyokansen.org/modules/publication/index.php?content_id=17）

まとめのチェック

- [ ] ① **標準予防策**について述べよ。
  - ▶▶ ① 感染症の有無にかかわらずすべての患者に対して行う感染予防策。手指衛生を行うことと感染性物質に触れる可能性があれば個人防護具を装着する。

- [ ] ② **手指衛生のタイミング**について述べよ。
  - ▶▶ ② 血液，体液，分泌物，排泄物，汚染物に触れたあと・手袋を外した直後・患者のケアとケアの間。感染性物質との接触がなくても実施しなくてはならない。

- [ ] ③ **空気感染を起こす微生物と空気感染予防**について述べよ。
  - ▶▶ ③ 空気感染をきたす微生物は，結核，麻疹，水痘・帯状疱疹ウイルスである。空気感染対策として，患者の陰圧管理を行い，医療従事者はN95マスクを使用する。

- [ ] ④ **集団免疫**について述べよ。
  - ▶▶ ④ 周囲がワクチン接種を受けることで，ワクチン接種を受けることができない新生児や免疫不全の患者を感染症から守るという概念。

02 電源と接地

加納　隆

はじめに

　ICU（intensive care unit：集中治療室）では多数の医療機器が日々使用され，患者の命を支えている。その多くは電気を使用する医用電気機器〔ME（medical engineering）機器〕である。したがって，これらME機器の電力供給を行う電気設備は，非常に重要な存在である。しかし，ICUスタッフにとっては，日常業務のなかであまり意識することがないだけに，より安全性・信頼性の高い病院電気設備の導入とその電気設備との付き合い方を知ることが必要である。

　ICUをはじめとして**医用室**（病室，手術室，各種検査室，診察室など）における電気設備は，一般的なビルや住宅とは異なり医療行為の特殊性を考慮した設備が求められている。この医用室における電気設備のあり方について規定したものが**JIS T 1022**「**病院電気設備の安全基準**」である。

　JIS T 1022は，ME機器などの使用上の安全の確保のために，病院，診療所などに設ける電気設備のうち，**医用接地方式**，**非接地配線方式**，**非常電源**および医用室の電源回路に対する安全基準を規定するものである。病院内の各室でどの程度の設備が必要であるかについての詳細は割愛するが，ICU〔CCU（cardiac care unit：冠疾患治療室），NICU（neonatal intensive care unit：新生児集中治療室）などを含む〕には，**保護接地**，**等電位接地**，非接地配線方式，非常電源（一般／特別＋瞬時特別）のすべてを設けなければならない。

補足

● **JIS T 1022「病院電気設備の安全基準」**

　JIS T 1022 は，1982年の制定後，医療現場を取り巻く環境の変化を受けて適時見直され，近々に2017年版が発行される予定である。JIS T 1022では，これまでの医用室におけるトラブルなどの経験を踏まえた適切な対策手段が規定されており，また医療処置内容の重要度などに応じて，これらの対策手段を選択できるようなかたちでとりまとめられている。しかし，JIS T 1022 の適用にあたっては，法的強制力がないため，その施設の諸々の現状を考慮しながら任意に採用されているのが実状である。たとえば，ある病院を建設するに当たって，医療従事者と設備設計者などの間で協議しながら，その施設に適した電気設備の構築がなされることが望ましいが，経済的な理由などにより，必ずしもJIS T 1022 に100％適合しているとは限らず，部分的に採用されているケースのほうが多いのが実状である。先の東日本大震災後の計画停電実施をきっかけに，電気設備の不備を痛感した病院施設も少なくなかったのではないかと思う。この苦い経験をもとに，改めて「備えあれば憂いなし」を肝に銘じるべきであろう。また，ICU施設の建設計画段階で，病院電気設備の充実を進言することは臨床工学技士の重要な役割である。

ミクロショックの危険性とその対策としての接地（アース）

接地（アース）線の断線や接続不良による医療機器使用上の問題点として，まずあげられるのが電撃（感電）事故の可能性である。とくに，ICUでは診療の目的で，心臓内にカテーテルなどを挿入することがあるが，そのカテーテルなどをとおして，機器の接地不良による漏れ電流が心臓を直撃する可能性がある。この医療特有の感電をミクロショックとよぶが，通常の皮膚をとおしての感電であるマクロショックの心室細動誘発電流100 mAのわずか1/1,000の0.1 mAでミクロショックの心室細動は発生する。また，この0.1 mAはヒトが皮膚をとおして感じる最小感知電流1 mAの1/10なので，仮にわれわれの身体を経由して流れてもマクロショックとして感じることはない。したがって，ミクロショックが発生しても，そのことに気がつかないこともおおいにあり得る。ミクロショックの事例報告は国内では見当たらないが，これは発生していなかったというよりも，発生していたかもしれないが，気づかなかったと考えるべきであろう。

図1 感電事故のメカニズム

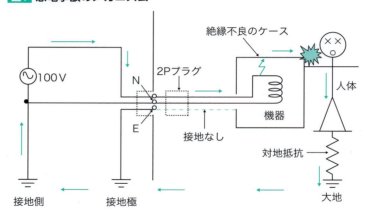

a　電撃（感電）のしくみ

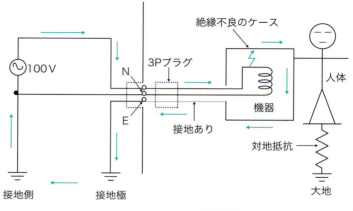

b　接地による電撃（感電）の防止

補足

●感電事故のメカニズム

感電事故は，電源コンセントが片側接地配線方式であり，100 Vの片側（ニュートラル側）が接地されていることと，通常，人体は多かれ少なかれ大地との間に抵抗（対地抵抗）をもって接続されていることが，感電の回路を構成することになる。▶図1aは，電源コンセントに非接地状態で機器が接続され，その漏れ電流により，機器に触れたヒトが感電しているところである。▶図1bのように3Pプラグで保護接地（アース）されていれば，絶縁不良による漏れ電流は安全に大地に回収され，ヒトには流れない。そこで，病院では感電事故を防止するため，すべての医用室の電源コンセントを3Pコンセントにすることになっている。医用電気機器の安全基準JIS T 0601-1でも，ME機器の大半を占めるクラスIのME機器には保護接地設備（3Pコンセント）が必須条件と規定されている。

地絡は，片側接地配線方式（ニュートラル側が接地されている通常の配線）において，機器・設備の絶縁不良などが起こると，その漏れ電流がアース（接地）に流れることである。停電，火災，感電などの原因になり得る。これに対して，重要な医療機器を使用する場所では非接地配線方式，片側配線方式の場所でも漏電遮断器・漏電警報器が設置されるはずであるが，古い施設では十分に設備・機能していない場合が少なくない。

また，機器をアース（接地）することで漏れ電流は安全に回収されるが，人体がアースされている状態で外部電圧（100 V）が人体に加わると，アースが漏れ電流の流れ道をつくってしまうことになる。そこで，心電図電極などの患者装着部の回路をアースしない**フローティング（F）形**にすることで，外部から100 Vが患者に加わった場合でも流れ道をつくらず，より安全性が高まる。JIS T 0601-1でも**BF形**（マクロショック対策：患者漏れ電流100μA以下）・**CF形**（ミクロショック対策：患者漏れ電流10μA以下）が推奨されている（▶図2a，b）。とくにICUのようなミクロショックの可能性がある場所で使用される**患者装着部**のあるME機器は，CF形を使用しなくてはならない。

図2 ME機器装着部の形式による分類

形別分類	患者漏れ電流（正常状態）		外部からの流入	適用範囲
B形	100μA	マクロショック対策	保護なし	体表にのみ適用する
BF形	100μA		フローティング	体表にのみ適用する
CF形	10μA	ミクロショック対策	フローティング	直接心臓に適用できる

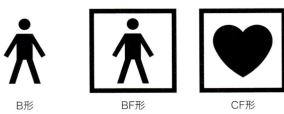

a　装着部の形式を示す図記号

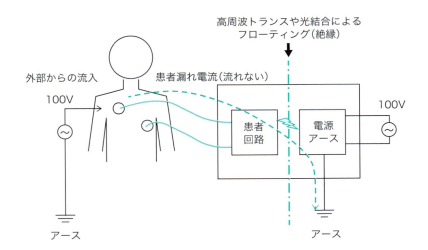

b　フローティングされたME機器の安全性

等電位接地

等電位接地（EPR：equipotential patient reference）システムというのは，患者の周囲2.5 m以内，床上高さ2.3 m以内の「**患者環境**」にある機器および金属性器具・設備を，EPRポイント（通常は医用接地センター）に，0.1 Ω以内の電線で結んで，すべての金属体表面間に電位差が生じないように等電位にするシステムのことである。JIS T 0601-1では，この電位差を**10 mV以内**と規定しているが，これは，人体抵抗を1 kΩとして，10 mV÷1 kΩ＝10 μAで，ミクロショックの患者漏れ電流の許容値になるからである（▶図3）。ミクロショックの発生する可能性のあるICUなどでは等電位接地システムを設備する必要がある。

図3 等電位接地はなぜミクロショック対策になるのか？

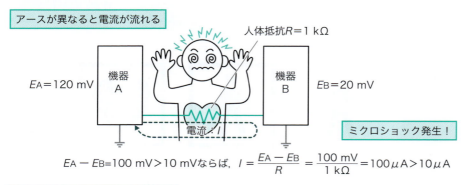

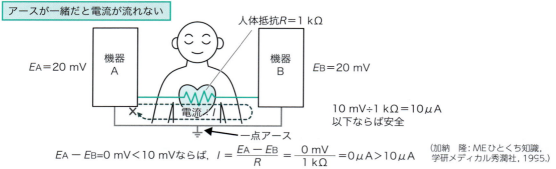

（加納　隆：MEひとくち知識，学研メディカル秀潤社，1995.）

通常は3Pコンセントに3PプラグのME機器を接続して使用するので，自動的に保護接地ならびに等電位接地が実現できているが，ICUベッドが電動ベッドでない金属製ベッドの場合は意識的にベッドアース（ベッドの金属部分と壁面接地端子の間を接地線で結ぶ）をしないと等電位が実現できていないことになる。2Pプラグの家電製品を患者環境内で使用する場合も同様である。

非常電源

地震や火災などによる電力供給のトラブルで病院全体に電力が供給されなくなったときに病院内の電力供給を確保するのが非常電源である。JIS T 1022では，**立ち上がり時間**と**連続運転時間**により，次の3種類に分けて定められている。

①一般非常電源

商用電源が停止したときに，**40秒以内**に**自家用発電設備**（重油，軽油，ガスなどが燃料）の電圧が確立し，自動的に負荷回路に切り換わり接続され，また，商用電源が復旧したときには自動的に復帰するものである。したがって，数十秒程度は停電する。**連続運転時間**は**10時間以上**である必要がある（つまり，それだけの燃料の備蓄が必要である）。一般非常電源が設けられた医用コンセントの外郭表面の色は**赤**とする。

②特別非常電源

一般非常電源と異なる点は電圧確立時間が**10秒以内**であることである。したがって，数秒程度は停電する。また，医用コンセントの外郭表面の色は同じく赤であるが，一般ではなく特別非常電源である旨を表示する。

③交流無停電電源（UPS）

交流無停電電源（UPS：uninterruptible power system）は，**蓄電池設備**と自家用発電設備とを組み合わせたもので，商用電源が停止したときに，無停電で自動的に蓄電池設備が負荷回路に切り換って接続され，次いで電圧が確立した自家用発電設備に自動的に切り換わり接続され，また，商用電源が復旧したときには自動的に復帰するものである。蓄電池設備は**10分間**継続して負荷に電力を供給できるものとする。今までのJISでは「瞬時特別非常電源」が定義されていたが，2017年発行の新JISではこの定義はなくなり，「**無停電非常電源**」と新しく定義される予定である。また，医用コンセントの外郭表面の色も**緑**に統一される。

ICUの非常電源としては，一般もしくは特別非常電源の赤コンセントとUPSの緑コンセントが設備されているはずであるが，バッテリーを内蔵しているME機器（輸液ポンプなど）の場合は赤コンセントに，バッテリーを内蔵していない重要機器は緑コンセントに接続するなどの判断が必要である（▶図4）。

図4 非常電源コンセント

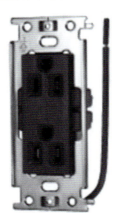

a　一般非常電源
　　特別非常電源
　　瞬時特別非常電源

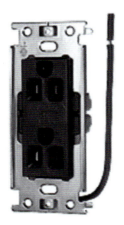

b　交流無停電電源（UPS）

＊JISには「非常電源のコンセントの外郭表面の色は赤，ただし，交流無停電電源（UPS）は緑でもよい」とある。

（明工社HPより引用）
（許可を得て掲載）

電流監視装置(過電流警報器)

　負荷に流れる電流を常時表示し,定格電流以上になる(使いすぎる)と表示および音響によって警報するものである(▶図5)。JIS T 1022では,「メインのブレーカが動作する状態になったとき,これを警報する電流監視装置を設ける。各分岐回路のブレーカが動作する状態になったとき,これを警報する電流監視装置を設ける」と規定されている。通常,電気を使いすぎると配線を加熱事故から保護するためブレーカが作動し電気を止めるが,停電により停止することでより重大な問題を引き起こすME機器が多数ある。そのため,このような機器が使われるコンセントには電流監視装置を設け,警報がでたらブレーカが切れる前に速やかに対処することが必要である。ICUには必須の装置である。

図5 電流監視装置(過電流警報器)

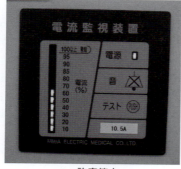
a　許容値内

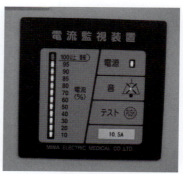
b　過電流でアラーム発生

非接地配線方式(アイソレーション電源)

　通常の電源コンセントは,3Pコンセントのアース穴とは別に,100 Vを出力する2極の穴のうちの片側もアースになっている片側接地配線方式である。非接地配線方式(アイソレーション電源)は途中に絶縁トランスを入れることで,電源出力をアースから浮かす(絶縁する)ものである。したがって,絶縁の悪い機器を使用した場合,通常の電源ならば大量の電流がアースに流れて地絡状態になってしまうケースでも,実際にはアースから浮いているために地絡電流はほとんど流れず,これによる停電の心配もない(▶図6a,b)。

図6 地絡の発生と対策

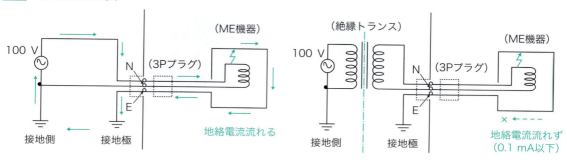

a　片側接地配線方式における地絡の発生　　b　非接地配線方式(フローティング電源)による地絡対策

また，JIS T 1022ではアイソレーション電源自身の漏れ電流を0.1 mA以下と規定しているので，絶縁不良による電撃（マクロショック）事故防止にもなる。アイソレーション電源には，アイソレーションモニタ（絶縁監視装置）が必ず付属しており，絶縁の悪い（絶縁抵抗50 kΩ以下）機器を使用したとき（潜在的な漏れ電流2 mA以上）にはアラームがでる（▶図7）。また，同一電源回路に多数の機器を接続すると，個々の機器の潜在的な接地漏れ電流（正常範囲）の合計が2 mAをこえてしまうことがあり，アラームが発生する。基本的にこのアラームが発生しても0.1 mA以上の電流は絶対に流れないので，慌てることはなく，術後に使用機器の点検を行えばよい。

　また，ICUの病床ごとに非接地配線方式の電源を設けることが理想的であるが，経済的な問題も無視できないので，比較的重症度の低い患者用の病床では2病床に対して1つの非接地配線方式の電源を設ける場合も少なくない。

図7 絶縁監視装置

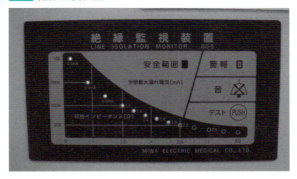

＊絶縁監視装置の漏れ電流表示が2 mA以上でアラームが発生する。

配線用器具

　医用コンセントや医用プラグなどの配線用器具は，**JIS T 1021**（医用差込接続器）で規定された**ホスピタルグレード**の高品質なものを使用すべきである（▶図8）。その外観は非ホスピタルグレードと変わりがないが，ホスピタルグレードであることを示すマークが表示されている。なお，抜け止め型のコンセントもあるが，これはすべて非ホスピタルグレードであることに注意する必要がある。

図8 ホスピタルグレード（高品質）のコンセント

| ホスピタルグレード | 非ホスピタルグレード |

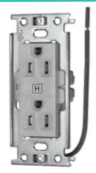
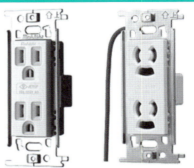

a　●または H のマークがある　　b　マークなし　　c　抜け止め型

（明工社HPより引用）（許可を得て掲載）

電源と接地

補足

●ホスピタルグレード

　病院のコンセントやプラグなどの配線用器具として，経費節減のため，ホスピタルグレードではない一般環境用の信頼性の低いものが使用されることがあるが，そのことが原因の火災事故の報告もある．信頼性の高いホスピタルグレードの配線用器具を使用すべきである．また，ICUなどでOA用（一般用）の3Pテーブルタップ（延長コードタップ）を使用していることがあるが，使用されている部材はあくまで一般環境用であり，過酷な医療環境で使用するには，強度などの信頼性の問題がある．JIS T 1021（医用差込接続器）に則った病院用のテーブルタップが市販されているので，このような信頼性の高いものを使用したほうがより安全である．また，▶図9の製品例のような横差しタイプの場合は，薬液や血液の落下があっても，コンセント部分での短絡（ショート）事故を未然に防ぐことができ，より安全性が高い．

図9 薬液による絶縁不良事故対策をしたテーブルタップ

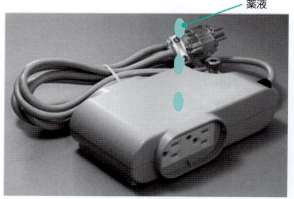

a　接地端子付きのタイプ

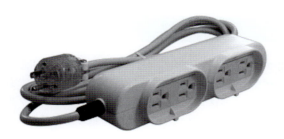

b　接地端子なしのタイプ

（明工社HPより引用）
（許可を得て掲載）

●文献
1）病院電気設備の安全基準 JIS T 1022.
2）医用差込接続器 JIS T 1021.

まとめのチェック

□□ ①　ICUに設備しなくてはならない病院電気設備はなにか述べよ。

▶▶ ① 保護接地，等電位接地，非接地配線方式，一般もしくは特別非常電源，瞬時特別非常電源（2017年発行のJIS T 1022では「無停電非常電源」に変更予定），電流監視装置（安全のためには必須である）。

□□ ②　ICUで使用されるME機器はCF形装着部のものが多いが，その理由はなにか述べよ。

▶▶ ② ICUでは心臓内にカテーテルを挿入して診断・治療を行うことがあり，その場合ME機器の漏れ電流がカテーテルを通して心臓に流れ込むと，ミクロショックによる心室細動を誘発する可能性がある。したがって，ミクロショックが発生する可能性がある100 μAの1/10（安全係数）の10 μA以下に患者漏れ電流の許容値が規定されているCF形装着部のME機器が多い。

□□ ③　ICUでは非接地配線方式を設けなくてはならないと規定されているが，絶縁監視装置のアラームが発生したときの対処はどうすればよいか述べよ。

▶▶ ③ 絶縁の悪い機器（絶縁抵抗50 kΩ以下で潜在的な漏れ電流2 mA以上の機器）が使用されているようなときにアラームが発生するが，基本的にこのアラームが発生しても0.1 mA以上の電流は絶対に流れないので，慌てることはなく，治療後にすべての使用機器の点検を行えばよい。また，同一電源回路に多数の機器を接続することにより，個々の機器の潜在的な接地漏れ電流（正常範囲）の合計が2 mAを超えてもアラームが発生するが，この場合も治療後にすべての使用機器の点検を行えばよい。

電源と接地

03 電波干渉

加納　隆

はじめに

　携帯電話をはじめとする電波利用機器は，今や私たちの日常生活に欠かすことができないものになっている。病院も例外ではなく，医用テレメータのような電波を用いる医用電気機器（ME機器），電子カルテ用の無線LAN，ならびに院内通信用のPHSなどは，かなり以前より使用されている電波利用機器であるが，さらに最近は携帯電話（スマートフォンを含む）やRFID（radio frequency identification）なども，ICUを含めて病院内各所で医療業務用に使用されるようになってきている。しかし，電波の管理をおろそかにすると，ME機器への影響や混信などの電波干渉のトラブルが生じ，場合によっては事故などにつながる可能性がある。

　そこで，総務省では厚生労働省との連携のもと，平成27（2015）年9月に電波環境協議会（EMCC：Electromagnetic Compatibility Conference Japan）に産学官の専門家チームである「医療機関における電波利用推進部会」を設置し，7回の会合を開催し，関係者ヒアリング，実地調査，アンケート調査により，①電波環境の改善方策，②電波環境の管理体制の充実方策，③高度医療ICTシステム導入推進方策について，とくに病院内で利用が進んでいる医用テレメータ，無線LAN，携帯電話について課題の抽出，解決策の検討などが行われた。その成果として，平成28年4月に「医療機関において安心・安全に電波を利用するための手引き」[1]が公表された。この手引きならびに医療機関における電波利用推進部会平成27年度活動報告書[2]は，現在，電波環境協議会（EMCC）のホームページで閲覧できる。

病院内で使用される電波利用機器

　病院内で使用される電波利用機器のなかで，ME機器への影響が懸念される携帯電話の使用については，総務省の指示のもとEMCCにおいて，平成26年1月に「医療機関における携帯電話等の使用に関する作業部会」が設置され，平成26年8月に「医療機関における携帯電話等の使用に関する指針」[3]が策定された。これにより，病院の利用者である患者・家族と医療スタッフ双方の携帯電話やスマートフォンの利用拡大が進むものと思われる。

　また，病院における電波を利用した，携帯電話以外の電波利用機器の普及も急速に進んでいる。総務省が厚生労働省の協力により平成29年に全国の病院に対して実施したアンケート調査[4]では，病院における電波利用機器の導入率は，無線LANが77.0 %，携帯電話が46.5 %，医用テレメータが75.1 %となっている。平成26年に実施したアンケート調査[3]では，無線LANが61.6 %，携帯電話は16.6 %であったことから，病院における電波利用はますます拡大しつつあると考えられる。

　また，病院における電波利用機器の利用者は，医療スタッフに限らない。入

院患者や外来患者にとっても携帯電話や無線LANなどは，家族や友人への連絡や情報収集を行うための重要な手段である。そのため，病院では自身が管理する電波利用機器以外にも，患者などが持ち込んだ携帯電話，モバイルルータ，携帯ゲーム機なども存在している。ICUでは一般病棟ほどではないが，患者や家族などにとっても，携帯電話などの電波利用機器の使用に対してのニーズがある。このような状況から，今後，ICUを含む病院内における電波の利用はさらに広まっていくものと考えられる。

　一方で，病院内における電波利用の急速な普及に対し，電波管理が追いつかず，電波利用に伴うトラブルなどが生じるケースが顕在化している。また，電波管理に関するトラブルが生じていても，病院としてそのトラブルなどが発生していることを把握できていない事態が生じていることも懸念される。トラブルの内容としては，無線通信システム（無線LANなど）に関するものがもっとも多く，ついで，携帯電話を含む携帯型の通信端末や医用テレメータに関するものが続く（▶図1）。

図1 病院内で発生している電波管理に関するトラブル

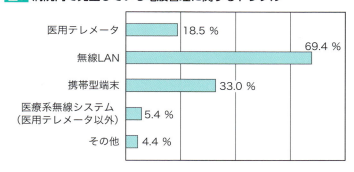

〔総務省調査（2015年12月）より改変引用〕

　このように，病院内における電波管理が適正になされていない場合には，ME機器などに関するトラブルが生じ，電波利用機器を導入する際の弊害となるだけでなく，医療事故につながる可能性もある。このため，病院内での適切な電波利用の確保に向けた取組みが期待されるところである。

医用テレメータ

　医用テレメータは，ナースステーションと病室が離れている一般病棟でおもに使用されるが，ICUでもベッドサイドモニタとセントラルモニタ間の無線通信などに使用する場合がある。

　医用テレメータについては，平成29年実施のアンケートに回答した75.1％の医療機関が導入しているが，無線チャンネル管理の実施状況は導入している機関のうち58.6％にとどまっている（次ページ▶図2）。小電力医用テレメータの運用規定ならびに運用の手引き〔医用電子機器標準化委員会作成，平成元（1989）年12月制定，平成14（2002）年12月改正〕[5]において，「**無線チャンネル管理者**：病院内で使用されるテレメータシステムについて，その無線チャンネル管理，ゾーン配置，受信アンテナシステム敷設，設置環境調査，電波障害調査と対策などを統括し，電波環境の安全性，信頼性を確保する立場の人です。医用テレメータを使用する病院は，必ず置いて頂くことが必要です。無線チャネル管理

者の資質としては，工学知識をもつ臨床工学技士が最適任です」と明記されているにもかかわらず，十分に周知・徹底されていないことがわかる。

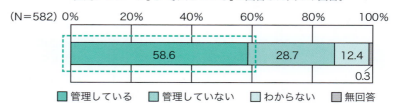

図2 医用テレメータの無線チャンネル管理実施状況（2017年アンケート）

> **補足**

●医用テレメータシステムの構成と特徴

　医用テレメータは，見通しがきくなどよい条件のときに最大で約30 mの距離まで安定して電波が届く。したがって，通常のICUなどの見通しのよい室内では付属のホイップアンテナだけで十分に受信できるが，個室病室など壁で仕切られていたり，ナースステーションから離れていたりして，電波が十分に届かない場合は，天井裏に**受信アンテナシステム**を敷設し，患者に装着する送信機もしくはベッドサイドモニタ型送信機からの生体信号をこの受信アンテナシステムでキャッチし，ナースステーションの**セントラルモニタ**（受信機モニタ）で観察しなくてはならない。現在，アンテナシステムとしては，空中線方式と漏洩同軸ケーブル方式の2種類がある。

　また，医用テレメータは無線局の免許を必要としない「特定小電力無線局」として，**420〜440 MHz帯**（430 MHz帯を除く）が専用周波数帯として割り当てられ，**480 チャンネル**（ch）が設けられている。医用テレメータの周波数帯（バンド3の3,000番台のチャンネル）は，**テレコンテレメータ**として，ほかに無線式ナースコールや介護病棟の離床センサ，さらにはクレーンのリモコンなどにも使われているので，十分な注意を払わないと思わぬ混信トラブルを招く。

　医用テレメータでは，先のアンケート結果でも示したように，電波に関連する次のようなトラブルがある。なお，導入以降に機器の一時的な移設利用，建物の増築・改修，設備の改修時などに，このようなトラブルが発生することもあるので，注意が必要である。

①電池切れ，物理的に場所が遠い，電波の遮へい（トイレなどの金属扉などや病棟の食事配膳台車）などによって電波が届かない場所が発生。
②不適切な無線チャンネル設定による混信などや，信号増幅装置（アンプ）が正しく設定されていないことによる自己ノイズの増加。
③他機器など〔**例**〕LED照明器具，院内の地上デジタル放送や衛星放送の配信ケーブル，離床センサ，院内無線LANのAP（アクセスポイント：基地局ともいう），民生用テレメータテレコン，院内ナースコール廊下灯〕からの電磁ノイズによる干渉（▶図3）。

図3 医用テレメータへ干渉を与えるおそれのある機器の例

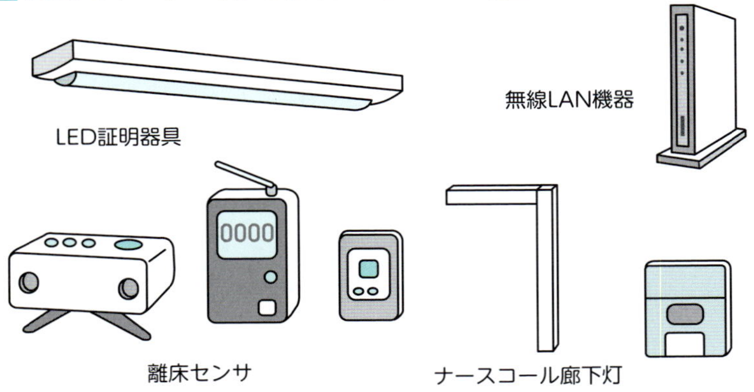

LED証明器具　　無線LAN機器

離床センサ　　ナースコール廊下灯

【注】近年，病院内で用いる照明を蛍光灯からLED照明器具へ移行する際，医用テレメータのアンテナシステムに電波障害が生じるケースがあることが報告されている（なお，「医療対応低ノイズタイプ」のLED照明器具であっても医用テレメータへ影響を与える場合がある）。病院では，より低ノイズタイプのLED照明器具を使用すると同時に，アンテナシステムとLED照明器具が近接しないように配置する必要がある。

④近隣する複数病院間で同一チャンネルが使用される場合，混信などが発生。
【注】病院間が1 km程度離れていても，非常に見とおしがよい場合は受信することがあるという報告もあるので，近隣の病院間での連携した無線チャンネル管理も必要かと思われる。

無線LAN

無線LAN（Wi-Fi）は，アンケートに回答した77.0 %の病院に導入されるなど，病院内の情報システムにおける基幹的な通信手段の1つとなっている。電子カルテの閲覧などに用いる医療系のシステムから，患者などへのインターネットサービスの提供など，幅広い用途に用いられている。

無線LANには，周波数帯域や通信速度などの違いから「11n（イレブンエヌ）」「11a（イレブンエー）」「11b（イレブンビー）」「11g（イレブンジー）」「11ac（イレブンエーシー）」の5つの規格が利用されていて，親機〔**アクセスポイント**：AP（エーピー）ともいう〕と子機（パソコン，タブレット，スマートフォンなど）の双方が対応している規格を利用する。病院では**2.4 GHz帯**，**5 GHz帯**のいずれの規格も導入が進んでいるが，とくに2.4 GHz帯は，産業科学医療用（**ISM**：industry science medical）の1つとして扱われていて，同じ周波数帯を電子レンジ，家庭用コードレス電話，アマチュア無線などさまざまな機器と共用している。また，2.4 GHz帯の無線LANは普及が進んでいることから，電波干渉が多い周波数帯となっている。

実際に無線LAN APを設置するにあたっては，まず，電波の強さは遠方になるほど弱くなるので，病院のような広い場所では，複数台の無線LAN APでカバーすることが一般的である。複数台を同時に近隣で使う場合には，相互の電波干渉を避けるため，それぞれが使う無線チャンネルを同時に利用可能な2.4 GHz

図4 利用可能な2.4 GHz帯ならびに5 GHz帯のチャンネル

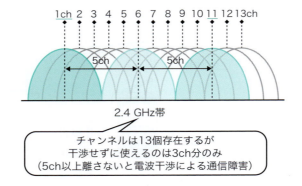
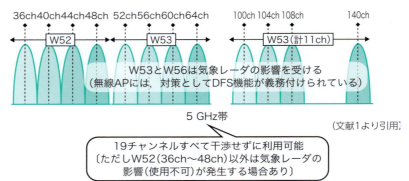

(文献1より引用)

補足
●無線LANの電波環境の測定方法（簡易な方法）

無線LANの電波状況は，専用の測定機器などでなくてもスマートフォンのアプリケーション（Wi-Fiアナライザなど）を利用することで状況がおおむね把握できる。無線LANの導入を検討する際などに簡易に行うことは，検討を行ううえで基礎的な情報となる。また，無線LAN導入後に，速度低下などの通信障害が発生していると思われるときには，障害除去のために持込無線LAN機器や外部などから侵入してくる無線LANの電波環境調査を行うことで原因の特定と対策が可能となる。無線LANの電波状況を簡易に知る方法，ならびに詳細な測定方法については「手引き」[1]を参照していただきたい。

帯の3チャンネル，5 GHz帯の19チャンネルから組み合わせて使うことになる（▶図4）。

なお，5 GHz帯に関しては，無線チャンネル設計の混乱を防ぐため，気象レーダの影響を受けないW52の4チャンネルを使うことが一般的である。

通常は1台の無線LAN APでカバーすることができるのは最大で数十m程度で，2.4 GHz帯の電波のほうが5 GHz帯の電波より遠くまで届く。実際の病院では，廊下のように見とおしがよい場所では遠くまで電波が届くが，病室内へは電波が届きにくいことなどを考慮して，無線チャンネル設計を行うことが必要である。その際，隣接するAPだけでなく，上下階のAPとの電波干渉についても考慮する必要がある。

また，吹き抜けが建物内にある場合には，上下階の電波が強力なまま到達して電波干渉を起こすことや，干渉を避けるために電波を弱めると電波が届かない場所がでることなどがある。さらに，自ら設置する無線LAN APについて，緻密に無線チャンネル設計を行った場合でも，近隣施設などの外部に設置されたものや，患者などが持ち込むさまざまな端末，あるいは施設内の電子レンジなどの機器からも影響を受ける可能性があり，またその状況は時々刻々と変化するので，注意が必要である。

無線LANの電波は，多数の機器が同じ無線チャンネルを使用すると通信速度の低下などが発生して本来の性能を発揮できなくなる。そこで，無線LANの管理者は，次のように病院内で使用している無線チャンネルを把握し，重複などがないように設定を維持管理する。

①納入時に無線LANネットワーク事業者などから提供された無線LAN APの位置と，それぞれの無線チャンネルなどの情報が記載された管理表を保管する。

②メンテナンス時，機種変更時などに無線チャンネル設定が変更された場合，管理表を更新する。
③管理表は，無線LANの管理者が最新の情報を常に把握できるよう，適切に保管・管理する。

　無線LANでは，電波に関連する次のようなトラブルなどがある。とくに無線LANは広く普及していることや，同一周波数帯を他機器と共有していることからも，トラブルなどの事例が多く報告されている。

①医療での利用や，一般患者からのインターネット接続利用に関するニーズが高まるとともに，通信トラフィック（通信量）も急激に増大。通信インフラの新設や増設は，コスト，工期，技術面の問題などから，即時には対応が困難である。
②2.4 GHz帯は利用可能な無線チャンネルが少なく，また，同じ周波数を用いている電子レンジ，高周波治療器，Bluetooth（ブルートゥース），その他の電波利用機器が近くで用いられている場合に，電波干渉による通信速度の低下などの通信障害が発生する。
③無線LAN利用の検査装置，医療機器，患者などが持ち込む端末や無線通信機能付携帯ゲーム機，無線通信機能付IPカメラなどや管理外の無線LAN APによる電波干渉が起こす通信障害が発生する。
【注】医師が管理者に無断で手術室や執務室などに無線LAN APを設置し，管理されている無線LAN APへ電波干渉を与えている事例が報告されている。また，入院患者が持ち込む携帯電話を用いた無線LAN APからの電波が，病院情報システムに用いられる無線LANの通信へ干渉し，病院情報システムの端末装置で通信異常が発生する事例なども報告されている。
④不適切な無線チャンネル設定や無線LAN AP設置による通信速度の低下。部門ごとに独自調達するケースもあり，管理できていないケースもある。
⑤端末が適切に設定されていないため，無線LAN APをまたいで端末が移動する際に，無線LAN APを切り替えて利用するローミングが適切に行われない場合や，頻繁にローミングが発生する場合に通信速度の低下が発生する。
⑥5 GHz帯は利用可能な無線チャンネルも多く，干渉源は少ない。ただし，5 GHz帯の無線LANの仕様として，国や自治体などが運用する気象レーダの電波を検知した際に使用する無線チャンネルの変更や通信の一時停止（トラブルではない）が発生する。
⑦携帯電話事業者などやコンビニエンスストアなどの小売店舗，バス・バス停，自動販売機などに設置される無線LAN APをはじめとする外部環境からの電波干渉が生じる。
　ほかにも，医療機関が住居やオフィスなどと隣接し，そこに無線LAN APが設置されている場合には，それらからも干渉を受けることがある。
⑧無線LANのセキュリティ設定が不適切な場合には，情報漏洩のおそれがある。

携帯電話（スマートフォン）

　今や，スマートフォンは誰もがもっている「最大の文明の利器」と言っても過言ではない。それほど，スマートフォンは多くの人が肌身離さず，日常的に使用している。病気や怪我で入院したからといって，病院内で必要以上に使用制限されるのは患者のQOL（quality of life：生活の質）を著しく低下させることに

もなる．そのことは医療スタッフも十分にわかるので，なんとか患者に対する使用制限を緩和させたいと思っている．また，医療スタッフ自身もスマートフォンを業務に活用したいと思っている．しかし，スマートフォンは従来の携帯電話（通称，「ガラ携」）とほぼ同じ電波を使用しているので，携帯電話によるME機器への影響の問題を無視することはできない．この問題に関しては，平成26（2014）年8月に公表された「医療機関における携帯電話等の使用に関する指針」[4]（以下，指針）にその詳細が書かれているので参照していただきたい．ここではそのポイントを示す．

> **補足**
> ● 「医療機関における携帯電話などの使用に関する指針」のポイント
> ・実機による実験結果では，最大干渉距離は18 cmであった（最大出力状態）．
> ・推奨される離隔距離は，規格（JIS T 0601-1-2）が担保している約**1 m**であるが，独自の調査や電波状況の改善により，1 m以下（制限なしも含む）に設定できる．
> ・屋内アンテナを配置することにより，電波状況が改善され，携帯電話の電波出力は桁違いに小さくすることができ，ME機器への影響の心配はなくなる．
> ・病院の一般利用者（患者，家族，その他の外来者）と医療スタッフのルールを区別した．
> ・ICUでは，一般利用者に対する使用制限はあるが，医療スタッフについての使用制限はない．
> ・EMC管理のために「**EMC管理者**」（臨床工学技士，医療機器安全管理責任者，臨床ME専門認定士などが候補）の設置が望まれる．

携帯電話は，基地局から発射される電波を受信し，基地局に向けて電波を発信することで通信をする．携帯電話同士が直接通信するのではなく，基地局と携帯電話ネットワークを介して通信する．そのため，携帯電話を利用するためには，基地局を設置する必要がある．1つの基地局がサービスを提供できる範囲は，狭いもので半径数十m，広いもので半径数km程度である．

> **補足**
> ● 携帯電話で使用される電波
> 　携帯電話は現在，**第3世代**（W-CDMA，CDMA2000）やLTE（long term evolution）などとよばれる方式を用いて，音声通話サービスや，メール・インターネットなどのデータ通信サービスが提供されている．現在，これら携帯電話サービスでは，700 MHz帯，800 MHz帯，900 MHz帯，1.5 GHz帯，1.7 GHz帯，2 GHz帯の周波数が利用されている．また，近年の携帯電話サービスは複数の方式や周波数を組み合わせてサービスを提供することが一般的である．なお，第2世代の携帯電話は，携帯電話端末の最大送信電力が800 mWで，現在運用されている携帯電話と比較しても大きな送信電力であったが，平成24年7月をもって，すべての第2世代携帯電話サービスは終了し，以降の携帯電話の最大送信電力は250 mWへと下がった．これに伴い，携帯電話が発する電波が医用機器などへ与える影響は小さくなってきている．

> **補足**
> ● 携帯電話の電波環境の確認方法（簡易な方法）
> 　携帯電話の電波は，携帯電話端末（スマートフォンを含む）に届く基地局からの電波（受信電波）と，携帯電話端末から発射される電波（送信電波）に分けられる．病院内では携帯電話端末から発射される送信電波がME機器に影響を与える可能性があるので，この状況を知ることが大切である．この送信電波は基地局からの受信電波が良好であれば，これにほぼ対応して低出力になり，逆に不良であれば高出力になる．したがって，「手引き」[1]でも紹介されているように，携帯電話の電波受信状況を示すアンテナ本数を観察すれば，携帯電話端末から出力されている送信電波の強さを知る目安となる．また，最近のスマートフォンでは，電波強度を数値で確認することのできるフィールドテストモードが機能として備わっているので，これを利用することでより定量的な受信電波強度測定が可能である．

携帯電話が広く普及したこと，電波に対する医用電気機器の性能が向上したこと，第2世代携帯電話サービス（現在提供されている第3世代携帯電話サービスに比べて送信電力が大きい）が終了したこと，さらに平成26年8月に「医療機関における携帯電話等の使用に関する指針」がだされたことなどから，携帯電話の利用を拡大する病院が増加している。

　しかしながら，マナーの問題やME機器への電波の影響が危惧されることから，利用に踏み切れない病院も一定数存在している。また，病院では，建物の構造的な特性（金属が壁・天井・床・扉などで多く用いられているなど）による電波遮へいの影響により，屋外基地局からの電波が届きにくい場所が存在する。手術室などでは，とくに金属が多用されていることからその傾向が顕著である。このように，電波が届きにくく受信状況が悪い場合には，携帯電話端末からの送信電力が高くなる傾向がある。したがって，屋内基地局を設置して，病院内の携帯電話端末の送信電波を制御すれば，より安心・安全な電波環境を構築できることになるが，このような通信インフラの整備は一般にコストが高くなることが多く，病院における導入時の課題となっている（▶図5）。

図5 屋内基地局設置による病院内電波環境整備

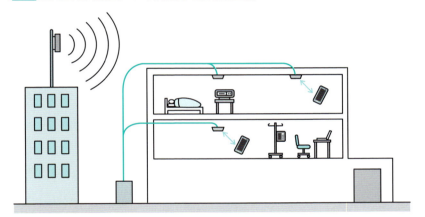

病院において電波を管理する体制などの整備

　病院内において，電波を管理する体制などを整備することは，これから増え続ける電波利用に対応するためにも欠かすことができない。しかしながら，限られた人員や予算などの制約のもとで新たに専門家を確保することも困難である。そこで，各病院の実情を踏まえて，必要に応じて次ページのような取組みを実施し，体制などの整備を図ることが推奨される。その際，医療機器に関する十分な経験および知識を有する医療機器の安全使用のための責任者（医療機器安全管理責任者）などとの連携のもとに，電波管理責任者や電波利用安全管理委員会(仮称)を設置するなど，医療機器の安全管理体制と電波管理の体制が整合するように運用することが望ましいと考えられる。

> **補足**
>
> ●医療機関の各部門における電波管理担当者の確保
>
> 　電波を利用する機器を所管する部門において，十分な権限と情報をもち，電波を管理する責任をもつ担当者を確保する。これら担当者が，管理する機器などに関する最新の利用状況，あるいは関連する情報などについて収集し，適切に電波利用機器を利用するための環境整備に取り組むこととなる。

> **補足**
>
> ●電波管理責任者と電波利用安全管理委員会（仮称）の設置
>
> 　各病院では，電波管理の窓口としての役割を担う電波管理責任者，ならびに各部門の電波管理担当者で構成される電波利用安全管理委員会（仮称）を設置し，電波利用に関わる情報を共有することが有効であると考えられる。これは，電波利用機器は相互に影響する可能性があることから，各部門などでもつ情報を共有することで，個別部門では想定しえないトラブルなどを未然に防ぐ効果が期待される。また，ME機器や電波利用機器の調達が，より円滑かつ適切なものとなる効果も期待される。

● 文 献

1) 電波環境協議会：「医療機関において安心・安全に電波を利用するための手引き」, 2016.
2) 電波環境協議会：平成27年度医療機関における電波利用推進部会活動報告, 2016.
3) 電波環境協議会：医療機関における携帯電話等の使用に関する報告書, 2014.
4) 医療機関における電波利用推進部会第2次報告書, 2017.
5) 医用電子機器標準化委員会：小電力医用テレメータの運用規定ならびに運用の手引き, 2002.

まとめのチェック

☐☐	1	電波環境協議会より，平成28年（2016年）4月に「医療機関において安心・安全に電波を利用するための手引き」が公表されたが，そのなかでとくに重要とされる電波利用機器はなにか，3つ述べよ。	▶▶ 1	医用テレメータ，無線LAN，携帯電話。
☐☐	2	医用テレメータの使用周波数帯，総チャネル数，テレコンテレメータにも使用されているバンドを述べよ。	▶▶ 2	使用周波数帯→医用テレメータは「特定小電力無線局」として，420～440 MHz帯（430 MHz帯を除く）が専用周波数帯として割り当てられている。 総チャンネル数→480チャンネル（ch）が設けられているが，ゾーンのルールを守ると399チャンネルが最大使用チャンネル数となる。 テレコンテレメータとして，ほかに無線式ナースコールや介護病棟の離床センサ，さらにはクレーンのリモコンなどにも使われているので，十分な注意を払わないと思わぬ混信トラブルを招く。
☐☐	3	電波環境協議会により，平成26年（2014年）8月に「医療機関における携帯電話等の使用に関する指針」策定されたが，このなかでME機器から携帯電話を離す距離，つまり推奨離隔距離は1 mとされた。その根拠となる理由を述べよ。	▶▶ 3	JIS T 0601-1-2における推奨分離距離，つまり規格が安全性を担保している離隔距離が，第3世代携帯電話の最大出力250 mWの場合には，約1 mである。

電波干渉

04 ガス配管とガスボンベ

加納 隆

はじめに

ICUに設置されている医療ガス配管は，①**酸素**，②**治療用空気**，③**吸引**の3種類である．手術室の場合は，さらに亜酸化窒素（笑気），二酸化炭素，駆動用空気，窒素などが配管されている．ICUに配管されている**配管端末器（アウトレット）**はコネクタ部分に誤接続防止のためのフールプルーフ機構が設けられ，これにはガス別にコネクタピンの数や配置角度が異なる**ピン方式**とコネクタの口径が異なる**シュレーダ方式**がある．また，医療ガスは配管端末から供給されるだけでなく，必要に応じてガスボンベで供給される．ICUでは，酸素ガスボンベのほかに，IABP用のヘリウムガスボンベ，新生児高血圧症治療用の一酸化窒素（NO）ボンベなどが使用される．ICUスタッフは，これらのガス配管ならびにガスボンベに関する基本的な知識，各医療ガスの特徴を十分理解したうえで，ICUで使用される人工呼吸器などの医療ガス関連の医療機器を操作および保守点検をしなくてはならない．

ICUで使用されるおもな医療ガス

①酸素

酸素は支燃性ガスで，燃焼するには必須のガスである．医療では酸素療法や人工呼吸療法などに使用され，適切に供給されないと重大事故につながる．通常はアウトレットから供給されるが，移動時などボンベから供給される場合もある．ボンベの初期充填圧は **15 MPa**（150 kgf/cm^2）で，ガス残量は圧力ゲージで知ることになる．

②治療用空気

治療用の空気は酸素と混合して，酸素療法や人工呼吸療法などに使用される．自然の空気を**コンプレッサ**で圧縮・清浄化しアウトレットから供給する場合と，**CE（cold evaporator）システム**による液化酸素と液化窒素を気化して混合した**合成空気**（酸素：22 %，窒素：78 %）をアウトレットから供給する場合がある．

③ヘリウム

大動脈バルーンポンピング（IABP：intra-aortic balloon pumping）装置の駆動用ガスとして使用される．分子量が水素の次に小さく，バルーンカテーテル内をスムーズに移動できるので，不整脈や頻脈に対する追従性に優れる．ガスボンベで供給されるが，IABPガス回路は基本的に閉鎖回路なので，ガス消費量は酸素ボンベなどと比べると少ない．

④一酸化窒素

一酸化窒素（NO）は，血管拡張作用をもつガスであり，新生児の肺高血圧

伴う低酸素性呼吸不全ならびに心臓手術の周術期における肺高血圧の改善に用いられる。ガスボンベで供給される。

ガス配管の種類

　医療スタッフが酸素療法や人工呼吸療法を行うときに使用する酸素ガスや治療用空気を取り出すのは，壁面などに配置されている医療ガスのアウトレットである。ICUに配管されているアウトレットはガス別にコネクタピンの数や配置角度が異なるピン方式（▶図1）とコネクタの口径が異なるシュレーダ方式（▶図2）がある。

図1 ピン方式アウトレットバルブのピン穴設置方向

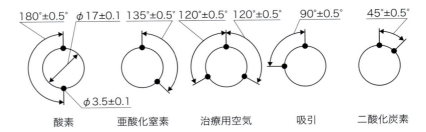

（元田忠麿：医療ガス配管設備とは，Clinical Engineering, 25(9): 882-889, 学研メディカル秀潤社, 2014.）

図2 シュレーダ方式アウトレットバルブのリング状溝の径（単位：mm）

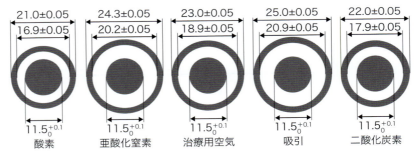

（元田忠麿：医療ガス配管設備とは，Clinical Engineering, 25(9): 882-889, 学研メディカル秀潤社, 2014.）

　また，それぞれの医療ガスのアウトレットの色ならびに圧力・最大流量を▶表1に示す。「はじめに」でも述べたが，このなかでICUに設備されるのは，酸素，治療用空気，吸引の3つである（▶図3）。病院全体のガス配管を▶図4に示すが，それを構成するおもなシステムと装置を補足（66ページ）に示す。

表1 医療ガス配管の色と圧力

ガス	配管の色	配管の圧力(kPa)	最大流量(NL/分)
酸素	緑	400±40	≧60
亜酸化窒素	青	400±40	≧40
治療用空気	黄	400±40	≧60
吸引	黒	40〜70(陰圧)	≧40
二酸化炭素	橙	400±40	≧40
駆動用空気	褐色	900±135	≧350
駆動用窒素	灰色	900±135	≧350

＊酸素は亜酸化窒素，治療用空気，二酸化炭素よりも30 kPa高い。

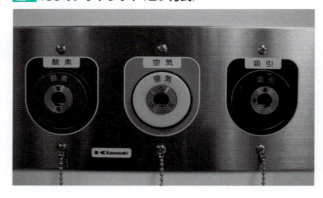

図3 ICUのアウトレット（ピン方式）

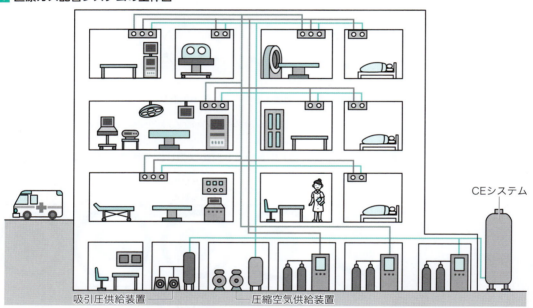

図4 医療ガス配管システムの全体図

（ME技術講習会テキスト編集委員会 編：MEの基礎知識と安全管理 改訂第6版, 南江堂, 2014.改変引用）

補足

●定置式超低温液化ガス供給システム（CEシステム）

　酸素や窒素の液化したものを貯蔵するタンクと，それを気化させる送気用蒸発器，圧力調整器および制御装置より構成される（▶図5）。それぞれのガス単独で医療ガス配管をとおって院内各所のアウトレットから供給するだけでなく，酸素22 %，窒素78 %に混合して合成空気としてアウトレットから供給する。

図5 定置式超低温液化ガス供給システム

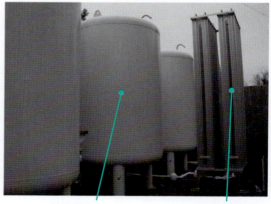

液体酸素や液体窒素の貯槽（タンク）　送気用蒸発器

補足

●マニフォールドシステム

　酸素，窒素，亜酸化窒素，二酸化炭素などの主要なガスは，マニフォールドシステムとよばれる高圧ガスボンベ集合装置から医療ガス配管をとおって院内各所のアウトレットから供給される。この装置は，ガスの供給が中断しないように複数のボンベを左右のバンクに分けて設置し，片方のバンクの内圧が一定の圧力以下になると中央に設けた切り替え装置が自動（もしくは手動）でもう片方のバンクに切り替えてガスを連続的に供給するものである（▶図6）。酸素と窒素はCEシステムが設置されている場合，こちらが優先して使用される。

図6　マニフォールドシステム

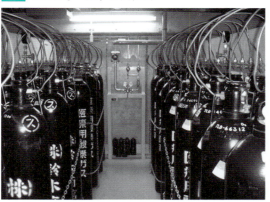

●圧縮空気供給装置

　自然の空気をエアコンプレッサで圧縮・清浄化して，医療ガス配管をとおって院内各所のアウトレットから供給する（▶図7）。

図7　圧縮空気供給装置

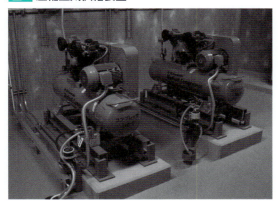

●吸引圧供給装置

　吸引ポンプにより陰圧を発生させる装置で，水封式と油回転式がある。吸引ポンプのほか，リザーバタンク，制御盤などから構成される（▶図8）。医療ガス配管をとおって院内各所のアウトレットに吸引圧を供給する。装置の故障時を考え，2基以上の設置が義務づけられている。ポンプの排気は配管で屋外に排出される。

図8　吸引圧供給装置

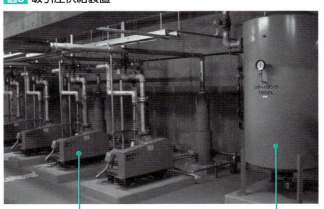

複数の吸引ポンプ　　　　リザーバタンク

補足

● 遮断弁（シャットオフバルブ）

工事や火災などの災害時に，医療ガス配管を手動で遮断する弁が院内に設置されている。これには，主遮断弁，送気遮断弁，区域遮断弁があるが，ICUでは区域遮断弁が目につくところにある（▶図9）。

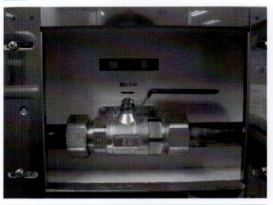

図9 遮断弁（シャットオフバルブ）

● 遠隔警報器と医療ガスモニタ（▶図10）

医療ガスが正常な状態で使用されているかを監視することは極めて重要である。病院の中央監視室では専任の施設担当者による遠隔監視装置ならびに遠隔警報器を用いた監視が行われている。一方，ICUのような医療現場では医療ガスモニタにより各エリア内での医療ガス監視を行っている。

図10 遠隔警報器と医療ガスモニタの例

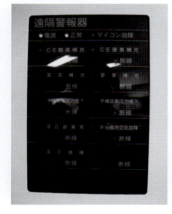 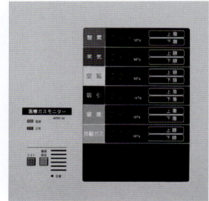

（セントラルユニHPより引用）（許可を得て掲載）

ガスボンベ

酸素や二酸化炭素のボンベは医療だけで使用されるわけではない。鉄筋の溶接や切断には黒色の酸素ボンベが使用されるし，ビールサーバには緑色の二酸化炭素ボンベが使用される。つまり，これらのボンベは医療以外に多くの用途があり，どの場所においてもボンベの塗色も同じである。これは高圧ガス保安法で規定されているからである。一方で医療ガス配管のアウトレットの塗色が酸素は緑色で二酸化炭素は橙色であり，このことが酸素ボンベと二酸化炭素ボンベの取り違え事故につながる要因になりうるが，現状ではボンベの塗色の変更はなさそうである。各医療ガスボンベの塗色は，酸素（黒）と二酸化炭素（緑）以外のおもな医療ガス（亜酸化窒素，治療用空気，窒素，ヘリウム，一酸化窒素）ボンベは「ねずみ色」である（亜酸化窒素に関してはボンベ上部に青色の塗色がしてある）。

また，ガスボンベの種類を▶表2に示すが，ガス時の最高充填圧力は15 MPa（150 kgf/cm^2）で，使用時は必ず圧力調整器を使用し，点検間隔は一般的なボンベが5年，在宅で使用されるような複合容器では3年となっている。

表2 ガスボンベの種類

容量		寸法		
内容量(L)	ガス容量(L)	外形(mm)	長さ(mm)	重量(kgf)
3.5	500	102	75	6
10	1,500	140	850	15
40	6,000	232	1,200	50
47	7,000	232	1,380	57

図11 ボンベの刻印の意味

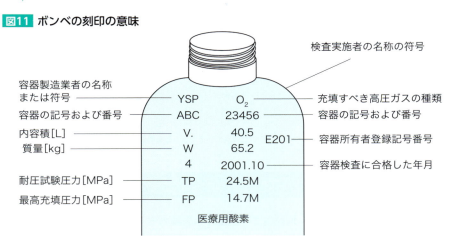

(鈴木正晴:高圧ガス保安法を知る, Clinical Engineering, 25(9): 882-889, 学研メディカル秀潤社, 2014.)

なお，ボンベには各種の刻印が施されているが，その意味をよく理解しておく必要がある（▶図11）。これらの情報などからボンベ内のガス残量を次のように求めることができる。

①気体で充填されている場合

> ガス残量(L) = 容器内容積(L) × 圧力ゲージ圧(MPa) × 10.2

②液体で充填されている場合

> ガス残量(L) =（容器内の液体の重量(g)／気体の分子量(g/mol)）× 22.4(L/mol)
>
> なお，容器内の液体の重量はボンベ全体の重量－ボンベ重量（容器質量）で求められる。

事故事例

医療ガスの事故は致命的になるケースが多く，これを取り扱う者は十分に注意を払って使用するとともに，その異常を早期に気づくことが求められる。過去の重大な事故の経験から，事故発生を未然に防ぐ工夫が進められてきているが，必ずしも十分でないことに留意する必要がある。医療ガス設備に関連した

トラブルの発生状況を ▶表3に示すが，日頃の点検と医療スタッフの教育が重要であることがわかる。

表3 医療ガス設備に関連したトラブルの発生状況

発生異常項目	発生率(%)	発生異常項目	発生率(%)	発生異常項目	発生率(%)
医療ガス供給源		送気配管		臨床現場（消費現場）	
供給ガスの異常消耗	4.1	ホースアセンブリの破損	0.7	プラグピンの異常	18.5
警報装置の異常	5.4	配管の閉塞（吸引を含む）	0.6	補助ボンベの使用	2.1
ボンベ室での切替ミス	2.4	自然腐蝕	3.9	供給酸素圧の低下または上昇	3.7
供給ガス圧の異常	19.8	シャットオフバルブの誤操作	1.4	供給酸素濃度の低下または上昇	1
安全弁の異常作動	1	工事などによる破損	2.4	急激なガス途絶	6.7
酸素元栓の誤作動	1.8	供給量の不足	1.8	ホースアセンブリの閉塞	2.8
業者の供給ミス	0.6	誤配管	3.2	引火爆発	0.5
引火爆発	0.6	地震災害	0.1	ホースアセンブリの誤接続	0.3
その他の異常（ガス漏れなど）	15.9	その他	1.7	ボンベの誤操作	12.8
				空気の水分トラブル	8.7
				その他（ガス漏れ）	28.4

（ME技術講習会テキスト編集委員会 編：MEの基礎知識と安全管理　改訂第6版，南江堂，2014．）

医療ガス安全管理委員会

　病院内での医療ガス設備の安全を図り，患者の安全を確保することを目的に，医師または歯科医師，薬剤師，看護師，臨床工学技士，事務職員を構成メンバーとして，▶表4のような内容の業務を行う委員会である。委員長は病院長またはその命を受けたものが担う。厚生労働省健康政策局通知「医療の用に供するガス設備の保守管理について」によって，各医療施設に対してその設置が義務づけられている。

表4 医療ガス安全管理委員会の業務

- 監督責任者，実施責任者の選任
- 名簿の設置
- 委員会の開催 → 年1回定期的もしくは必要に応じて開催
- 保守点検業務を行わせる
- 記録を2年間保存
- 工事を行う際の通知と実施後の検査
- 医療ガス安全の啓蒙活動

● 文献
1) 元田忠麿：医療ガス配管設備とは，Clinical Engineering, 25（9）：882-889, 学研メディカル秀潤社, 2014.
2) ME技術講習会テキスト編集委員会 編：MEの基礎知識と安全管理　改訂第6版, 南江堂, 2014.
3) 鈴木正晴：高圧ガス保安法を知る，Clinical Engineering, 25（9）：882-889, 学研メディカル秀潤社, 2014.

まとめのチェック

☐☐ 1	配管端末器に設けられている安全機構の目的ならびに種類について述べよ。	▶▶ 1 配管端末器のコネクタ部分には誤接続防止の目的のフールプルーフ機構が設けられている。これにはガス別にコネクタピンの数や配置角度が異なるピン方式とコネクタの口径が異なるシュレーダ方式がある。
☐☐ 2	ICUで使用される医療ガス配管の色と圧力について述べよ。	▶▶ 2 色：酸素（緑），治療用空気（黄），吸引（黒） 圧力：酸素（400±40 kPa），治療用空気（400±40 kPa），ただし酸素は治療用空気より30 kPa高い。吸引（−40〜−70 kPa）。
☐☐ 3	ICUで使用される医療ガスボンベの塗色とガス時の最高充填圧について述べよ。	▶▶ 3 酸素（黒）と二酸化炭素（緑）以外のおもな医療ガス（亜酸化窒素，治療用空気，窒素，ヘリウム，一酸化窒素）ボンベは「ねずみ色」である（亜酸化窒素に関してはボンベ上部に青色の塗色がしてある）。また，ガス時の最高充填圧力は15 MPaである。

05 集中治療基本業務指針

木村政義

業務指針とは

臨床工学技士の業務指針とは，**臨床工学技士が行うべき業務内容や業務を行う際の留意事項などを示したもの**である。臨床工学技士がその業務を適正に，かつ，医師その他の医療関係職種と連携して円滑に行うことができることを目的として，臨床工学技士の初めての国家試験が行われた昭和63年（1988）に「臨床工学技士業務指針」が厚生省健康政策局医事課長より発出された。

そして20年以上経過し，医療技術の進歩による医療機器の多様化・高度化が一層進み，臨床工学技士の専門性を活かした業務が円滑に実施できるよう業務指針の改定が求められるようになった。臨床工学技士制度が十分に成熟した現状においては，職能団体や関係学会の自主的な取組みによって，医療技術の高度化などに対応しながら適切な業務実施が確保されるべきという考え方により，業務指針の改定は公益社団法人日本臨床工学技士会および関連学会団体などから構成する臨床工学合同委員会において行われた。これが「臨床工学技士基本業務指針2010」[1]である。

なお，業務指針は，医療の発展や変容などに応じて，**必要があれば適宜見直されるべきもの**とされている。

集中治療領域での基本業務指針

集中治療領域での基本業務指針は▶表1のとおりである。集中治療室では，血液浄化装置・人工呼吸器・補助循環装置などさまざまな生命維持管理装置が使用される。これらの生命維持管理装置に共通した項目の記載となるため，業務の詳細は基本業務指針の「呼吸治療業務」や「血液浄化業務」など個別業務に関する事項や，臨床工学技士業務別業務指針[2]を参照する必要がある。

表1 集中治療領域での基本業務指針（臨床工学技士基本業務指針2010より）

A. 治療開始前
1. 使用する生命維持管理装置の保守点検及びその記録
2. 使用する生命維持管理装置（回路等を含む）等及び操作に必要な薬剤及び操作条件（監視条件を含む）の指示書等の確認
3. 使用する生命維持管理装置（回路等を含む）の準備
4. 使用する生命維持管理装置の組立及び回路の洗浄・充填
5. 使用する生命維持管理装置の操作に必要な薬剤・治療材料の準備
6. ○ 使用する生命維持管理装置の始業点検

B. 治療開始から終了まで
1. ○ 生命維持管理装置の操作条件及び監視条件の設定及び変更
2. 生命維持管理装置の機能維持及び治療効果の評価
3. ○ 留置カテーテルからの採血

C. 治療終了後
1. 生命維持管理装置の消毒及び洗浄等

D. 特記事項
1. 医師の決めた生命維持管理装置の操作条件及び薬剤の投与量等に従い、臨床工学技士はこれらの条件等の設定及び変更を行う。こうした指示については操作前に医師から受ける書面等による指示の他、操作中の指示についても、できる限り具体的に受けなければならない。
2. 治療開始前に、生命維持管理装置の操作に必要な薬剤・治療材料及び使用する機器等の操作条件（監視条件を含む）の指示を医師から受けている場合であっても、業務を遂行するに当たり機器等の操作に関して疑義のある点については治療に先立ち、改めて医師の最終確認を受けなければならない。
3. 身体に直接針を穿刺して行う血管からの採血及び血管内への輸血等を、臨床工学技士は行ってはならない。
4. 留置カテーテル採血は医師の具体的な指示を受けなければならない。（動脈ライン等を含む）
5. 集中治療領域で対象となる機器は、人工呼吸器、酸素療法機器、NOガス治療機器、血液浄化装置、補助循環装置（IABP、ECMO*1、PCPS、VAS等）、保育器、除細動器、各種監視装置等の業務で必要性に応じて使用する生命維持管理装置等である。
6. NICU、CCU、HCU、SCU、PICU、救命救急室での業務は集中治療領域での業務に準ずる。

○印：引き続く一連の業務の各段階で医師の指示で行える業務
◎印：医師の具体的指示を受けて行わなければならない法令上の特定の行為

用語アラカルト

*1 ECMO (extracorporeal membrane oxygenation：体外式膜型人工肺)

V-A ECMOは静脈から脱血し動脈に送血するため、呼吸補助に加えて循環補助を行うことができる。V-A ECMOとPCPS (percutaneous cardio pulmonary support：経皮的心肺補助)は同意語として用いられる。
V-V ECMOは静脈から脱血し静脈に送血するため、おもに呼吸補助に用いられる。

補足

●**生命維持管理装置**

ヒトの呼吸、循環または代謝の機能の一部を代替し、または補助することが目的とされている装置をいう。

補足

●**集中治療領域で使用される生命維持管理装置**
・人工呼吸器
・NOガス治療機器
・血液浄化装置
・補助循環装置（IABP、ECMO、PCPS、VASなど）
・保育器
・除細動器
・体外式ペースメーカ
・人工膵臓装置
・低体温装置
・自動心臓マッサージ装置

集中治療室での業務の実際

基本業務指針に基づいた臨床工学技士の業務について，持続的血液浄化装置を使用する場合（▶表2）とV-A ECMOを使用する場合（▶表3）を例として示す。

表2 集中治療室で急性腎不全患者に持続的血液浄化装置を使用する場合

シーン	臨床工学技士の業務
使用の決定から準備まで	
1. 装置の点検	使用する装置の使用前点検を実施する
2. 使用するフィルタと抗凝固薬の選択	医師の指示に基づき準備する
3. プライミング	フィルタと回路を装着しプライミングを行う
4. 患者へのバスキュラーアクセス挿入と接続	医師により挿入を行い，位置が適正かX線写真で医師が確認する 確認後，臨床工学技士はバスキュラーアクセスと回路の接続を行う CRRTの開始
開始から終了まで	
5. 装置の設定および抗凝固薬の注入量設定	医師の具体的指示に基づき血液流量・補液流量・ろ過流量・透析液流量・抗凝固薬注入量を設定する
6. 使用中の設定変更	医師の具体的指示により変更を実施する
7. 抗凝固薬・透析液の補充	随時，抗凝固薬と透析液を補充交換する
8. 血液浄化の終了操作・患者からのバスキュラーアクセス抜去	医師の終了指示により血液回収を実施する 患者からのバスキュラーアクセス抜去は医師により実施する

患者にとって，より安全であるもしくは治療効果が高いと思われる材料や薬剤の選択や装置の設定がある場合は，医師に申し立て相談を行う。

表3 救命救急室にて心肺停止患者にV-A ECMOを使用する場合

シーン	臨床工学技士の業務
1. 必要機器の準備と点検	患者搬入までに必要物品の準備と点検を実施しておく
患者搬入	
2. 患者をベッドに移乗・生体情報モニタの装着	ほかのスタッフと協力し実施する
3. 心肺蘇生処置および気管内挿管	心臓マッサージは通常医師や救命救急士で行われるが，人手が少ない場合は臨床工学技士も実施しなければならない
4. 人工呼吸器の装着	人工呼吸器を患者に接続し医師の具体的指示に基づき設定を行う
5. 除細動の施行	医師の具体的な指示に基づき放電エネルギーを設定する
使用の決定から準備まで	
6. 使用する人工肺とカニューレの選択	医師に指示に基づき準備を行う
7. プライミング	回路と人工肺を接続しプライミングを実施する
8. 患者へのカニューレ挿入と回路との接続	医師は患者にカニューレを挿入する 臨床工学技士は回路の接続部を医師に渡してカニューレと接続してもらう
開始から終了まで	
9. 回転数・酸素濃度・酸素流量の設定	医師の具体的指示に基づき設定する
10. 回路からの採血，動脈ラインからの採血 ACT[*2]・血液ガス測定	採血を行い，ACT・血液ガスの測定を実施，医師の具体的指示によりヘパリンの投与，酸素濃度・酸素流量の調整を行う
11. ECMOの終了操作	医師の終了指示により終了操作を行う 患者からのカニューレ抜去は医師が実施する

患者にとって，より安全であるもしくは治療効果が高いと思われる材料や薬剤の選択や装置の設定がある場合は，医師に申し立て相談を行う。

用語アラカルト

＊2 ACT（activated clotting time：活性化全血凝固時間）
セライト等の血液凝固活性剤と全血を混ぜ合わせて，血液が凝固するまでの時間を迅速に測定する。ヘパリン投与量の指標となる。

集中治療室で臨床工学技士が扱う医療機器

集中治療室では生命維持管理装置以外にも多くの医療機器が使用され，臨床工学技士はそれら**すべての医療機器の保守管理を行わなければならない**。とくに▶表4の医療機器は臨床工学技士が積極的に関与していくことが求められる機器である。

表4 集中治療室において 臨床工学技士が積極的に取り扱わなければならない医療機器（生命維持管理装置以外）

酸素療法機器
用手換気装置
排痰補助装置
ネブライザ
低圧持続吸引装置
急速輸液装置・輸液ポンプ・シリンジポンプ
各種監視装置（生体情報モニタ・循環動態モニタ等）
植込み式ペースメーカ・ICD（プログラマによる設定変更）

集中治療業務の拡大

基本業務指針に掲載されている呼吸治療業務・人工心肺業務・血液浄化業務・除細動器業務・ペースメーカ業務・保守点検関連業務が集中治療室で実施され

ている。しかし，集中治療における業務は業務指針に記載されている内容だけにはとどまらない。例えば呼吸治療業務では，排痰補助装置の操作やネブライザの取り付け，酸素療法器具の選択などを行っている。また，生命維持管理装置が装着された患者の院内や院外の搬送を行う機会も多い。

今後さらに多種多様な医療機器が開発され，それに伴い臨床工学技士の業務も拡大していくものと思われる。基本業務指針もその時代に合わせて随時改定されていくことになる。

安全な医療環境の提供

安全な医療環境の提供も臨床工学技士の職務である。集中治療においては，使用される医療機器の保守管理のみではなく，医療機器が使用される電気設備や医療ガスについても保守管理を実施もしくは専門業者による保守管理実施の監督を行う。また，災害時などのライフライン断絶に備えて，対策を講じておく必要がある。

医師・看護師に対する医療機器の安全な使用法を周知させるための研修実施も重要な職務である。

補足

●各集中治療室の名称
NICU (neonatal intensive care unit)：新生児特定集中治療室
CCU (coronary care unit)：冠疾患集中治療室
HCU (high care unit)：高度治療室／準集中治療室
SCU (stroke care unit)：脳卒中治療室
PICU (pediatric intensive care unit)：小児集中治療室

● 文 献
1）臨床工学合同委員会：臨床工学技士基本業務指針2010．(http://www.ja-ces.or.jp/01jacet/shiryou/pdf/kihongyoumushishin2010n.pdf.）
2）日本臨床工学技士会 業務別業務指針検討委員会：臨床工学技士業務別業務指針，2012．(http://www.ja-ces.or.jp/01jacet/gaiyou/pdf/gyoumubetsu_gyoumushishin.pdf.）
3）日本臨床工学技士会 集中治療業務検討委員会：ようこそ集中治療室へ～臨床工学技士・集中治療業務の魅力～，2016．(http://www.ja-ces.or.jp/ce/wp-content/uploads/2016/12/d07bfcf96bbfc03d15c79a4b6a9c279e.pdf.）
4）日本集中治療医学会 集中治療CE検討委員会：集中治療に携わる臨床工学技士の倫理綱領，2016．(http://www.jsicm.org/pdf/ce_koryo2016.pdf.）

まとめのチェック

□□ 1 業務指針とはなにか述べよ。
▶▶ 1 臨床工学技士が行うべき業務内容や業務を行う際の留意事項などを示したもの。

□□ 2 集中治療領域の基本業務指針において，医師の具体的指示が必要な業務を述べよ。
▶▶ 2 生命維持管理装置の操作条件及び監視条件の設定及び変更。
留置カテーテルからの採血。

chapter 3

集中治療の対象となる疾患の解剖・生理と処置で使用される医療機器の構造・役割

01 肺疾患

中嶋いくえ・相嶋一登・藤井達也・渡邉裕介・松尾耕一・石井宣大

中嶋いくえ

用語アラカルト

*1 胸郭
胸骨，12対の肋骨，12個の胸椎により形成される。

*2 胸膜腔
臨床的に胸腔とよぶことが多いが，厳密には胸腔は胸膜腔＋縦隔（心臓，大血管，食道，気管，気管支）である。

補足

●胸腔内圧
胸腔内は常に陰圧に保たれている（－2 〜 －10 cmH$_2$O）。

●胸膜腔の特徴
胸膜表面には中皮細胞が存在し，微量（5〜10 mL）の胸水を伴う（生理的胸水）。これにより，臓側胸膜と壁側胸膜の摩擦を減らしている。肋骨骨折などで胸膜腔内に血液が溜まることを血胸という。また，肺が損傷し，肺内の空気が胸膜腔内に漏れることを気胸という。

肺の構造

肺の解剖学的位置

肺は胸郭[*1]に囲まれた胸腔内にあり，横隔膜の上方に位置する（▶図1）。
　肺は2つの胸膜に覆われている。肺に密着している内側の胸膜を臓側胸膜，外側の胸膜を壁側胸膜という。臓側胸膜と壁側胸膜の間隙を胸膜腔[*2]という（▶図2）。

図1 肺の位置

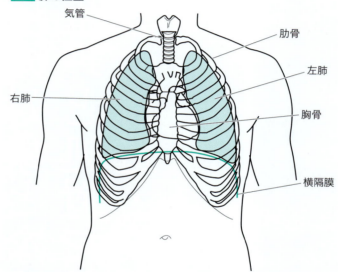

（坂井建雄 編：カラーイラストで学ぶ集中講義　解剖学，p.76，メジカルビュー社，2012.を一部改変引用）

図2 肺と胸膜の関係

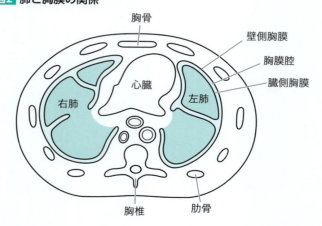

（坂井建雄 編：カラーイラストで学ぶ集中講義　解剖学，p.79，メジカルビュー社，2012.を一部改変引用）

用語アラカルト

*3 葉間裂
葉間裂には斜裂と水平裂がある。心不全や肺炎，胸膜炎では葉間裂に胸水が溜まる（葉間胸水）。

肺の概観

　肺は**肺葉**に分かれる。右肺は3つの肺葉（上葉，中葉，下葉）に分かれ，左肺は2つの肺葉（上葉，下葉）に分かれる（▶図3）。それぞれの肺の間隙を**葉間裂**[*3]という。

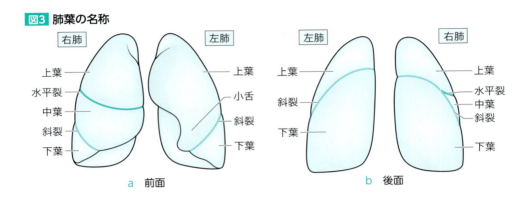

図3 肺葉の名称

a　前面　　b　後面　　c　外側面

（坂井建雄 編：カラーイラストで学ぶ集中講義　解剖学, p.67, メジカルビュー社, 2012.）

肺区域の構造（▶図4）

　肺葉はさらに細かい**肺区域**に分かれる。肺区域には対応する区域気管支が入る。**左の下葉にはS7がない**。

図4 各区域の名称

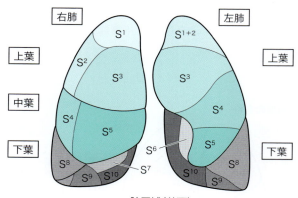

a 肺区域（前面）

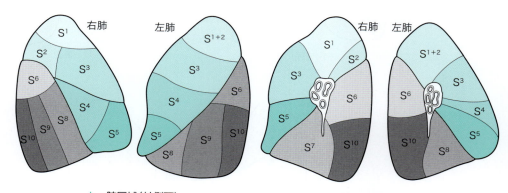

b 肺区域（外側面）　　　c 肺区域（内側面）

（坂井建雄 編：カラーイラストで学ぶ集中講義　解剖学, p.68-69, メジカルビュー社, 2012. を一部改変引用）

用語 アラカルト

＊4 上気道
鼻腔，咽頭，喉頭のこと。

＊5 下気道
気管，気管支，終末気管支までのこと。

気道の構造

上気道*4を通り体内に取り込まれた空気は下気道*5から肺に達する。肺は無数の肺胞が集まってできている（▶図5）。

図5 気道の概観と各部の名称

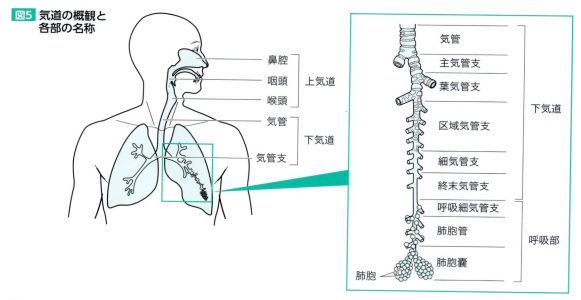

\\ POINT!! /

● 気管支の特徴

心臓があるため，左主気管支は右より細く，気管支分岐の角度が大きい（▶図7）。そのため，誤飲した気道異物は右の主気管支に詰まりやすい。

| 気管の構造 |

気管は食道の前面に位置する。食道に接する面には軟骨がなく**気管膜性壁（膜様部）**とよばれる（▶図6）。気管軟骨は気管の気道内腔を維持し，虚脱を防ぐ働きがある。

図6 気管軟骨と気管膜性壁

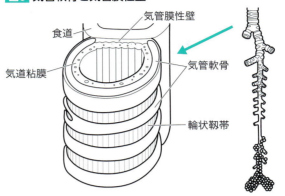

（坂井建雄 編：カラーイラストで学ぶ集中講義 解剖学，p.65，メジカルビュー社，2012.）

図7 気管支分岐角度

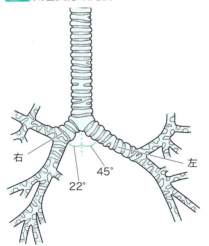

（坂井建雄 編：カラーイラストで学ぶ集中講義 解剖学，p.64，メジカルビュー社，2012. を一部改変引用）

肺疾患

> **補足**
>
> 肺小葉を理解することは，病態を推測するうえで臨床上有用である。小葉の中心に病変がある場合，経気道の病変（急性細気管支炎など）が考えられる。小葉全体に病変が広がる場合，細菌性肺炎など小葉内が細胞や滲出物で充満している病態を示唆する。静脈やリンパ路がうっ滞すると小葉間隔壁の肥厚が認められ，肺水腫やがん性リンパ管症などに特徴的な所見を呈する。

肺小葉の構造

1本の細気管支に支配される領域を**小葉**といい，さらに分岐したところの1本の終末気管支の支配領域を**細葉**という（▶図8）。小葉は**小葉間隔壁**により区画されており，小葉間隔壁には肺静脈やリンパ管が存在する。

図8 肺小葉と肺細葉

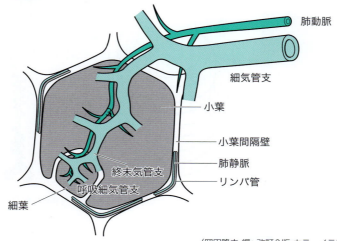

（岡田隆夫 編：改訂2版 カラーイラストで学ぶ集中講義 生理学，p.196，メジカルビュー社，2014. 一部改変引用）

肺胞の構造

肺胞の壁は，肺胞上皮細胞，基底膜および結合組織，血管内皮細胞で構成される。肺胞上皮細胞には**Ⅰ型肺胞上皮細胞**[*6]と**Ⅱ型肺胞上皮細胞**[*7]がある。Ⅰ型肺胞上皮細胞と毛細血管との間（**血液空気関門**）でガス交換が行われる（▶図9）。

> **用語アラカルト**
>
> **＊6 Ⅰ型肺胞上皮細胞**
> 扁平な細胞で肺胞上皮細胞の9割以上を占める。ガス交換の場となる血液空気関門を形成する。
>
> **＊7 Ⅱ型肺胞上皮細胞**
> 立方状の細胞で，肺胞内面を覆うサーファクタント（表面活性物質）を産生する。サーファクタントの表面張力により肺胞内腔は膨張し，肺の虚脱が防止されている。

図9 肺胞の構造

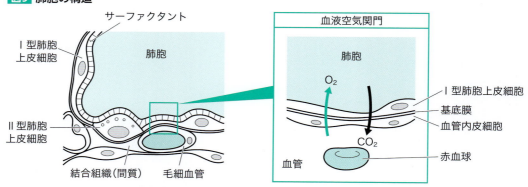

（坂井建雄 編：カラーイラストで学ぶ集中講義 解剖学，p.71，メジカルビュー社，2012.を一部改変引用）

肺の血管系

　肺の血管系には，ガス交換を担う肺動静脈と，肺自体を栄養する気管支動静脈の2種類がある。肺動静脈を介した右心系から左心系への血液の流れを肺循環という（▶図10）。肺循環では，静脈血が右心系，肺動脈を通って肺に達する。そこでガス交換が行われ，動脈血となり，肺静脈，左心系へと送り出される。一方で，気管支動脈は胸部大動脈や肋間動脈から分岐し（動脈血），肺に酸素と栄養を供給する。その後，気管支静脈（静脈血）となり，奇静脈，半奇静脈，肋間静脈へ流れる。

図10　肺循環と体循環

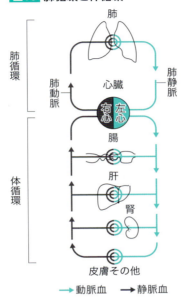

（坂井建雄 編：カラーイラストで学ぶ集中講義　解剖学，p.73，メジカルビュー社，2012.）
（岡田隆夫 編：改訂2版 カラーイラストで学ぶ集中講義　生理学，p.220，メジカルビュー社，2014.を一部改変引用）

補足

● 肺血流分布

　肺循環は血流量が大きく表面積も大きいため，体循環に比べて低圧である。そのため重力の影響を受けやすく，体位変換で肺血流分布が変化し換気血流不均等（90ページ参照）の原因となる（▶図11）。

図11　肺血流分布のイメージ

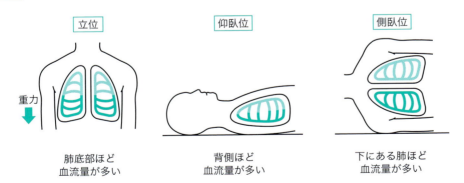

● 文献
1）坂井建雄 編：カラーイラストで学ぶ集中講義　解剖学，メジカルビュー社，2012.
2）岡田隆夫 編：改訂2版 カラーイラストで学ぶ集中講義　生理学，メジカルビュー社，2014.

中嶋いくえ

\POINT!!/
●成人の呼吸
呼吸数：12〜15回/分
一回換気量：400〜500 mL
〔体重×8〜10(mL)と考えるとよい〕

肺の機能

安静時の呼吸

吸気時にはおもに横隔膜，外肋間筋が収縮し胸郭が拡大する。胸腔内圧が陰圧となり空気が肺内に流入する。安静呼気時にはこれらが弛緩することで空気が流出する（▶図12）。

図12 換気

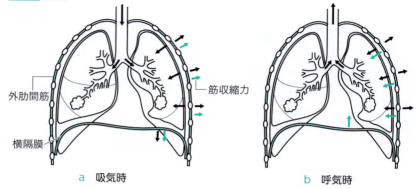

a 吸気時　　b 呼気時

（坂井建雄 編：カラーイラストで学ぶ集中講義　解剖学, p.81, メジカルビュー社, 2012.）

補足

●努力呼吸

努力呼吸時には呼吸補助筋が働く（▶図13）。重症の慢性閉塞性肺疾患（COPD：chronic obstructive pulmonary disease）の患者では呼吸補助筋が発達し，鎖骨の上の凹みが目立つようになる。

図13 呼吸補助筋

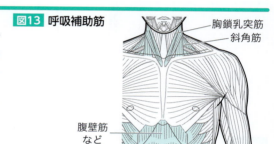

肺機能検査

肺の容量や換気機能を測定する。一般的にスパイロメータを使用する。

肺気量分画（スパイログラム）

安静呼吸時およびゆっくり最大まで吸ったとき（最大吸気位），最大までゆっくり吐いたとき（最大呼気位）の肺気量の変化を時間軸に沿って記録したものを肺気量分画（スパイログラム）という（▶図14）。

図14 肺気量分画（スパイログラム）

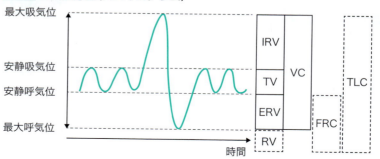

（平田 哲 監：人体のメカニズムから学ぶ臨床工学　手術治療学, p.14, メジカルビュー社, 2016.）

補足

● 残気量（RV：residual volume）

残気量，残気量を含む項目（機能的残気量，全肺気量）はスパイロメータでは測定できない。

● 年齢性変化

加齢とともに肺活量は低下し，残気量は増加する。

\POINT!!/

肺気量分画の各項目を表1に示す。

表1 肺気量分画の各項目

名　称（略語）		平均	特　徴
肺活量（VC）	vital capacity	3,500 mL	最大吸気位と最大呼気位の差
一回換気量（TV）	tidal volume	500 mL	安静時の吸気位と呼気位の差
予備吸気量（IRV）	inspiratory reserve volume	2,000 mL	最大吸気位から安静吸気位の差
予備呼気量（ERV）	expiratory reserve volume	1,000 mL	安静呼気位から最大呼気位の差
残気量（RV）	residual volume	1,500 mL	最大呼気終末に残されている肺気量
機能的残気量（FRC）	functional residual capacity	2,500 mL	安静呼気終末に残されている肺気量
全肺気量（TLC）	total lung capacity	5,000 mL	肺活量と残気量を足したもの

| 努力呼出曲線 |

最大吸気位から最大呼気位まで一気に吐き出した（努力呼出の）ときの呼出量を**努力肺活量（FVC：forced vital capacity）**という。努力呼出時の1秒間に吐いた量を**1秒量（FEV$_{1.0}$）**という（▶図15）。努力肺活量（FVC）と1秒量（FEV$_{1.0}$）から**1秒率（FEV$_{1.0}$％）**[*8]が求められる。

努力呼出時の呼出量を横軸に，呼出流速を縦軸に記録したものを**フローボリューム曲線**という（▶図16）。

用語 アラカルト
*8　1秒率（FEV$_{1.0}$％）
FEV$_{1.0}$％ =（FEV$_{1.0}$/FVC）×100（％）

図15 努力呼出曲線

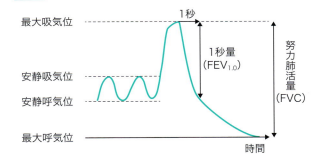

（岡田隆夫 編：改訂2版 カラーイラストで学ぶ集中講義 生理学, p.200, メジカルビュー社, 2014. を一部改変引用）

図16 フローボリューム曲線

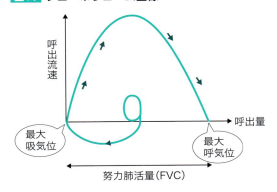

換気障害

肺機能検査により求められた **%肺活量(%VC)** [*9]と１秒率(FEV$_{1.0}$%)から ▶図17のように分類できる。また，▶図18に各障害の特徴を記す。

用語アラカルト
*9 %肺活量(%VC)
実測肺活量が予測肺活量の何%に当たるかを計算して求めた量。

%VC＝(実測肺活量／予測肺活量)×100(%)

予測肺活量は身長，年齢，性別から計算される。

図17 換気障害の分類

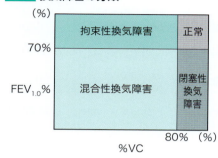

(平田 哲 監：人体のメカニズムから学ぶ臨床工学 手術治療学，p.14，メジカルビュー社，2016.)

図18 換気障害の病態と測定結果

	正常	閉塞性換気障害	拘束性換気障害
代表的な疾患	—	・気管支喘息 ・慢性閉塞性肺疾患　など	・間質性肺炎 ・肺結核後遺症　など
病態	—	末梢気道に狭窄があり，うまく吐き出せない	肺や胸郭の運動が制限され，十分な肺活量が得られない
FEV$_{1.0}$%	≧70%	<70%	≧70%
%VC	≧80%	≧80%	<80%
フローボリューム曲線	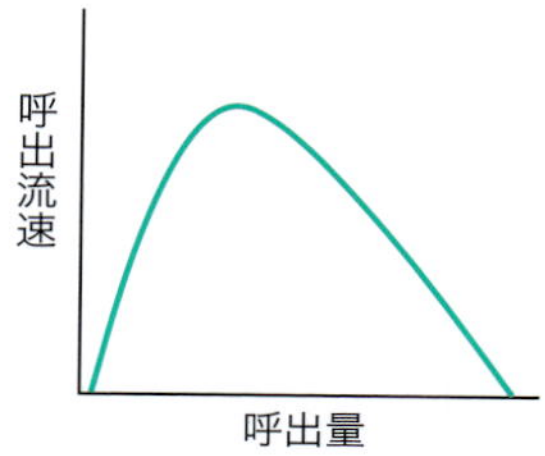 (正常曲線)	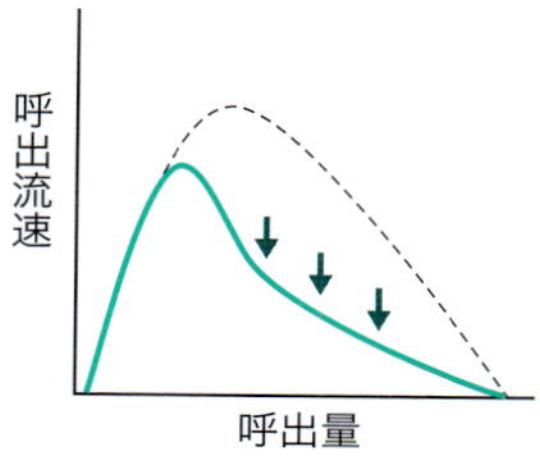 流速が低下し**下に凸**となる	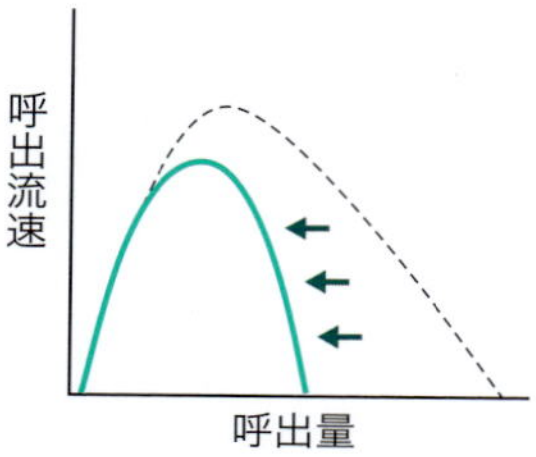 呼出量が低下し**幅が狭く**なる

ガス交換

ガス交換は肺胞の血液空気関門(82ページ)で行われる。ガスの**分圧**[*10]差によって**拡散**が生じ，ガスが血管内に取り込まれる。血液に溶解した酸素(O_2)はそのほとんどが赤血球のヘモグロビン(Hb)に結合して末梢組織へと輸送される(▶図19)。

用語アラカルト
*10 分圧
血漿や空間の混合ガス全体の圧のうち1つのガスが占める圧のこと。

図19 酸素の運搬

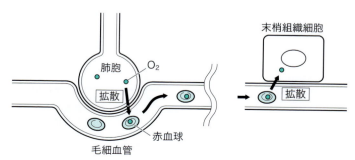

酸素解離曲線

Hbがどの程度O₂と結合できるか（Hbの酸素飽和度）は，血液中の酸素分圧に依存する。これをグラフに記したものが酸素解離曲線である（▶図20）。血液中の酸素分圧が高いところ（肺）から酸素分圧が低いところ（末梢組織）に移動すると，HbとO₂の結合率が下がりHbはO₂を手放す。手放されたO₂は末梢組織の細胞内に拡散して利用される。

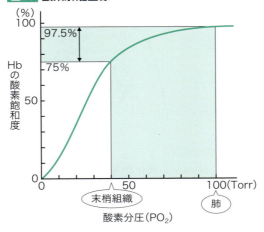

図20 酸素解離曲線

(岡田隆夫 編：改訂2版 カラーイラストで学ぶ集中講義 生理学, p.214, メジカルビュー社, 2014.)

\ POINT!! /

●酸素解離曲線の右方移動

酸素解離曲線は，**二酸化炭素分圧の上昇，pHの低下，体温の上昇**によって右に移動する（▶図21）。右に移動するとHbがよりO₂を手放しやすくなる。つまり，発熱など酸素需要が増大している状況では酸素解離曲線が右に移動することで，通常より多くのO₂が末梢組織に供給されるようになっている。

図21 酸素解離曲線の右方移動

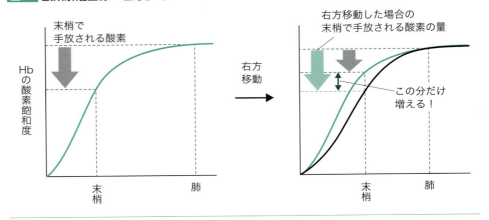

呼吸不全

動脈血酸素分圧(PaO_2)が **60 Torr以下** の低酸素血症の場合を **呼吸不全** という。呼吸不全の原因には次のものがある（▶図22）。

図22 呼吸不全の原因

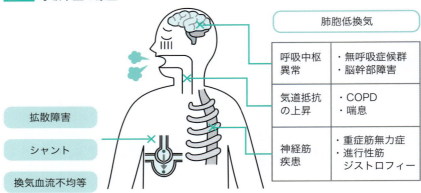

呼吸不全の分類

呼吸不全は動脈血二酸化炭素分圧($PaCO_2$)の値によって2つに分類される（表2）。

表2 呼吸不全の分類

分類	定義	原因となる病態
I型呼吸不全	$PaO_2 \leq 60$ Torr, $PaCO_2 \leq 45$ Torr	拡散障害 シャント 換気血流不均等
II型呼吸不全	$PaO_2 \leq 60$ Torr, $PaCO_2 > 45$ Torr	肺胞低換気

肺胞低換気

呼吸中枢異常や気道抵抗の上昇，神経筋疾患により有効な換気量が得られないことを **肺胞低換気** という。肺胞換気量が減少するため，肺胞でのガス交換（O_2の取りこみ，CO_2の排出）が不十分となり，低酸素血症，高二酸化炭素血症となる（▶図23）。慢性閉塞性肺疾患（COPD）や無呼吸症候群，重症筋無力症，進行性筋ジストロフィーなどでみられる。

図23 肺胞低換気

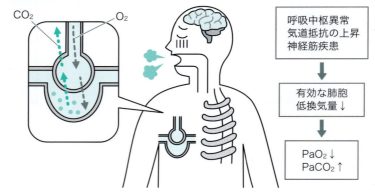

補足

正常値
- pH 7.35～7.45
- PaO_2 80～100 Torr
- $PaCO_2$ 35～45 Torr
- HCO_3^- 22～26 mEq/L
- BE −3～+3 mEq/L

POINT!!

● CO_2ナルコーシス

慢性II型呼吸不全患者では，血中のCO_2上昇を感知する中枢化学受容野の反応性が低下し，呼吸中枢はO_2低下を感知する末梢化学受容体に依存している。そのため慢性II型呼吸不全患者に高濃度酸素を投与しつづけると，呼吸中枢が抑制されCO_2ナルコーシスを発症し，意識障害を引き起こす。

拡散障害

O_2の拡散経路に異常が生じると，O_2が十分に拡散できず低酸素血症をきたす（▶図24）。CO_2の拡散能力は高いので高二酸化炭素血症にはならない。間質性肺炎，心原性肺水腫やARDS（acute respiratory distress syndrome）においても局所的には拡散障害が認められるが，肺全体としてとらえた場合，おもな低酸素血症の原因は換気血流不均等である（次ページ参照）。

図24 拡散障害

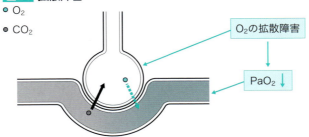

シャント

静脈血がガス交換を介さずに動脈血に流入している状態を**シャント**という。シャントではガス交換が行われないため低酸素血症となる（▶図25）。先天性心疾患（右左シャント），肺動静脈瘻などでみられる。

図25 シャント

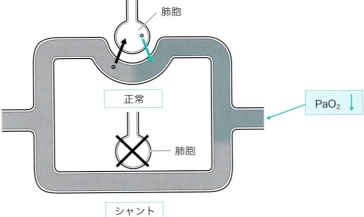

| 換気血流不均等 |

　肺胞のガス交換能が正常でも，換気と血流のバランスが崩れているとガス交換の効率が悪くなり，低酸素血症となる（▶図26）。

図26 換気血流不均等

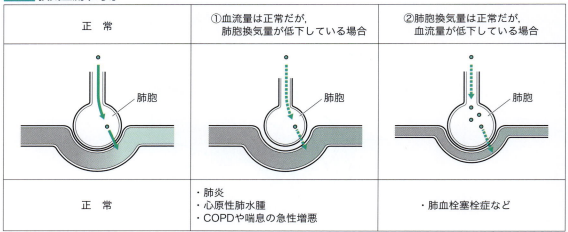

●文献
1）坂井建雄 編：カラーイラストで学ぶ集中講義　解剖学, メジカルビュー社, 2012.
2）岡田隆夫 編：改訂2版 カラーイラストで学ぶ集中講義　生理学, メジカルビュー社, 2014.

まとめのチェック

■肺の構造

□□	1	壁側胸膜と臓側胸膜の間隙をなんというか述べよ。	▶▶ 1 胸膜腔
□□	2	右主気管支と左主気管支の違いを述べよ。	▶▶ 2 右主気管支は左より太く短く，気管分岐の角度が小さい。
□□	3	ガス交換を行う場所はどこか述べよ。	▶▶ 3 肺胞の血液空気関門

■肺の機能

□□	1	成人の安静時1回換気量はどれくらいか述べよ。	▶▶ 1 400〜500 mL 程度
□□	2	スパイロメータで測定できないものはどれか述べよ。	▶▶ 2 残気量を含む項目すべて。すなわち，残気量，機能的残気量，全肺気量。
□□	3	ヘモグロビンの酸素解離曲線を図に示す。$PO_2=100$ mmHgで酸素を結合した10 gのヘモグロビンは$PO_2=40$ mmHgではおよそ何mLの酸素を放出するか。ただし，1 gのヘモグロビンは1.34 mLの酸素を結合できる。	▶▶ 3 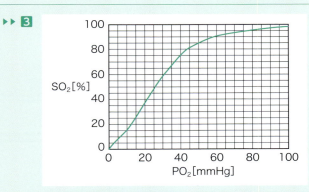 (見目恭一 編：臨床工学技士 先手必勝！弱点克服完全ガイド, p.27 グラフ, メジカルビュー社, 2015.) 結合率は100 % → 75 %に減少するから，$10\times 1.34\times (100-75)/100 = 3.35$ mL
□□	4	ヘモグロビンの酸素曲線で右方移動するのはどんな場合か述べよ。	▶▶ 4 二酸化炭素分圧の上昇，pHの低下，発熱

相嶋一登

人工呼吸器の基本

| はじめに |

■人工呼吸器の使用目的

人工呼吸は，英語では「mechanical ventilation」といわれ，機械換気と直訳される。広義の呼吸とは，細胞に酸素を供給し，それをTCA（tricarboxylic acid cycle：クエン酸）回路でエネルギーに変換し，その結果生じる二酸化炭素を体外に排出することをいう。

人工呼吸器で行われることは機械的に肺にガスを送りこみ，また肺からガスを排出させることである。人工呼吸器が世界で使用され始めた頃の対象患者は呼吸筋麻痺であったが，手術後の患者や低酸素性急性呼吸不全患者に適応が広がり，自発呼吸との同調性の追求が始まった。自発呼吸との同調性を改善するためさまざまな換気モードや機能が開発され，臨床応用されている。

現在では，人工呼吸器惹起性肺傷害（VILI：ventilator-induced lung injury）を予防するための治療戦略やモニタリング技術が開発されている。

■人工呼吸器の基本的な機能

人工呼吸器は患者に酸素を添加した空気を送り込む。これを**吸気**という。患者の肺からガスを吐き出すのは，肺胸郭の弾性収縮力が原動力となっている。患者がガスを吐き出すことを**呼気**という。

人工呼吸器は吸気と呼気の切り替えをコントロールすることになる。この切り替えをコントロールするのが，**吸気弁**と**呼気弁**である（▶図27）。

近年，弁は電磁弁が使用され，より反応速度が速くなっており，自発呼吸との同調性改善や多様な換気設定を実現している。

図27 吸気と呼気

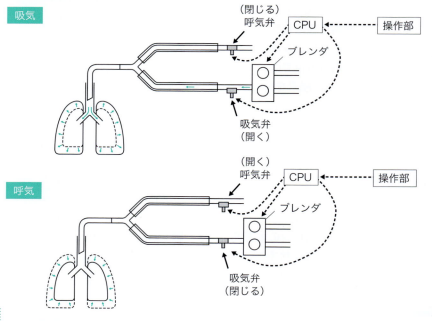

■換気設定

人工呼吸器の換気設定は1回ごとの換気（息）とリズムで構成される。リズムがいわゆる**換気モード**である。

> **POINT!!**
> ●人工呼吸器の使用目的
> ①肺胞換気量の維持
> ②呼吸仕事量の軽減
> ③酸素化の改善（虚脱肺胞の再開通と維持，肺胞気酸素分圧の増加）

\POINT!!/
●陽圧換気の合併症
①人工呼吸器関連肺炎
②人工呼吸器惹起性肺障害
③静脈還流量低下に伴う心拍出量の低下（臓器灌流の低下）

換気モードを決定したら，換気に関する設定を行う。1呼吸ごとの設定については，これを圧規定換気または量規定換気とする。

①**圧規定換気（pressure controlled ventilation）**（▶図28）

吸気時に付加する気道内圧を規定する方法である。人工呼吸器は設定された気道内圧を維持するために必要なガスを過不足なく供給する。

気道抵抗や肺コンプライアンスの変化によって一回換気量が変化するため，呼気一回換気量の測定と監視が必須となる。

図28 圧規定換気

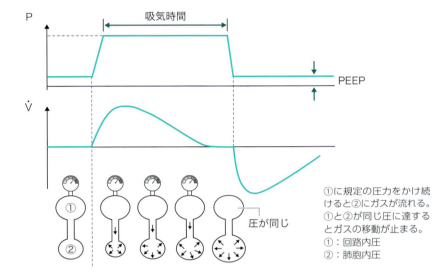

①に規定の圧力をかけ続けると②にガスが流れる。①と②が同じ圧に達するとガスの移動が止まる。
①：回路内圧
②：肺胞内圧

②**量規定換気（volume controlled ventilation）**（▶図29）

設定された一定の流量で設定された時間，ガスを流す方法である。気道抵抗や肺コンプライアンスの変化により気道内圧が変動するため，気道内圧の監視が必要である。

吸気流量が一定であるため，自発呼吸のある患者では吸気流量が不足した場合には，患者の呼吸仕事量が増加する。

図29 量規定換気

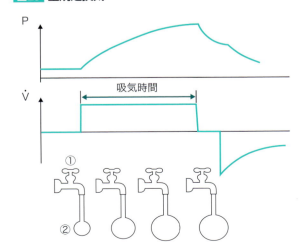

①から規定の流量でガスを流すと②が次第に膨らんでいく。

③プレッシャーサポート換気(PSV：puressure support ventilation)(▶図30)

設定されたサポート圧で自発呼吸の補助をするものである。おもに呼吸仕事量の軽減を目的として使用される。

自発呼吸との同調性をよくするため，吸気終了は吸気流量の低下を検出している。これは，**呼気感度**や**吸気終了基準**(termination criteria)といわれている。機種によって異なるが，1～45％の範囲で設定できる。

図30 プレッシャーサポート換気(PSV)

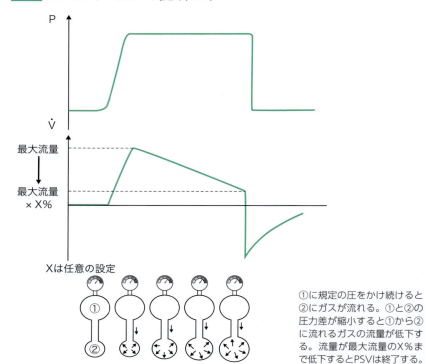

①に規定の圧をかけ続けると②にガスが流れる。①と②の圧力差が縮小すると①から②に流れるガスの流量が低下する。流量が最大流量のX％まで低下するとPSVは終了する。

人工呼吸器の構成

■人工呼吸器内部(▶図31)
①ニューマチック回路

人工呼吸器は，基本的には駆動源の酸素と空気を混合する**ブレンダ部**と**吸気弁**，**呼気弁**からなる。これにフローセンサや圧力計が装着され，回路内圧や換気量を測定したり，これらの測定値をCPU(central processing unit：中央演算処理装置)にフィードバックして患者に送気するガスを調整している。

> **補足**
>
> ● **BTPS**(body temperature and pressure, saturated with water vapor)
>   BTPS：測定時の気圧のもとでの体温37 ℃，相対湿度100 ％
> ● **ATPS**(ambient temperature ambient pressure, saturated with water vapor)
>   ATPS：大気圧，室温，相対湿度100 ％
> ● **STPD**(standard temperature standard pressure and dry)
>   STPD：標準気圧(1気圧)，標準温度(0 ℃)，乾燥状態(相対湿度0 ％)

流量測定については，環境の圧力や温度，湿度によって流量，換気量が異なることから，BTPS，ATPS換算が行われる。

図31 人工呼吸器内部構造

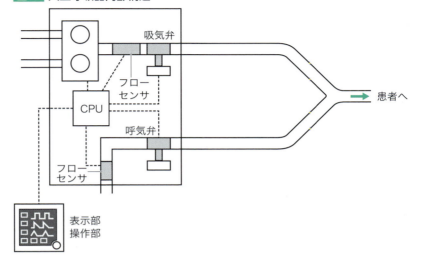

② 操作部（▶図32）

急性期に対応した高機能型人工呼吸器では，操作部はタッチパネル式が多い。これは，将来の機能拡張時にハードウエアの追加なしに対応できるためである。

一方で，慢性期や在宅で使用される人工呼吸器では，ボタンやダイヤル式が用いられている。

いずれにしても誤設定防止のため，ボタンの長押しや二重操作などの工夫がされている。

図32 人工呼吸器設定画面

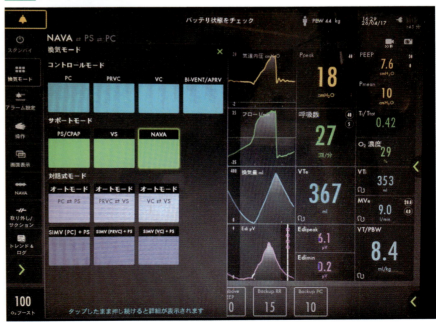

POINT!!

● 加温加湿方式による回路構成の違い
① 吸気，呼気側の双方に熱線が入っているタイプの呼吸回路ではウォータトラップは不要。
② 吸気側回路のみに熱線が入っている場合は呼気側回路にウォータトラップを組み入れる。

● 人工呼吸器に接続する医療ガス
人工呼吸器に接続する医療ガス（酸素，圧縮空気）の標準圧力は400±40 kPaである。しかし，これ以下の圧力の酸素を付加できる人工呼吸器も使用されている。

■ 人工呼吸器外部

① 呼吸回路（▶図33a）

呼吸回路は吸気側回路と呼気側回路がYピースでつながる。Yピース先端が気管チューブと接続される。Yピースの先が**器械的死腔**となる。

呼気側回路にはウォータトラップが設置されるが，近年は呼気側に結露防止のためのホースヒータが組み入れられ，ウォータトラップが不要な回路も使用されている。

非侵襲的陽圧換気（NPPV：non-invasive positive pressure ventilation）では，パッシブ回路（▶図33b）が使用される

図33 人工呼吸器の回路構成

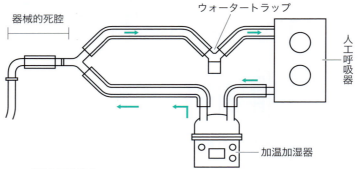

a 一般的な回路構成

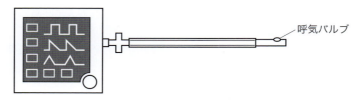

b パッシブ回路

| 人工呼吸器の機能と設定項目 |

陽圧換気における圧，一回換気量，吸気流量，気道抵抗，コンプライアンスの関係は次のとおりである。この関係を理解しておくことが重要である（▶図34）。

$$\Delta P = R \times \dot{V} + \frac{\Delta V}{C}$$

図34 気道内圧を構成する因子

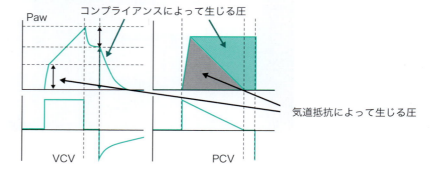

気道内圧は，**気道抵抗**，**吸気流量**および**一回換気量**に比例し，**コンプライアンス**に反比例する。

吸気フローがゼロになると気道内圧はコンプライアンス（C）と一回換気量で規定される。このときの圧を**プラトー圧**といい，肺胞内圧を反映する。

■換気に関する設定

圧規定換気の場合は**換気圧**，**吸気時間**が**一回換気量**を決定する要素である。
量規定換気の場合は**一回換気量**を規定する。
$PaCO_2$は分時換気量に依存するので，一回換気量と換気回数の積で調整する。次の式を**肺胞換気式**という。

$$PaCO_2 = 0.086 \frac{\dot{V}CO_2}{C}$$
$$ただし, \dot{V}_A = (V_T - V_D) \times f$$

■酸素化に関する設定（▶表3）

酸素化障害の原因となるのは，**シャントの増加**，**拡散障害**，**肺胞低換気**である。

シャントの増加はおもに肺胞虚脱や無気肺が原因となる。虚脱した肺胞に対しては陽圧による再開通と開放の維持が必要である。

また，肺胞気酸素分圧を増加させるため，吸入気酸素分画（FIO_2）の増加が必要となる。つまり，酸素化改善を図るには，PEEPとFIO_2の設定を行うことになる。

表3 換気モードと各種設定項目

換気モード	アシスト・コントロール		SIMV		SPONT
換気設定	圧規定換気	量規定換気	圧規定換気	量規定換気	
換気に関する設定	換気圧 吸気時間 換気回数	一回換気量 吸気時間 （吸気流量） 換気回数	換気圧 吸気時間 換気回数 PS	一回換気量 吸気時間 （吸気流量） 換気回数 PS	PS
酸素化に関する設定	PEEP FIO_2	PEEP FIO_2	PEEP FIO_2	PEEP FIO_2	PEEP FIO_2
自発呼吸との同調性に関する設定	トリガ感度	トリガ感度	トリガ感度	トリガ感度 呼気感度	トリガ感度 呼気感度

\POINT!!/

●加温加湿器
①加温加湿器による送気温度の上昇によるうつ熱，気道熱傷，気道内乾燥が発生する危険がある。
②加温加湿器のチャンバには精製水を入れる。

加温加湿器

■加温加湿の必要性と概要

　人工呼吸器に供給される医療ガスは乾燥ガスであり，絶対湿度はほぼ0 %である。一方で，ヒトの気管分岐部より先では37 ℃，相対湿度100 %に加温加湿される必要がある。

　通常では，鼻腔，口腔，咽頭などで吸気ガスが加温加湿されるが，気管チューブが挿管されている場合には生体の加温加湿機能が利用できず，乾燥ガスがそのまま吸入されてしまう。そこで，人工呼吸器装着患者には積極的な加温加湿が必要になる。

　加温加湿の方法として，人工鼻と加温加湿器がある。

■加温加湿器の構造と原理

①pass over型の加温加湿の仕組み（▶図35）

　チャンバに滅菌精製水を入れて，底面のヒータプレートで加熱することにより滅菌精製水を加温し水蒸気を発生させる。

　水蒸気を含んだ吸気ガスは同時に37 ℃まで加温され，目標の絶対湿度まで上がる。

　吸気回路で結露しないようにさらに吸気ガスを加温する（目標温度はYピースで40 ℃）。

　Yピースより先（カテーテルマウント，気管チューブ，生体の気管）で37 ℃まで温度が低下し，相対湿度100 %になる。

図35 呼吸回路の図[1]

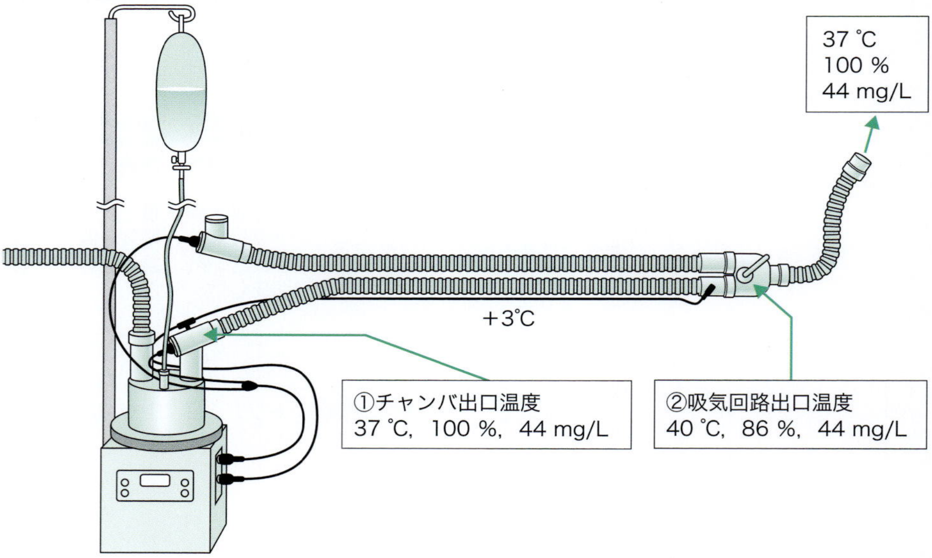

37 ℃
100 %
44 mg/L

+3℃

①チャンバ出口温度
37 ℃，100 %，44 mg/L

②吸気回路出口温度
40 ℃，86 %，44 mg/L

（フィッシャー&パイケルヘルスケアの資料より引用）

②乾燥ガスが直接気管に入ったときに起こり得る呼吸器系の障害[2]

①気道粘膜の乾燥
②気道粘膜の線毛運動の低下・障害
③気道粘膜の損傷・乾燥
④痰の乾燥・固形化
⑤気道・気管チューブの痰による閉塞
⑥無気肺
⑦肺炎

③湿度の定義

①相対湿度(%)＝絶対湿度(mg/L)/飽和水蒸気量(mg/L)
②絶対湿度：空気1 Lに含まれる水蒸気量
③飽和水蒸気量：ある温度での最大の絶対湿度

■人工鼻[3]

　人工鼻（HME：heat and moisture exchanger）は，繊維，スポンジなどが患者の呼気に含まれる水分と熱を補足することで，吸気の湿度，温度を上昇させるものである．また，これにバクテリアフィルタが入っている場合がある．

　人工鼻の利点は，加温加湿器を使用した場合と比較して呼吸回路が単純になることであり，呼吸回路の組み立て間違いを防止できる．さらに，バクテリアフィルタ機能付き人工鼻では，空気感染が懸念される感染症患者に対して使用することで，ある程度の感染対策になる．

　一方で，人工鼻を使用すると器械的死腔や気道抵抗が増大し，呼吸負荷になること，加温加湿器と比較して加温加湿性能が低いことが短所である．

● 文 献
1) 梶原吉春：加温加湿器のしくみと取り扱いの注意点．人体のメカニズムから学ぶ臨床工学　呼吸治療学（磨田 裕 監），メジカルビュー社，p.244-256, 2017.
2) 磨田 裕：加温加湿と気道管理　人工気道での加温加湿をめぐる諸問題．人工呼吸, 27(1): 57-63, 2010.
3) 青木宏介：人工鼻のしくみと取り扱いの注意点．人体のメカニズムから学ぶ臨床工学　呼吸治療学，p.257-261，メジカルビュー社, 2017.

\ POINT!! /

●人工鼻
①長所
　電源や精製水を使用しないこと，バクテリアフィルタを使用することで細菌やウイルスをブロックでき，感染対策上有用である．しかし加温加湿器使用に比べて人工呼吸器関連肺炎を減少させるといった根拠は示されていない．
②短所
　人工鼻の重量による気管チューブや呼吸回路へのストレス，器械的死腔や気道抵抗の増加，不十分な加温加湿．

まとめのチェック

☐☐	1	人工呼吸器の基本的な役割はなにか述べよ。	▶▶ 1	機械的に肺にガスを送り込み，また肺からガスを排出させること。
☐☐	2	人工呼吸器に備えられている弁を2つ述べよ。	▶▶ 2	吸気弁，呼気弁
☐☐	3	圧規定換気の特徴について述べよ。	▶▶ 3	気道抵抗や肺コンプライアンスの変化で一回換気量が変化する。
☐☐	4	量規定換気の特徴を述べよ。	▶▶ 4	気道抵抗や肺コンプライアンスの変化で気道内圧が変化する。
☐☐	5	BTPSとはなにか述べよ。	▶▶ 5	測定時の気圧のもとでの体温37℃，相対湿度100％の環境のこと。
☐☐	6	気道内圧を構成する4つの因子を述べよ。	▶▶ 6	一回換気量，吸気流量，気道抵抗，肺コンプライアンス。
☐☐	7	$PaCO_2$に影響する因子を述べよ。	▶▶ 7	肺胞換気量，二酸化炭素産生量
☐☐	8	酸素化を改善させる人工呼吸器の設定項目について述べよ。	▶▶ 8	FIO_2，PEEP
☐☐	9	気道加湿の目的を述べよ。	▶▶ 9	人工呼吸器から供給されるガスは乾燥ガスであるため，吸気ガスを37℃，相対湿度100％（絶対湿度44 mg/L）まで加温加湿する。

藤井達也

| 人工呼吸中の病態生理 |

■上気道への影響

　口唇・口腔内では，チューブやバイトブロック[*11]などが口唇，口腔内粘膜に長く接触することで潰瘍化する場合がある（▶図36）。強く噛むことにより歯牙損傷・口唇損傷を引き起こすこともある。また，抜管後の喉頭・咽頭への影響として，嗄声，咽頭痛，嚥下障害や喉頭浮腫，喉頭肉芽腫の形成がある。

図36 人工呼吸中の潰瘍の好発部位

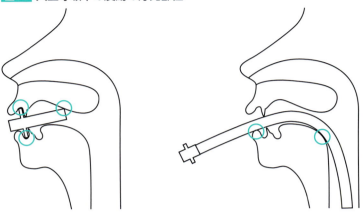

a　バイトブロックによる潰瘍　　　b　チューブによる潰瘍

■下気道への影響

　人工呼吸中は鼻咽頭腔をバイパスし，本来の加湿・加温が行われなくなる。正常呼吸での吸入気は，気管分岐部で相対湿度約80％まで加湿され，肺胞に達したときには100％となるが，人工呼吸下の吸入気は低温・乾燥状態にあるため，気道粘膜の乾燥は促進され，喀痰が固着・貯留して感染や気道閉塞をきたす要因となる（▶図37）。また，気道粘膜上皮の繊毛運動が低下し，気道粘液の粘稠性が増し，痰や微生物などの排出機能が低下する。

図37 気道粘膜の異物排出機能

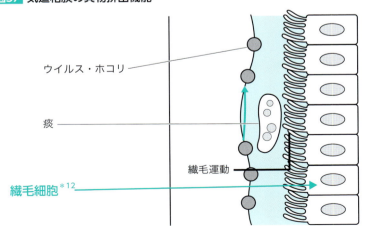

用語アラカルト
*11　バイトブロック
口から気管チューブを入れて人工呼吸を行う際に，患者が気管チューブを噛んでしまい破損したり塞がったりすることを防ぐために，口元に固定して使用する医療機器。

用語アラカルト
*12　繊毛細胞
気管支に存在する細かい毛が生えた細胞。気管支に入ってきた異物を，粘膜の粘液産生細胞から分泌される粘液がキャッチする。その粘液と異物を喉の方へ押し出す役割をしている。

肺疾患

人工呼吸中は気管内吸引操作による気管粘膜の損傷，出血，炎症を引き起こしやすい。

人工呼吸が長期にわたると気管チューブのカフのシワと気管粘膜との間隙を介して上気道の分泌物が下気道に垂れ込むこと（▶図38，図39），あるいはカフ部分に**バイオフィルム**[*13]が形成され，それが下気道に散布されることにより，人工呼吸関連肺炎のリスクが高くなる。

用語アラカルト
*13 バイオフィルム
微生物が固体（基質）の表面に付着し，多数の微生物が細胞外に多糖類のポリマーを生成し，これに包まれること。川床の岩や水道管のヌメヌメした状態をさす。バイオフィルムを形成すると，微生物は基質表面から離脱しにくく，熱や薬剤に対して抵抗性をもつようになる。

図38 気管チューブのカフにできるシワ

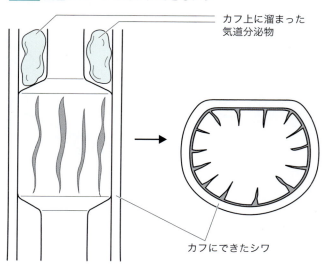

カフ上に溜まった気道分泌物

カフにできたシワ

カフを拡張させても，カフにはシワが形成される。粘膜との隙間からカフ上に蓄積した分泌物が垂れ込んで人工呼吸関連肺炎を引き起こす。

図39 カフ上の分泌物が下気道に垂れ込む様子

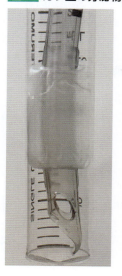
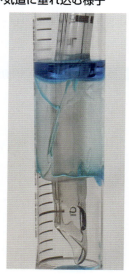

■肺胞への影響
　人工呼吸器関連肺障害（VILI：ventilator-induced lung injury）の概念は人工呼吸中の病態生理でもっとも重要である。大きく4つの機序に分けられる。
① 気圧性外傷（barotrauma）：高容量の換気による気胸や縦隔気腫といった損傷である。
② 容量損傷（volutrauma）：肺胞の過伸展により肺胞上皮細胞が損傷する病態である。
③ 無気肺損傷（atelectrauma）：肺胞・気道の周期的な拡張と虚脱により、その表面が傷ついて炎症を起こす病態であり、低換気量でも起こりうる。
④ 炎症性肺傷害（biotrauma）：侵襲を受けた肺が炎症性物質を産生し、肺にさらなる損傷をもたらすとともに、血中に吸収され多臓器にも傷害を引き起こす病態である。
　とくにvolutraumaとatelectraumaがVILIの中核となる病態である（▶図40）。肺をサポートする人工呼吸自体が肺を傷害して予後を悪化させるため、十分な注意が必要である。

図40　volutraumaとatelectrauma

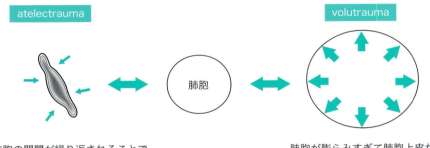

肺胞の開閉が繰り返されることで、肺胞上皮がこすれて起きる損傷

肺胞が膨らみすぎて肺胞上皮が傷んでしまう損傷

　高い吸入酸素濃度も肺障害の原因になる。$FIO_2>60\%$が24時間以上続くと、気道粘膜の炎症、肺胞上皮細胞の傷害、肺サーファクタント[*14]の減少により肺が傷害されるため、FIO_2をなるべく60％以下に保つべきである。

■循環への影響
　人工呼吸中は陽圧換気であるため、胸腔内圧が上昇し静脈血は戻りにくくなる（次ページの▶図41）。すなわち、前負荷が減少するので心拍出量も減少する。静脈血流量の減少や中枢神経系に高度な抑制がある場合は、著明な心拍出量の減少をきたすおそれがある。
　一方、心不全に対しては、陽圧換気が心拍出を助けるため、後負荷軽減効果があり、前負荷軽減と相まって一石二鳥の治療効果がある。
　胸腔内圧上昇の副作用として、脳圧亢進がある。頭蓋内疾患を有する患者の人工呼吸においては過度な陽圧を避ける必要がある。
　また、陽圧換気中は胸腔内圧上昇に伴い、中心静脈圧が上昇し、糸球体ろ過圧が低下し、尿量が減少する。また、胸腔内圧上昇により抗利尿ホルモン（ADH：anti-diuretic hormone）分泌が促進されたことによっても尿排泄が抑制される。

> **用語**アラカルト
> ***14　肺サーファクタント**
> 表面を覆う界面活性物質のこと。液体には表面積を最小にしようとする性質があり、表面に沿って球形を形成するような張力が働き、表面張力（surface tension）とよばれる。肺表面を覆う肺サーファクタントは、肺胞の表面張力を減少させることで、肺の伸展を補助する役割がある。

図41 陽圧換気が循環に与える影響

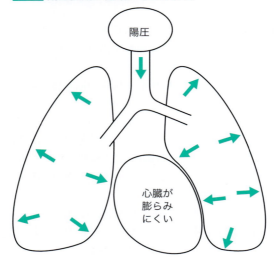

■その他
　長期間の強制換気は呼吸筋力低下を惹起する。臥床・体動制限による全身の筋力低下も起こる。精神的ストレスによる不眠，不穏，せん妄，胃潰瘍のリスクが高まる。空気の嚥下に伴う胃の膨満，消化管運動の低下も起こりうる。

● 文 献
1) 丸山一男 著: 人工呼吸の考え方　いつ・どうして・どのように, 南江堂, 2009.
2) 田中竜馬 著: 人工呼吸に活かす！呼吸生理がわかる，好きになる〜臨床現場でのモヤモヤも解決!, 羊土社, 2013.

まとめのチェック

☐☐ 1	人工呼吸中の上気道への影響について述べよ。	▶▶ 1 口唇・口腔内の潰瘍形成，粘膜損傷のほか，抜管後の嗄声，咽頭痛，嚥下障害，喉頭浮腫，喉頭肉芽腫形成がある。
☐☐ 2	人工呼吸中の気道粘膜への影響について述べよ。	▶▶ 2 加湿・加温不足による気道上皮の乾燥で，喀痰や微生物などの排出機能が低下する。
☐☐ 3	人工呼吸関連肺炎の発生機序を述べよ。	▶▶ 3 気管チューブカフのシワを介して喀痰が下気道に垂れ込んだり，チューブに付着したバイオフィルムを形成した微生物が下気道に散布されることによる。
☐☐ 4	人工呼吸関連肺傷害の4つの機序を述べよ。	▶▶ 4 気圧性外傷，容量損傷，無気肺損傷，炎症性肺傷害。

肺疾患

藤井達也

人工呼吸装置を用いる集中治療領域の対象疾患

1 ARDS

ARDSとは

急性呼吸促迫症候群（ARDS：acute respiratory distress syndrome）は，先行するなんらかの原因（感染症，外傷，熱傷，膵炎，輸血など）によって全身で過剰な炎症反応が起こり，その病気の一症状として肺での炎症が生じ，急速に呼吸状態が悪くなる状態をさす。単一の疾患ではなくさまざまな疾患を抱合する症候群の概念であり，2012年に診断基準が提言された（▶表4）。大まかにとらえると，胸部X線で両肺に浸潤影[*15]が出現し，肺の酸素取り込みが悪くなる病気のうち心不全でないものをARDSとよぶ（▶図42）。

用語アラカルト

*15 浸潤影
胸部X線写真で肺胞内に細胞成分や液体成分が入り込むことで，X線の透過性が低下し，肺野が白く写ること。肺炎や肺水腫などの病態を示唆することが多い。

表4 ARDSの診断基準

発症時期	1週間以内 （既知の臨床的侵襲もしくは呼吸器症状の出現・増悪から）
胸部画像所見	両肺野の陰影 （胸水や無気肺，結節だけでは説明のつかないもの）
浮腫の成因	呼吸不全（心不全や体液過剰だけでは説明のつかないもの） リスク因子がない場合は静水圧性肺水腫を除外するために客観的評価（心エコーなど）を要する
酸素化	軽症　：200 mmHg＜P/F≦300 mmHg（PEEP/CPAP≧5 cmH$_2$O） 中等症：100 mmHg＜P/F≦200 mmHg（PEEP≧5 cmH$_2$O） 重症　：P/F≦100 mmHg（PEEP≧5 cmH$_2$O）

（文献2より引用）

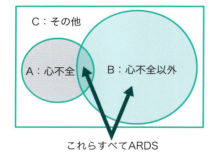

図42 ARDSの概念図

両肺に浸潤影が出現し，酸素の取り込みが悪くなる病態（A＋B＋C）のうち心不全のみで説明できないもの（■＋■）がARDSである。C：その他には，間質性肺炎やびまん性肺胞出血などが含まれる。

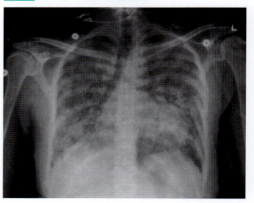

図43 ARDSの胸部 X線画像

ARDSの病態

肺はガス交換の場であり，もともと毛細血管が密にとりまく，血液が豊富な場所である。ARDSでは全身性の炎症に伴って肺全体の毛細血管の内皮が炎症によって破壊される。血管と血管のつなぎ目が開き，そこから血管内水分が漏れて炎症の主体となる好中球が一気に浸潤する。胸部X線画像では，両側肺に浸潤影が出現し真っ白に写る（▶図43）。

両側肺が真っ白に写るほかの病態には，心不全，腎不全があるが，これらは血管内水分が過剰なことによる肺胞への水分の滲み出しなので，炎症による毛細血管内皮の破壊が主病態（▶図44）であるARDSとは異なる。

図44　ARDSにおける肺水腫の病態

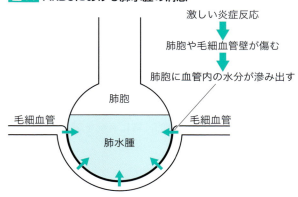

　肺に溜まった水分は，臥床している患者では，重力で背側に溜まる傾向がある（▶図45）。肺全体の毛細血管が傷んでいるのだが，それによる傷害の病態が均一ではないことがARDS患者の呼吸管理の難しい点である。

図45　ARDSのCT画像

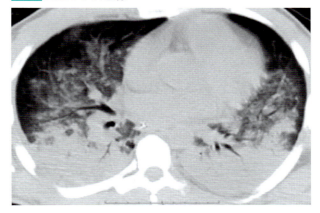

　ARDSにおいては，生きていくための最低限の酸素化と換気（二酸化炭素の排出）を維持するために，人工呼吸が必要となる。しかし陽圧換気では，横隔膜は腹側のほうがよく動くため，過膨張気味である腹側肺の換気が多くなる。一方，血流は重力の影響で背側に多いため，換気血流比不均衡（V/Qミスマッチ）が助長され，思ったように酸素化が得られないことも多い。

　また，ARDSにおける人工呼吸ではVILIが惹起されやすい。すなわち，背側では肺胞が虚脱と再開放を繰り返すことによって肺胞上皮が損傷され（atelectrauma），腹側では肺胞が過度に膨張することで肺胞上皮が傷害される（volutrauma）。また，高濃度酸素状態も肺胞組織を直接傷害する。

ARDSの原因疾患

　「両側浸潤影を伴い酸素化が悪くなる病気のうち心不全でないもの」がARDSであり，その原因は多岐に及ぶ。肺に直接炎症を起こす疾患と，全身炎症反応

表5 ARDSの原因疾患

	直接的な肺損傷	間接的な肺損傷
一般的な原因	誤嚥 肺炎	敗血症 重度の外傷
あまり一般的でない原因	びまん性肺胞出血 脂肪塞栓 肺移植 溺水 肺挫傷 有毒ガスの吸入	骨髄移植 熱傷 心肺バイパス 薬物の過剰摂取 （アスピリン，コカイン，オピオイド，フェノチアジン，三環系抗うつ薬） 大量の輸血（15単位をこえる） 膵炎 X線造影剤（まれ） 脳卒中（神経原性肺水腫）

の一症状として間接的に肺に炎症を起こす疾患に分けられる（▶表5）。

| ARDSの治療戦略 |

　ARDSの治療は，根本的には原因疾患の治療を行うことである。しかし，原因疾患の治癒を待つ間にも，傷害された肺は炎症反応を起こし，さらなる臓器障害をもたらすという悪循環に陥る。人工呼吸の目的は，この悪循環を断ち，肺のそれ以上の損傷を防ぐことである。しかし，前述のとおり陽圧換気は非生理的であり，換気血流比不均衡（V/Qミスマッチ）を助長し，またVILIを引き起こすため，その設定には特段の注意を要する。

　人工呼吸の弊害を最小限にする人工呼吸管理の原則は，atelectrauma，volutraumaをできる限り避けることである（▶図46）。atelectraumaを防ぐには，肺胞が虚脱しないくらいの圧を常に肺胞にかけておくのがよい。十分なPEEP（positive end expiratory pressure：呼気終末陽圧）をかけることで，完全に虚脱した肺胞を減らすことができる。volutraumaを防ぐには，肺胞が過剰に膨張しないように低めの換気量を設定しなければならない。予測体重1 kg当たり6〜8 mLの換気量が適切だと考えられている。低換気量による二酸化炭素の貯留は，過度なアシデミアでない限り許容する（permissive hypercapnia）。これらの換気設定を肺保護戦略とよぶ。

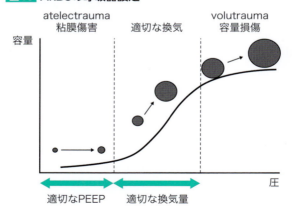

図46 ARDSの呼吸器設定

● 文 献

1）Ware LB: The acute respiratory distress syndrome. N Engl J Med, 342(18): 1334–1349, 2000.
2）Ranieri VM: Acute respiratory distress syndrome: the Berlin Definition. JAMA, 307: 2526-2533, 2012.

まとめのチェック

- □□ ① ARDSの疾患概念を大まかに述べよ。
  - ▶▶ ① 両肺野にびまん性に陰影が出現し低酸素血症を呈する疾患のうち，心不全のみで説明がつかないものをARDSとよぶ。

- □□ ② ARDSと心不全における肺水腫の違いを述べよ。
  - ▶▶ ② ARDSにおける肺水腫は，全身性の炎症に伴って肺毛細血管内皮が破壊され，血管と血管のつなぎ目から血管内水分が漏れ出ることによる。心不全による肺水腫は，血管内水分が過剰なため肺毛細血管内圧が上昇し，肺胞へ水分が滲み出すことによる。

- □□ ③ ARDSにおける低酸素血症の主要因について述べよ。
  - ▶▶ ③ 換気血流不均衡が主要因である。すなわち，腹側肺に含気が豊富で背側肺が無気肺になる一方，血流は背側に豊富なため，ガス交換が非効率なことによる。

- □□ ④ 肺保護戦略について述べよ。
  - ▶▶ ④ 適切なPEEPを付加し，低換気量で換気を行い，高二酸化炭素状態を許容することで，atelectraumaとvolutraumaをできる限り防ぐ呼吸器設定の考え方である。

肺疾患

❷ 急性心不全

心不全

心臓に異常が生じポンプ機能が低下している状態である。まず心臓というポンプが井戸から水をくみ上げ畑に水を供給している状況を思い浮かべていただきたい（▶図47）。ポンプ機能が低下すれば井戸の水は溢れてしまい，畑には水が供給されず作物が枯れていく。この井戸の水が溢れた状態がうっ血（血液の滞り）であり，作物が枯れていく状態が臓器低灌流（臓器の血液不足）である。

図47 心臓の働き

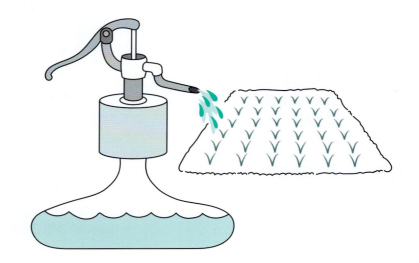

■分類
①左心不全

心拍出量[*16]が低下し全身に血液を送り出せない状態である。全身の臓器の血液不足や肺に血液がうっ滞することにより症状が出現する。例えば臓器の血液不足の兆候として，腎臓へ送られる血液不足により尿量が低下する。また，肺へのうっ血がひどくなると肺水腫となり，呼吸機能が障害される。呼吸困難（とくに夜間の呼吸困難：**起坐呼吸**[*17]）が出現し，重症となると意識レベルの低下やショック状態（**心原性ショック**[*18]）となる。

用語アラカルト

＊16 心拍出量
心拍出量は1分間に心室から拍出される血液量である。この心拍出量を体表面積（体の大きさ）で除した値が心係数である。成人の安静時心拍出量は約5 L/minとされている。

＊17 起坐呼吸
心不全症状の1つの症状で，仰臥位になっていることができず，上半身を起こしている状態。夜間にみられることが多い。仰臥位では静脈からの血液還流量が増加するため，前負荷（容量負荷）（次ページ補足参照）がかかることで，呼吸困難が増悪する。一方で，上半身を起こすと静脈からの血液還流量が減るため症状が改善する。結果として，患者は夜間就寝時などに通常の臥位をとることができずに座ったままとなる。

＊18 心原性ショック
心機能が低下し，収縮期血圧が 90 mmHg 以下になり臓器に十分な血液が流れなくなった状態。顔面蒼白や冷や汗，チアノーゼ，意識障害がみられ，最終的には心停止や呼吸停止に至る。治療としてはカテコラミンに加え大動脈バルーンパンピングや経皮的心肺補助装置を考慮する。

補足

●**前負荷（容量負荷）**
　心筋が収縮を始める前に加わっている負荷のこと。心室にとっての前負荷の指標は，具体的には拡張末期心室内圧などである。体液（循環血漿量）が増加すると前負荷が増加することになる。前負荷を減らすためには利尿薬などを使用して体液を減らすことが必要である。

図48 Frank-Starlingの法則

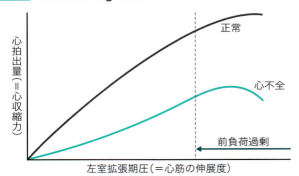

（平田　哲 監：人体のメカニズムから学ぶ臨床工学　手術治療学, p.25, メジカルビュー社, 2016.）

●**後負荷（圧負荷）**
　心室が収縮した際に加わっている負荷のこと。心室が血液を送り出す際には抵抗に抗いながら拍出している。後負荷は血管の弾性力が低下した状態（動脈硬化）や末梢血管抵抗が増大している際に増加する。後負荷を低下させるためには，血管拡張薬・降圧薬などで血圧を下げる必要がある。

②**右心不全**
　右心室のポンプ機能の低下などにより血液を右室から肺へと送り出せない状態である。血液が全身の静脈系にうっ滞し，胸水・腹水貯留や肝腫大，下腿の浮腫，呼吸困難などが出現する。

図49 心不全のイメージ

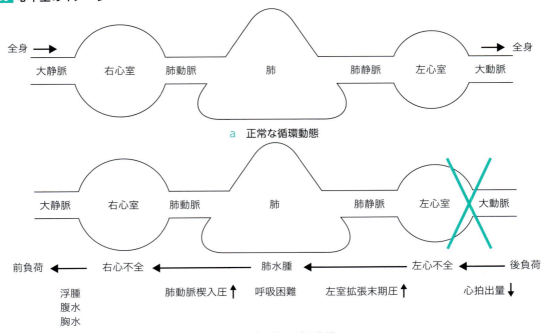

また，人間の身体の中を血液は，「全身 → 大静脈 → 右心房 → 右心室 → 肺動脈 → 肺 → 肺静脈 → 左心房 → 左心室 → 大血管 → 全身」の順に循環している（▶図49a）。つまり，血管1本の導管のように考えることができる。▶図49bはその中の一部を見たものだが，心不全は異常が起きる場所によって分類できると考えられる。

　もし，左心室と大動脈の間の動脈に狭窄が出現したりすると，全身に血液を送り出せず心拍出量も減り，その分，肺や全身に血液がうっ滞するようになる（▶図50）。

図50　心不全の病態と症状

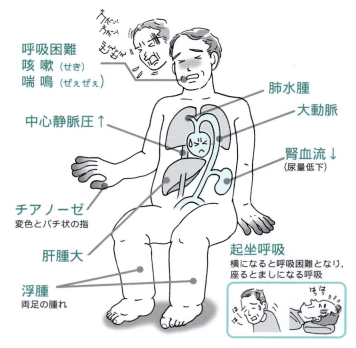

（見目恭一 編：臨床工学技士 グリーン・ノート 臨床編, p214, メジカルビュー社, 2014.）

■原因・誘因（▶図51）

　虚血性心疾患（狭心症や心筋梗塞），弁膜症（大動脈弁狭窄症や僧帽弁閉鎖不全症），先天性心疾患（心房中隔欠損症など），内分泌や代謝異常（甲状腺機能異常など），不整脈，心筋症・心筋炎，高血圧，薬剤性（がんの化学療法など）がおもなものである。そのなかでも虚血性心疾患は心不全の原因の半分を占めているといわれている。

　また，上記のような原因があり，感染症や貧血，過労・ストレス，暴飲暴食（水分や塩分の過剰摂取），内服薬の飲み忘れ・怠薬が重なると心不全を発症するリスクが高くなる。

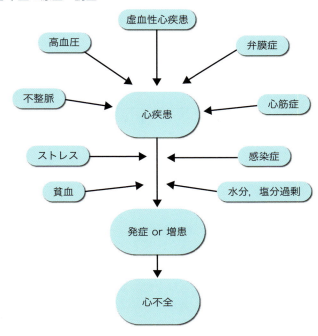

図51 心不全の原因・誘因

■病態

心不全の病態は，心拍出量低下による臓器の血液不足・循環不全と血液のうっ滞であり，それを把握するのに有用なものがForrester分類である。もとは急性心筋梗塞患者に適応されていたが，最近では心不全全般の病態を考えるのに有用とされている。そのほかにも重症度を表すものとしてNYHA（New York Heart Association）分類[*19]も使用される。

心拍出量低下はレニン・アンジオテンシン・アルドステロン系（RAA系）や交感神経の亢進ももたらし，その結果生じる血圧の上昇などから心不全が悪循環に陥っていく。

簡単に考えると循環不全であれば心臓に頑張ってもらうために強心薬を使い，血液のうっ滞があれば利尿薬を使うといった具合である。

また，そのなかでもショックの状態であれば，早期から大動脈バルーンパンピングなどを使用して心臓のポンプ機能を機械的に補助する。

■検査（▶図52）

一般的には胸部X線で心拡大や肺野のうっ血の有無をチェックする。心電図では虚血性心疾患の有無，心エコーで弁膜症や心臓の動きなどをチェックする。

採血では貧血の有無や腎機能障害，肝機能障害の合併がないかもチェックする。BNP[*20]の上昇も重要なマーカーである。

そのほか，侵襲的ではあるが，スワンガンツカテーテルを挿入し，心係数や肺動脈楔入圧をチェックすることもある。

用語 アラカルト
＊19 NYHA分類
心不全の重症度を自覚症状に応じて決定する。
NYHA I：心疾患はあるが症状なし。
NHYA II：日常生活動作で心不全の症状がある。
NHYA III：日常生活動作以下の活動で症状があり。高度に身体活動が制限される。
NHYA IV：安静時にも心不全の症状がある。

用語 アラカルト
＊20 BNP, NT-pro BNP
BNPはB型ナトリウム利尿ペプチドのことであり，NT-pro BNPはその前駆物質である。心筋が肥大したり負荷が過剰となると心筋から放出されるため，心不全の際には上昇がみられる。

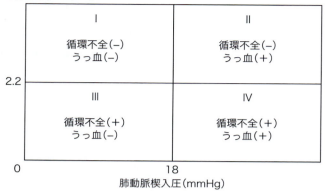

図52 Forrester分類に基づく急性心不全の循環動態

■治療

基本的な塩分制限や水分制限に加え，余分な体液を減らすための利尿薬，弱った心臓を動かすための強心薬がある。また，心不全の誘因となっている感染症や貧血があれば，それらに対して治療を行うことが大切である。虚血性心疾患は心不全発症の原因として関与していることが多く，もし狭心症や心筋梗塞に伴う心不全であれば，経皮的冠動脈形成術（PCI：percutaneous coronary intervention）や冠動脈バイパス術（CABG：coronary artery bypass grafting）といった侵襲的介入が必要になる。そのほかに，肺水腫などで呼吸状態が悪いときには気管内挿管を行い，人工呼吸器による呼吸のサポートが必要となる。ただし，最近では非侵襲的陽圧換気[*21]（NPPV：noninvasive positive pressure ventilation）を使って挿管管理を回避できることが多くなっている。心不全のなかでも重症の心原性ショックとなってしまった場合には，強心薬だけでは不十分であり，大動脈バルーンパンピング（IABP：intra-aortic balloon pumping）や経皮的心肺補助装置（PCPS：percutaneous cardiopulmonary support）を使用しながら心不全の治療を行っていく。

| トラブル事例 |

NPPVで気管挿管を免れるケースも多いが，意識レベルの低下などの理由で本人の協力が得られない場合があり，NPPVに固執し続けると心肺停止に陥ることもある。そうならないように早めに気管内挿管し，人工呼吸器に切り替えることも必要である。

また，肺水腫が悪化すると，ピンク色の泡沫状の痰がみられる。このような状況であれば，NPPVではなく，速やかに気管内挿管をするほうがよい。

●文献
1) 見目恭一 編：臨床工学技士 グリーン・ノート 臨床編，メジカルビュー社，2014．
2) 平田 哲 監：人体のメカニズムから学ぶ臨床工学 手術治療学，メジカルビュー社，2016．
3) 急性心不全治療ガイドライン（2011年改訂版），2011．

用語アラカルト
*21 非侵襲的陽圧換気（NPPV）
気管挿管や気管切開を行わずに，マスクなどを用いて陽圧換気を行う人工呼吸療法である。利点としては気管挿管による合併症を回避できること，会話や食事も可能であることである。欠点としては患者の理解や協力が必要であり，誤嚥などの危険性がある。また，意識のない患者には使用できない。マスクの種類としては，鼻マスクやフルフェイスマスク，トータルフェイスマスクがある。

まとめのチェック

☐☐	1	心不全の分類を2種類述べよ。	▶▶ 1	左心不全，右心不全
☐☐	2	心原性ショックについて簡潔に述べよ。	▶▶ 2	心機能が低下し，収縮期血圧 90 mmHg以下になり，臓器に十分な血液が流れなくなった状態。顔面蒼白や冷や汗，チアノーゼ，意識障害がみられ，最終的には心停止や呼吸停止に至ることがある。
☐☐	3	心不全の原因にはどのようなものがあるか述べよ。そのなかでもとくに多い原因も述べよ。	▶▶ 3	虚血性心疾患がもっとも多い。そのほかには，弁膜症，先天性心疾患，内分泌や代謝異常，不整脈，心筋症・心筋炎，高血圧，薬剤性がある。
☐☐	4	心不全の重症度分類をあげよ。	▶▶ 4	NYHA分類
☐☐	5	心不全の検査としてどのようなものがあるか簡潔に述べよ。	▶▶ 5	・胸部X線で心拡大や肺野のうっ血の有無をチェックする。 ・心電図では虚血性心疾患の有無，心エコーで弁膜症や心臓の動きなどをチェックする。 ・採血では貧血の有無や腎機能障害，肝機能障害の合併やBNP上昇に注意する。 ・侵襲的な検査としてはスワンガンツカテーテルの挿入により，心係数や肺動脈楔入圧をチェックする方法がある。
☐☐	6	非侵襲的陽圧換気（NPPV）の利点と欠点を簡潔に述べよ。	▶▶ 6	利点としては気管挿管による合併症を回避でき，会話や食事も可能であること。欠点としては患者の理解や協力が必要であり意識のない患者には使用できず，誤嚥などの危険性があること。

松尾耕一

用語アラカルト

＊22　肺実質
肺のもっとも大切な働きであるガス交換に直接関わる部分で，具体的には肺胞腔と肺胞腔を囲む肺胞上皮細胞をさす。

＊23　肺間質
肺胞中隔ともよばれ，肺実質の間に存在する結合織部分。

＊24　貪食
免疫細胞が異物を取り込み分解・処理すること。外気中の異物が気道内に侵入しても，多くは気管内の線毛細胞や杯細胞の働きにより気管外に排出される。異物が肺胞まで到達した場合，肺胞マクロファージの働きにより貪食され処理される。

＊25　感染
病原性微生物が生体内に侵入し増殖した状態。炎症症状が現れれば感染「症」とよばれる。病原性微生物が侵入してもとくに症状がない場合は保菌（定着）とよぶ。

❸ 肺炎

|肺炎とは|

　肺の炎症性疾患の総称である。肺炎はわが国において2011年以降，悪性新生物，心疾患に続き死因の第3位となっている。肺炎には，病原性微生物の感染により発生する**肺実質**＊22の炎症（狭義の肺炎）と，**肺間質**＊23の炎症である間質性肺炎が含まれる。ここでは狭義の肺炎について述べる。

|なぜ起こるか|

　われわれは呼吸により常に外気を吸入している。同時にさまざまな有害物質や微生物も外気とともに吸入している。正常では鼻腔や咽頭，また気道や肺胞の防御機構により有害物質や微生物の侵入を防ぎ，また侵入されても排出や**貪食**＊24により**感染**＊25が成立するのを防いでいる。

　一方，病原性微生物の感染性が強い場合や宿主の抵抗力が低下している場合には感染が成立し，感染症（肺炎）をきたす。

|肺炎の症状|

　症状は感染の原因となる微生物や宿主の状態によりさまざまである。おもな症状として，発熱や湿性咳嗽（喀痰を伴う咳）があげられる。非定型肺炎の場合は，痰を伴わない咳嗽（乾性咳嗽）であることが多い。

　重症化すると呼吸困難感を伴う低酸素血症や頻脈・頻呼吸，さらに血圧低下などがみられる。しかし高齢者の場合，症状に乏しいこともあり，意識障害や倦怠感，食思不振などが唯一の症状のこともある。

|肺炎の分類|

　感染の原因となった微生物の種類，重症度，発生場所や患者状況により分類される。

①原因微生物による分類（▶表6）

- 細菌性肺炎：肺炎球菌，肺炎桿菌（クレブシエラ），インフルエンザ桿菌，モラクセラ，緑膿菌など。
- 非定型肺炎：マイコプラズマ，クラミドフィラ（クラミジア），レジオネラ，真菌（カビ），ウイルスなど。
- その他：抗酸菌症（結核，非結核性抗酸菌症）

表6　細菌性肺炎と非定型肺炎の特徴

	細菌性肺炎	非定型肺炎
症状・検査	発熱，咳嗽・膿性痰（湿性咳嗽）	発熱，乾性咳嗽，白血球数10,000/μL未満，聴診所見に乏しい
胸部X線	浸潤影（肺胞性陰影）	浸潤影や間質影などさまざま
起炎菌	肺炎球菌，インフルエンザ桿菌，肺炎桿菌（クレブシエラ），モラクセラなど	マイコプラズマ，クラミドフィラ（クラミジア），レジオネラなど
経験的治療	ペニシリン系薬，セフェム系薬	マクロライド系薬，ニューキノロン系薬，テトラサイクリン系薬

②発生場所による分類

発生場所により肺炎の原因となった病原性微生物（起炎菌）を推定する。

- **市中肺炎（CAP：community-acquired pneumonia）**[1]：健常者や，病院や介護施設以外で生活している人が市中（この場合は病院外）で発症した肺炎。起炎菌は，肺炎球菌やインフルエンザ桿菌，マイコプラズマなどが多い。
- **院内肺炎（HAP：hospital-acquired pneumonia）**[2]：入院してから48時間以降に発症した肺炎。**人工呼吸器関連肺炎（VAP：ventilator associated pneumonia）**も含まれる。起炎菌は，黄色ブドウ球菌（含むMRSA）や緑膿菌，肺炎桿菌（クレブシエラ），また誤嚥性肺炎などが多い。
- **医療・介護関連肺炎（NHCAP：nursing and healthcare-associated pneumonia）**[3]（▶表7）：介護施設などの医療関連施設に入所している，または在宅介護を受けている，おもに高齢者に発症する肺炎。市中肺炎と院内肺炎の両方の特徴をもつ。とくに誤嚥性肺炎が多い。

表7 医療・介護関連肺炎（NHCAP）の定義

（ア）長期療養型病床群もしくは介護施設に入所している
（イ）90日以内に病院を退院した
（ウ）介護を必要とする高齢者，身障者
（エ）通院にて継続的に血管内治療（透析，抗菌薬，化学療法，免疫抑制薬などによる治療）を受けている
介護の基準
・PS3：限られた自分の身の回りのことしかできない，日中の50％以上をベッドか椅子で過ごす，以上を目安とする ・（ア）には精神病床も含む

重症度分類

①市中肺炎の重症度分類

A-DROP，CURB-65，PSIなどの重症度分類がある。例としてA-DROPをあげる（▶表8，9）。

表8 A-DROP

評価項目	内容
A（age）	男70歳以上，女75歳以上
D（dehydration）	BUN 21 mg/dL以上，または脱水あり
R（respiration）	SpO_2 90％以下（PaO_2 60 Torr以下）
O（orientation）	意識障害
P（blood pressure）	血圧（収縮期）90 mmHg以下

表9 A-DROPによる重症度と治療場所

重症度	スコア	治療場所
軽症	0	外来
中等症	1～2	外来または入院
重症	3	入院
超重症	4～5	ICU

②院内肺炎の重症度分類

表10 I-ROAD

評価項目	内容
I（immunodeficiency）：免疫不全	悪性腫瘍または免疫不全状態
R（respiration）：呼吸	$SpO_2>90\%$のために$FiO_2>35\%$を要する
O（orientation）：見当識	意識レベルの低下
A（age）：年齢	男70歳以上，女75歳以上
D（dehydration）：脱水	乏尿または脱水

- 該当項目が3項目以上 → 重症群
- 該当項目が2項目以下 → 肺炎重症度規定因子の有無
  ①$CRP≧20\ mg/dL$
  ②胸部X線写真で陰影の拡がりが一側肺の2/3以上
- 該当あり → 中等症群
- 該当なし → 軽症群

| 診断・検査 |

症状や身体所見，一般検査や画像所見から総合的に診断される。

①**聴診所見**：細菌性肺炎では**断続性雑音（ラ音）**[*26]が聴取（水泡音：coarse crackleとよばれ，気道内の喀痰などの分泌物による吸気時の低調性雑音）される。非定型肺炎は聴診所見に乏しいことが多い。

②**胸部X線・CT**：細菌性肺炎では**浸潤影**[*27]を認め，気管支透亮像（air bronchogram）を伴うことがある（▶図53）。非定型肺炎では浸潤影のほか**間質性陰影**[*28]を呈することもある（▶図54）。

用語アラカルト

*26 断続性雑音（ラ音）
低調性の水泡音（coarse crackle）と高調性の捻髪音（fine crackle）に分類される。捻髪音は吸気終末に聴取される高調性の雑音で，間質性肺炎などで聴かれる。

*27 浸潤影
病変部で肺血管陰影が区別できないような濃い白い陰影。

*28 間質性陰影（▶図54）
スリガラス影，粒状影，線状影，網状影，輪状影などがある。肺血管陰影が透見できる薄く白い陰影をスリガラス影とよぶ。

図53 浸潤影と気管支透亮像（air bronchogram）

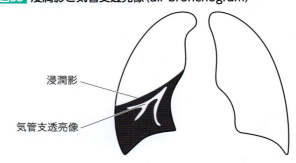

図54 間質性陰影

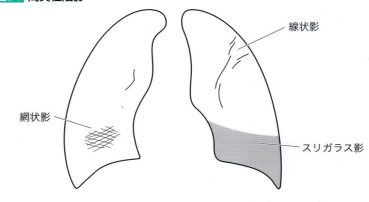

③**血液検査**：白血球数やCRP値の上昇，赤沈亢進，低酸素血症など。重症例では血液培養も行う。
④**尿中抗原による迅速診断**：尿中肺炎球菌抗原・尿中レジオネラ抗原
⑤**塗抹検査**：細菌性肺炎では喀痰のグラム染色を行うことで起炎菌が推定可能。染色性（青紫色に染色 → グラム陽性菌，赤色に染色 → グラム陰性菌）と形態から推定する。細菌が好中球に貪食されている場合，起炎菌である可能性が高い。結核菌が疑われる場合，Ziehl-Neelsen染色を行う。
⑥**喀痰培養**：通常は好気培養およびCO_2培養が行われる。特殊な培地としては，マイコプラズマに対するPPLO培地，レジオネラに対するBCYEα培地，真菌に対するサブロー（sabouraud）培地，結核菌など抗酸菌に対する小川培地などがあり，これらを疑う場合には細菌検査室にあらかじめ伝えておく必要がある。培養により同定された菌に対しては抗菌薬の感受性検査が行われる。
⑦**その他**：マイコプラズマ…血清マイコプラズマ抗体迅速診断キット（イムノカード），咽頭マイコプラズマ抗原測定キット（プライムチェック），咽頭マイコプラズマ核酸検出（LAMP）法，血清抗体価測定。
クラミジア肺炎…血清抗体価測定

肺炎のおもな原因微生物

■細菌性肺炎のおもな原因微生物

①**肺炎球菌（Streptococcus pneumoniae）**：グラム陽性双球菌。鼻腔や咽頭腔の常在菌であり市中肺炎の原因として最多。鉄錆色の喀痰。尿中肺炎球菌抗原が迅速診断に有用。インフルエンザや麻疹などのウイルス感染に引き続いて肺炎をきたすことがある。ペニシリン系薬が第一選択となる。肺炎球菌に対するワクチンがあり，高齢者に対する接種が勧められている。

②**肺炎桿菌（Klebsiella pneumoniae）**：グラム陰性桿菌。口腔や腸管内の常在菌。高齢者や基礎疾患（アルコール多飲，糖尿病，COPD）をもつ患者に発症しやすい。第二世代以降のセフェム系薬やβラクタマーゼ阻害剤配合ペニシリン系薬が選択されるが，ESBL〔extended spectrum beta（β）lactamase：基質特異性拡張型βラクタマーゼ〕産生菌ではカルバペネム系薬を選択する。

③**インフルエンザ桿菌（Haemophilus influenzae）**：グラム陰性桿菌。鼻咽腔の常在菌。チョコレート寒天培地で培養する。βラクタマーゼ阻害剤配合ペニシリン系薬や第二世代以降のセフェム系薬を選択する。

④**モラクセラ（Moraxella catarrhlis）**：グラム陰性双球菌。鼻咽腔の常在菌。COPD増悪の原因菌として重要。βラクタマーゼ阻害剤配合ペニシリン系薬やマクロライド系薬で治療する。

⑤**緑膿菌（Pseudomonas aeruginosa）**：グラム陰性桿菌。腸管内の常在菌であり，また水周りなどの環境中に存在。院内肺炎の原因菌として重要。抗緑膿菌作用をもつペニシリンやセフェム系薬，カルバペネム系薬，ニューキノロン系薬で治療する。

■非定型肺炎のおもな原因微生物

①**マイコプラズマ（Mycoplasma pneumoniae）**：ヒトからヒトへ飛沫感染する。健常な若年層に発症することが多く，また集団発生する場合がある。急性期，回復期のペア血清で4倍以上の変化があることや，血清マイコプラズマ抗体の迅速診断法，咽頭ぬぐい液でマイコプラズマの存在を診断する方法

> **POINT!!**
> マイコプラズマ肺炎は飛沫により感染する市中肺炎であり，マクロライド系薬が治療の第一選択である。また，肝機能障害を合併することがある。

がある。マクロライド系薬やニューキノロン系薬，テトラサイクリン系薬で治療する。

②**クラミドフィラ(クラミジア)(Chlamydophilia pneumoniae, Chlamydophilia psittaci)**：Chlamydophilia pneumoniaeによるクラミジア肺炎と，Chlamydophilia psittaciによるオウム病がある。クラミジア肺炎はヒトからヒトへの飛沫感染，オウム病は鳥からヒトへの塵埃感染である。診断としては血清中の抗クラミジア抗体を測定する抗体価測定法が行われる。マクロライド系薬やニューキノロン系薬，テトラサイクリン系薬で治療する。

③**レジオネラ(Legionella属)**：水系や土壌に生息し，菌体を吸入することで発症する。BCYEα培地による喀痰の培養や，尿中抗原(Legionella pneumophila血清型1)の検出で診断する。マクロライド系薬やニューキノロン系薬，テトラサイクリン系薬で治療。感染症法の4類感染症に指定されており，診断した場合は直ちに保健所に届ける必要がある。

④**ニューモシスチス肺炎**：真菌の一種であるPneumocystis jiroveciiによる肺炎である。後天性免疫不全症候群(AIDS)など，免疫低下時に発症する。

特殊な肺炎

①**誤嚥性肺炎**

口腔内の内容物や逆流した胃内容物が気管，肺へと入り込むことによって発症する肺炎である。基礎疾患のある高齢者に多く，咳嗽反射や嚥下機能が低下していることにより発症しやすくなる。重力により肺の背側に肺炎が起きることが多い。原因微生物としては嫌気性菌を含めた口腔内常在菌や腸内細菌が多い。

②**人工呼吸器関連肺炎(VAP：ventilator associated pneumonia)**

院内肺炎の1つである。気管挿管後，48時間以降に発症する肺炎と定義される。気管挿管チューブの内外を伝って口腔内常在菌や腸内細菌が気道に侵入することで発症する。気管挿管後48～96時間以内に発症した場合は早期VAP，96時間以降に発症した場合は晩期VAPとよばれる。早期VAPは口腔内常在菌など抗菌薬の感受性がよい細菌が，晩期VAPは緑膿菌や腸内細菌，またMRSAなどの耐性菌が多い。頭位挙上やカフ上部吸引付きの挿管チューブを使用するなど，予防(VAPバンドル：▶表11)が大切である。

表11 人工呼吸関連肺炎予防バンドル(VAPバンドル)

Ⅰ	手指衛生を確実に実施する
Ⅱ	人工呼吸器回路を頻回に交換しない
Ⅲ	適切な鎮痛・鎮静をはかる。とくに過鎮静を避ける
Ⅳ	人工呼吸器からの離脱ができるかどうか，毎日評価する
Ⅴ	人工呼吸中の患者を仰臥位で管理しない

治療

適切な治療のためには，原因微生物の同定と抗菌薬に対する感受性検査が必要である。しかし，同定培養や抗菌薬の感受性が判明するまでは一定の時間を要する。そのため実際の臨床では，発生場所や臨床症状，喀痰グラム染色などから起炎菌を推定し，まず経験的治療(empiric therapy)を開始する。

経験的治療では，まず原因微生物を推定しつつもスペクトラムの広い抗菌薬

補足

●**血性抗体価**

急性期(発症2～7日)と回復期(2～3週)の検体を測定し，回復期の抗体価が急性期の4倍以上に上昇したときに有意とする。単回検体でも，PA法(particle agglutination test：ゼラチン粒子凝集抗体価)160倍以上，CF法(complement fixation test：補体結合抗体価)64倍以上の場合は有意と考える。

POINT!!

人工呼吸器関連肺炎(VAP)のリスク因子として経鼻胃管，再挿管，誤嚥などがあげられる。

を投与する。次に原因微生物の同定および抗菌薬の感受性が判明したらスペクトラムの狭い特異的な治療に変更する。これを抗菌薬のデ・エスカレーション（de-escalation）という。

　治療期間は起炎菌や患者状態による。抗菌薬が有効であれば数日で解熱し，咳や痰の減少，白血球やCRPの低下がみられる。プロカルシトニン濃度の正常化は抗菌薬投与中止の目安として有用と考えられている[4]。胸部X線の肺炎による陰影は肺炎が治癒しても残ることがあり，肺炎像が消失するまで抗菌薬を投与する必要はない。

● 文献
1) 日本呼吸器学会市中肺炎診療ガイドライン作成委員会: 成人市中肺炎診療ガイドライン, 2007.
2) 日本呼吸器学会「呼吸器感染症に関するガイドライン作成委員会」: 成人院内肺炎診療ガイドライン, 2008.
3) 日本呼吸器学会医療・介護関連肺炎(NHCAP)診療ガイドライン作成委員会: 医療・介護関連肺炎診療ガイドライン, 2011.
4) Schuetz P, et al.: Clinical outcomes associated with procalcitonin algorithms to guide antibiotic therapy in respiratory tract infections. JAMA, 309(7): 717-718, 2013.

まとめのチェック

1 肺炎の分類について述べよ。
▶▶ 1 起炎菌による分類（細菌性肺炎，非定型肺炎），発生場所による分類（市中肺炎，院内肺炎，医療・介護関連肺炎），重症度による分類などがある。

2 非定型肺炎の特徴を述べよ。
▶▶ 2 喀痰の少ない頑固な咳（乾性咳嗽）があり，また聴診所見，胸部X線での所見に乏しいなどの特徴がある。起炎菌として，マイコプラズマ，クラミドフィラ，レジオネラ，ニューモシスチス肺炎などがある。

3 人工呼吸器関連肺炎（VAP）について述べよ。
▶▶ 3 院内肺炎の1つで，気管挿管後48時間以降に発症する肺炎と定義される。早期VAPと晩期VAPに分類され，晩期VAPは耐性菌によるものが多い。VAPバンドルなど，予防が大切である。

松尾耕一

用語アラカルト
*29 肺間質
狭義では肺胞中隔をさすが，広義では気管支血管周囲，小葉間隔壁，胸膜直下などを含める。

❹ 間質性肺炎

■間質性肺炎とは

肺間質*29（肺胞中隔，気管支血管周囲，小葉間隔壁，胸膜直下）に炎症や線維化が起こる疾患の総称である。

間質性肺炎には，原因の明らかなものと明らかでないものとがある。

> ①原因の明らかな間質性肺炎：膠原病に伴うもの，職業・環境性のもの（じん肺，過敏性肺炎など），医原性（薬剤性，放射線性）がある。
> ②原因の明らかでない間質性肺炎：特発性間質性肺炎（IIPs：idiopathic interstitial pneumonias）とよばれる。

表12 特発性間質性肺炎（IIPs）の国際分類

主要IIPs
・特発性肺線維症（IPF：idiopathic pulmonary fibrosis） ・特発性非特異性間質性肺炎（NSIP：idiopathic nonspecific interstitial pneumonia） ・呼吸細気管支炎を伴う間質性肺疾患（RB-ILD：respiratory bronchiolitis-interstitial lung disease） ・剥離性間質性肺炎（DIP：desquamative interstitial pneumonia） ・特発性器質化肺炎（COP：cryptogenic organizing pneumonia） ・急性間質性肺炎（AIP：acute interstitial pneumonia）
まれなIIPs
・特発性リンパ球性間質性肺炎（LIP：idiopathic lymphoid interstitial pneumonia） ・特発性pleuroparenchymal fibroelastosis（IPPFE：idiopathic pleuroparenchymal fibroelastosis）
分類不能型IIPs

■間質性肺炎の症状

共通するのは咳嗽と息切れである。これらの自覚症状は間質性肺炎の種類にもよるが，一般には緩徐に悪化する。咳嗽は喀痰を伴わない乾性咳嗽であることが多い。息切れは初期には労作時のみであるが，進行すると安静時にもみられるようになる。

IPFなどでは，感冒様症状の後に症状が急激に悪化することがあり，急性増悪とよばれる。

聴診では吸気の終末期に捻髪音（fine crackle）を聴取する。とくにIPFでは背側下肺で聴取されることが多い。

補足
間質性肺炎で聴取される捻髪音をベルクロラ音とよぶ。「ベルクロ」はマジックテープの会社名で，マジックテープを剥がすときの音に似ていることに由来する。ラ音とは，ドイツ語で呼吸の副雑音を表す「ラッセル音」の略語である。

■間質性肺炎の検査所見

①**胸部X線**：病型によりさまざまである。線状影や網状影，スリガラス影など間質性陰影を呈することが多い。

②**高分解能CT（HRCT：high-resolution computed tomography）**：病型によりさまざまであるが，線状影や網状影，スリガラス影，牽引性気管支拡張などの間質性陰影を呈することが多い。IIPsの代表的疾患であるIPFでは，両側肺底部や胸膜直下に網状影やスリガラス影，進行すると蜂巣肺を認める。

③**血液検査**：LDHやKL-6，SP-D・SP-Aが高値となる。
- KL-6（シアル化糖鎖抗原KL-6）：肺胞のおもにⅡ型上皮細胞から産生される糖タンパク。間質性肺炎などでⅡ型上皮細胞が障害されると高値となる。間質性肺疾患と他疾患との鑑別，疾患活動性や治療効果判定に測定される。
- SP-D，SP-A（肺サーファクタントプロテインD，A）：肺胞のⅡ型上皮細胞に由来する糖タンパク。KL-6と同様，間質性肺炎で高値となる。

④**呼吸機能検査**：拘束性換気障害を呈する。また拡散能が低下し，A-aDO$_2$が開大する。
- **拘束性換気障害**：％肺活量（％VC）が80％未満の場合。肺の線維化や胸膜肥厚，胸郭変形などにより肺や胸郭が広がりにくく，肺が正常に膨張しない状態をいう。間質性肺炎やARDSが拘束性換気障害をきたす代表的疾患である。

\ POINT!! /
肺線維症などの間質性肺炎は拘束性換気障害をきたす疾患である。

■膠原病に伴う間質性肺炎

膠原病に伴う肺病変には，間質性肺炎，気道病変（細気管支炎，気管支拡張症など），胸膜病変（胸膜炎，胸水），血管病変（血管炎，肺胞出血，肺高血圧症）などがあり，膠原病肺とよばれる。

間質性肺炎を呈しやすい膠原病としては，強皮症や多発筋炎・皮膚筋炎などがあげられる。

膠原病患者では，間質性肺炎など膠原病肺の合併を疑う必要があるが，肺病変がほかの症状よりも先行することもある（肺病変先行型）。

■職業・環境に伴う間質性肺炎

①じん肺

粉塵を吸入することによって生じる肺の線維増殖性変化を主体とする疾病をじん肺という。

吸入する粉塵の種類により病態が異なる。代表的な疾患として，石綿（アスベスト）を吸入することで生じる石綿（アスベスト）肺，遊離ケイ酸（SiO$_2$）を吸入することで生じる珪肺がある。

石綿には発がん性があり，肺がんや悪性胸膜中皮腫といった悪性腫瘍が発生することがある。

労働衛生の向上，また2004年以降は石綿が原則使用禁止になったことなどから，じん肺の新規患者は減少傾向にある。

根本的な治療法はなく，咳や痰に対する対処療法や，呼吸不全が進行した場合には在宅酸素療法も行われる。

②過敏性肺炎

塵埃を繰り返し吸入することで，細気管支から肺胞が感作されて発生するアレルギー反応である。Ⅲ型およびⅠ型アレルギーが関与している。

わが国では真菌であるトリコスポロン（*Trichosporon asahii*，*Torichosporon mucoides*）が原因となって発症する夏型過敏性肺臓炎が多い。そのほか，カビの生えた飼料を吸入することによって生じる農夫肺や，鳥糞や羽毛の吸入で生じる鳥飼病などがある。

胸部X線でスリガラス影や粒状影が，HRCT（high-resolution computed tomography：高分解能CT）ではスリガラス影や小葉中心性の粒状影がみられる。

治療の原則は，抗原となる塵埃の吸入を避けることである。入院や転地により，原因となる塵埃の吸入を行わないと数日で改善する。

■医原性（薬剤性，放射線性）
①薬剤性肺炎
　薬剤により肺障害が発生することがあり，間質性肺炎，好酸球性肺炎，急性肺障害などをきたす。このうち間質性肺炎がもっとも多い。

　原因となる薬剤は多岐にわたるが，抗悪性腫瘍薬や抗菌薬，抗リウマチ薬，漢方薬，インターフェロンなどによるものの報告が多い。医療用医薬品以外にも，薬局で販売している一般医薬品や健康食品も薬剤性肺炎の原因となる。

　肺障害をきたす機序として，薬剤による直接的な肺障害と免疫学的機序（アレルギー反応）によるものがある。薬剤投与から肺障害発生までの時期はさまざまであり，すでに内服していない薬剤についても考慮する必要がある。

　治療としてもっとも大切なのは原因となる薬剤の中止である。症状が強い場合，ステロイドの投与を考慮する。

表13　薬剤性間質性肺炎のパターンと原因薬剤

パターン	原因薬剤
急性間質性肺炎／びまん性肺胞傷害パターン	アミオダロン，シクロフォスファミド，メソトレキセート，ゲフィニチブ，など
特発性器質化肺炎／器質化肺炎を伴う閉塞性細気管支炎パターン	アミオダロン，サラゾスルファピリジン，シクロフォスファミド，メソトレキセート，ペニシラミン，ブレオマイシン，金製剤，など
非特異性間質性肺炎パターン	アミオダロン，メソトレキセート，ペニシラミン，金製剤，ヒドララジン，など
過敏性肺炎パターン	ゲフィニチブ，など

②放射線肺炎
　肺がんや乳がん，食道がんなどに対する放射線治療で肺が放射線照射を受けることにより生じる肺の間質を主体とした炎症である。照射線量が20〜25 Gy（グレイ）をこえると肺になんらかの障害がみられ，40 Gyをこえると間質性変化が出現する。とくにもとから間質性肺炎が存在している患者に放射線治療が行われると放射線肺炎が重篤化しやすい。

　一般に，放射線照射部位に沿って間質性変化がみられるが，照射範囲をこえて肺障害がみられる場合は重症であり，発熱の持続や呼吸不全が強い場合はステロイドの投与が考慮される。

■特発性間質性肺炎（IIPs）
　間質性肺炎のうち，原因の明らかでないものを特発性間質性肺炎（IIPs）とよぶ。2013年に発表された国際分類では6つの主要なIIPs（IPF，NSIP，RB-ILD，DIP，COP，AIP），2つのまれなIIPs（LIP，IPPFE），さらに分類不能型IIPsに分類された。

　IIPsのうち，特発性肺線維症（IPF）が80〜90％ともっとも多く，ついで特発性非特異性器質化肺炎（NSIP）が5〜10％，特発性器質化肺炎（COP）が1〜2％とされる。このうちIIPsのなかでもっとも患者が多く，また難治性であるIPFがとくに重要である。

①特発性肺線維症(IPF)

わが国のIPFの有病率は10万人対10.0人で，50歳以上の男性に多い。ほとんどが喫煙者であることから喫煙が危険因子の1つと考えられている。IPFは緩徐に悪化する疾患であるが急性増悪をきたすこともあり，平均生存期間は初診時から61〜69カ月とされる。

症状としては乾性咳嗽や呼吸困難感が多いが，初期には無症状のことも多い。下肺から間質性変化が進行し，とくに背側の下肺で捻髪音を聴取する。通常の経過では発熱することはなく，発熱している場合は感染症の合併やIPFの急性増悪を考慮する。

HRCTでは両側下葉背側胸膜下に優位に分布する小葉辺縁部優位の線維化所見，蜂巣肺や**牽引性気管支拡張像**[*30]を認める。

診断は，原因の明らかな間質性肺炎(膠原病，職業・環境性，医原性)を除外し，HRCTでIPFに特徴的な所見を認めればIPFと診断される。HRCTで典型的なIPF像でない場合は外科的肺生検を行うことも考慮する。

現在のところIPFの根本治療は存在しない。しかし近年，抗線維化作用や抗炎症・抗酸化作用を有するピルフェニドン(ピレスパ®)内服や，N-アセチルシステイン(ムコフィリン®)吸入療法の有効性が報告されている。また，急性増悪時にはステロイド投与が考慮される。

感染予防のためインフルエンザウイルスや肺炎球菌ワクチンを行う。また(IPF患者に限らないが)喫煙が危険因子でもあり，禁煙することも重要である。

②特発性非特異性間質性肺炎(NSIP)

女性，非喫煙者に多い。IPFと比較して予後は一般に良好である。リンパ球浸潤が主体のcellularタイプとよばれるものはステロイド投与に反応することが多い。一方，線維化が主体のfibroticタイプとよばれるものはステロイド投与に反応が乏しいとされる。

NSIPと診断されたもののなかには，経過中に膠原病が明らかとなる場合がある(肺病変先行型)。このため，NSIPの診療では膠原病に関する定期的な検査を行う必要がある。

③特発性器質化肺炎(COP)

50〜60歳代に発症し，非喫煙者に多い。肺炎のような症状を呈し，画像所見もほかのIIPsと異なり，気管支透亮像を伴う浸潤影がみられる。病変部の気管支肺胞洗浄液(BALF：bronchoalveolar lavage fluid)はリンパ球優位でCD4/CD8比の減少が，経気管支肺生検(TBLB：transbronchial lung biopasy)では腔内器質化病変と肺胞隔壁の炎症像が認められる。

肺炎と診断され抗菌薬を投与されることもあるが無効であり，ステロイド治療が行われる。ステロイドへの反応性は良好であるが，陰影は再発性，遊走性(陰影が移動する)であることもある。

用語アラカルト

＊30 牽引性気管支拡張
肺の線維化や器質化に伴って肺胞が縮み(肺の容積が減る)，間接的に気管支が引っ張られて拡張すること。IPFやNSIPのような慢性に経過する間質性肺炎のほか，急性間質性肺炎や急性呼吸促迫症候群(ARDS)でもみられる。

●文献
1) 日本呼吸器学会びまん性肺疾患診断・治療ガイドライン作成委員会：特発性間質性肺炎 診断と治療の手引き，改訂第3版，南江堂，2016．
2) Travis WD, et al.: An official American Thoracic Society/European Respiratory Society statement: Update of the international multidisciplinary classification of the idiopathic interstitial pneumonias. Am J Respir Crit Care Med, 188(6): 733-748, 2013.
3) 難病情報センター：特発性間質性肺炎．http://www.nanbyou.or.jp/entry/302
4) 日本呼吸器学会薬剤性肺障害の診断・治療の手引き作成委員会：薬剤性肺障害の診断・治療の手引き．日本呼吸器学会，2013．

まとめのチェック

□□ 1	拘束性換気障害をきたす肺疾患を述べよ。	▶▶ 1 間質性肺炎，急性呼吸促迫症候群（ARDS）。
□□ 2	間質性肺炎とはなにかを述べよ。	▶▶ 2 肺間質（肺胞中隔，気管支血管周囲，小葉間隔壁，胸膜直下）に炎症や線維化が起こる疾患の総称。
□□ 3	間質性肺炎の分類について述べよ。	▶▶ 3 大きく，原因の明らかなもの（膠原病，職業・環境性，医原性）と原因の明らかでないもの（特発性間質性肺炎：IIPs）に分けられる。IIPsは6つの主要なIIPsと2つのまれなIIPs，さらに分類不能型IIPsに分類される。

松尾耕一

\ POINT!! /

喫煙がリスクとなる代表的疾患に，COPDや原発性肺癌がある。

\ POINT!! /

COPDには肺気腫や慢性気管支炎といった疾患が含まれる。

❺ COPD・喘息

①COPD

■COPD（chronic obstructive pulmonary disease：慢性閉塞性肺疾患）とは

　タバコ煙を主とする有害物質を長期に吸入することで生じる肺の炎症性疾患。呼吸機能検査で完全には正常に戻ることのない気流閉塞を示す。気流閉塞は，末梢気道病変と気腫性病変がさまざまな割合で複合的に作用することにより起こり，進行性である。

　世界的には患者数が増加傾向にあり，有病率は10％前後である。また，2004年のWHO（世界保健機関）の調査では，COPDは死因の第4位（総死亡の5.1％）を占めている。

　わが国における有病率は9％弱とされ，2010年度以降は死因の第9位となっている。

　タバコ煙は最大の危険因子であり，COPD患者の90％には喫煙歴があるとされる。逆に喫煙者のうちCOPDを発症するのは15～20％ほどとされ，喫煙感受性を規定する遺伝素因の存在が考えられている。有名な遺伝素因としてα1-アンチトリプシン欠損症があるが，わが国ではまれである。

■COPDの症状

　徐々に生じる労作時の呼吸困難や慢性の咳，痰を特徴とする。しかし，初期にはこれらの症状に乏しいこともある。進行して肺高血圧症を合併すると労作時に心拍出量が制限されることで，より呼吸困難が悪化する。COPDの呼吸困難（息切れ）はmMRC（modified british medical research council：修正MRC）（▶表14）などで評価する。

　喘息と合併（オーバーラップ症候群）することや，肺の線維化を合併（気腫合併肺線維症）することがある。肺がんの合併も多く，COPD患者の死因の5～38％が肺がんとされる。

　また，COPDは肺だけでなく全身にも影響を及ぼし，全身性疾患と捉えることが大切である。代表的な全身性の併存・合併疾患として，全身性炎症，栄養障害，骨格筋機能障害，心・血管疾患，骨粗鬆症，抑うつ，糖尿病などがある。

表14 呼吸困難（息切れ）を評価する修正MRC（mMRC）

グレード分類	あてはまるものにチェックしてください（1つだけ）
0	激しい運動をしたときだけ息切れがある
1	平坦な道を早足で歩く，あるいは緩やかな上り坂を歩くときに息切れがある
2	息切れがあるので，同年代の人よりも平坦な道を歩くのが遅い，あるいは平坦な道を自分のペースで歩いているとき，息切れのために立ち止まることがある
3	平坦な道を約100 m，あるいは数分歩くと息切れのために立ち止まる
4	息切れがひどく家から出られない，あるいは衣服の着替えをするときにも息切れがある

■ COPDの診断と病期分類

長期間の喫煙歴があり，慢性の咳，喀痰，労作時呼吸困難などがみられる場合にCOPDを疑う。気管支拡張薬吸入後のスパイロメトリーで1秒率（FEV_1/FVC）が70％未満で，気流閉塞をきたすほかの疾患を除外することで診断される。

病期分類には％FEV_1（対標準1秒量：予測1秒量に対する比率）が用いられ，I〜IV期に分けられる（▶表15）。

表15 COPDの病期分類

	病　期	定　義
I期	軽度の気流閉塞	％$FEV_1 \geqq 80\%$
II期	中等度の気流閉塞	$50\% \leqq$ ％$FEV_1 < 80\%$
III期	高度の気流閉塞	$30\% \leqq$ ％$FEV_1 < 50\%$
IV期	きわめて高度な気流閉塞	％$FEV_1 < 30\%$

※1秒率70％未満が必須条件。
※診断には1秒率が，病期分類には対標準1秒量が用いられる。

■ COPDの検査所見

①呼吸機能検査

COPDの診断のため，スパイロメトリーによる気流閉塞の検出が必須である。気管支拡張薬吸入後の1秒率が70％未満であるとき，気流閉塞があると診断する。

フローボリューム曲線では，気流閉塞のため$\dot{V}max$（最大呼気速度）が低下する。とくに末梢気道狭窄を示唆する呼気後半の流速（$\dot{V}50$や$\dot{V}25$）が低下し，下に凸の曲線となる。

②胸部X線

画像のみでCOPDと診断することはできないが，心不全などほかの疾患の除外のために有用。早期には特徴的な所見はないが，進行すると肺の過膨張，肺野の透過性亢進，横隔膜の低位平坦化，心胸郭比の減少（滴状心）などがみられる（▶図55）。

図55 COPDの胸部X線所見

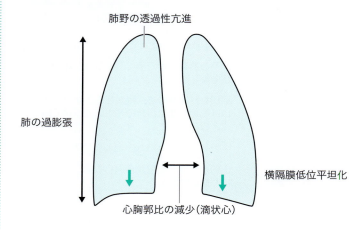

③高分解能CT（HRCT：high-resolution computed tomography）

気腫性病変のほか，気道病変を検出するのにも優れている。気腫型や非気腫型などの病型分類に有用である。

④運動負荷試験

運動耐容能や重症度，予後予測などのために行われる。

一般に6分間歩行試験やシャトルウォーキング試験が行われる。6分間歩行試験では6分で歩行できる距離，呼吸困難感，SpO_2，心拍数などを運動耐容能の指標とする。

■COPDの治療

COPDの治療目標は，自覚症状やQOL（quality of life）の改善，増悪や合併症の予防，生命予後の改善である。安定期の管理と，増悪時の治療に大きく分けられる。

喫煙はCOPD最大の危険因子であり，すべての患者に禁煙を勧める。

感染症による増悪を防ぐため，インフルエンザウイルスワクチン，肺炎球菌ワクチンの接種も大切である。

①安定期

気管支拡張薬（抗コリン薬，β_2刺激薬，メチルキサンチン）が治療の中心である。副作用軽減の観点から，吸入療法が勧められる。ステロイドの吸入薬は中等度以上の気流閉塞があり，増悪を繰り返す症例に使用される。

酸素療法は$PaO_2 \leq 55$ Torrか，または$PaO_2 \leq 60$ Torrで睡眠時や運動負荷時に著しい低酸素血症をきたす患者で適応となる。1日15時間以上の長期（在宅）酸素療法は，高度慢性呼吸不全を伴うCOPD患者の生命予後を改善する。

②増悪期

呼吸困難の悪化，咳や痰の増加などがあり，安定期治療の変更または追加が必要となる状態をCOPDの増悪という。増悪の原因として呼吸器感染症が多い。呼吸不全を呈している患者や病期がⅢ期以上の患者では入院加療を行う。

治療の基本はABCアプローチである。ABCはそれぞれ抗菌薬（A：antibiotics），気管支拡張薬（B：bronchodilators），ステロイド（C：corticosteroids）を表す。

十分な薬物療法や酸素投与が行われているにもかかわらず呼吸状態が改善しない場合には，換気補助療法の適応となる。COPDの換気補助療法では気管挿管を行わないNPPV (non-invasive positive pressure ventilation)が第一選択となる。

②気管支喘息
■気管支喘息とは

臨床的には反復して起こる咳，喘鳴，呼吸困難を特徴とする閉塞性呼吸器疾患であり，病態として，気道の慢性炎症，可逆性のある種々の程度の気道狭窄と気道過敏性の亢進を認める。Ⅰ型アレルギーが関与するアトピー型と，Ⅰ型アレルギーが関与しない非アトピー型に分類される。

わが国の有病率は小児で10〜15％，成人で6〜7％である。

■気管支喘息の症状

とくに夜間から早朝にかけて，発作性の呼吸困難，喘鳴，咳嗽(がいそう)が反復してみられる。通常，非発作時には症状がない。発作の引き金となるものには，呼吸器感染症(かぜを含む)，ハウスダストやペットの毛の吸入，気温や気圧の変化，薬剤などがあげられる。

発作の程度には，動いたときに少し苦しいといった程度から，苦しくて動けない，さらにはチアノーゼや呼吸減弱・呼吸停止に至るものまでさまざまである(▶表16)。

表16 臨床所見による喘息重症度の分類(成人)

重症度[*1]		軽症間欠型	軽症持続型	中等症持続型	重症持続型
喘息症状の特徴	頻度	週1回未満	週1回以上だが毎日ではない	毎日	毎日
	強度	症状は軽度で短い	月1回以上日常生活や睡眠が妨げられる	週1回以上日常生活や睡眠が妨げられる	日常生活に制限
				短時間作用性吸入β_2刺激薬頓用がほとんど毎日必要	しばしば増悪
	夜間症状	月に2回未満	月に2回以上	週1回以上	しばしば
PEF[*2] FEV$_1$[*2]	%FEV$_1$,%PEF	80％以上	80％以上	60％以上80％未満	60％未満
	変動	20％未満	20〜30％	30％をこえる	30％をこえる

[*1] いずれか1つが認められればその重症度とする。
[*2] 症状からの判断は重症例や長期罹患例で重症度を過小評価する場合がある。呼吸機能は気道閉塞の程度を客観的に示し，その変動は気道過敏性と関連する。%EFV$_1$=(FEV$_1$測定値/FEV$_1$予測値)×100，%PEF=(PEF測定値/PEF予測値または自己最良値)×100

聴診では笛音(てきおん)(wheeze)とよばれる高音の連続性ラ音が聴取される(▶表17)。喘息と鑑別が必要な疾患として，心不全(心臓喘息)，COPD急性増悪，肺血栓塞栓症，薬剤の副作用による咳嗽(ACE阻害薬など)などがあげられる。

表17 喘息における聴診所見

Grade0	喘鳴を聴取しない
Grade1	強制呼気時のみに喘鳴を聴取
Grade2	平静呼吸下で呼気時のみに喘鳴を聴取
Grade3	平静呼吸下で吸気，呼気ともに喘鳴を聴取
Grade4	平静呼吸下で吸気，呼気ともに喘鳴を聴取するが弱く，呼吸音そのものが弱い(silent chest)

■気管支喘息の診断と検査

症状や身体所見から気管支喘息を疑ったら，呼吸機能検査で可逆性の気流制限を証明する。ピークフロー(PEF)値の日内変動が20％以上，またはβ_2刺激薬吸入により1秒量が12％以上かつ200 mL以上増加することで，気流制限が可逆性であるとされる。

必要に応じて気道過敏性(アセチルコリン，ヒスタミン，メサコリンに対する気道収縮反応の亢進)，アトピー素因(環境アレルゲンに対するIgE抗体)，

\ POINT!! /
気管支喘息では末梢血中の好酸球数増加や，アセチルコリン吸入試験での過敏性などがみられる。

気道炎症(喀痰，末梢血中の好酸球数増加)についての検査を行う。
　胸部X線やCTは，心不全やCOPDなど喘息以外の器質的疾患を除外するのに有用である。

■気管支喘息の治療

気管支喘息での治療目標を▶表18に示す。治療においては▶表19に示すコントロール状態の評価でのコントロール良好が維持されるようにする。

表18　喘息の治療の目標

①健常人と変わらない日常生活が送れること。正常な発育が保たれること
②正常に近い肺機能を維持すること
　　PEFの変動が予測値の20％未満
　　PEFが予測値の80％以上
③夜間や早朝の咳や呼吸困難がなく十分な夜間睡眠が可能なこと
④喘息発作が起こらないこと
⑤喘息死の回避
⑥治療薬による副作用がないこと
⑦非可逆的な気道リモデリングへの進展を防ぐこと

表19　コントロール状態の評価

	コントロール良好（すべての項目が該当）	コントロール不十分（いずれかの項目が該当）	コントロール不良
喘息症状（日中および夜間）	なし	週1回以上	コントロール不十分の項目が3つ以上当てはまる
発作治療薬の使用	なし	週1回以上	
運動を含む活動制限	なし	あり	
呼吸機能（FEV_1およびPEF）	予測値あるいは自己最高値の80％以上	予測値あるいは自己最高値の80％未満	
PEFの日（週）内変動	20％未満[*1]	20％以上	
増悪（予定外受診，救急受診，入院）	なし	年に1回以上	月に1回以上[*2]

[*1] 1日2回測定による日内変動の正常上限は8％である。
[*2] 増悪が月に1回以上あれば他の項目が該当しなくてもコントロール不良と評価する。

　気管支喘息の治療薬は，**長期管理薬（コントローラ）**と**発作時治療薬（リリーバー）**に大きく分けられる。
　コントローラは，症状の寛解や発作の予防など喘息症状のコントロールのために使用される。使用される薬剤にはステロイド(とくに吸入)，気管支拡張薬(β_2刺激薬，テオフィリン徐放製剤)，ロイコトリエン受容体拮抗薬，抗アレルギー薬がある。▶表16の重症度にあわせて，▶表20の喘息治療ステップを選択する。いずれの治療ステップでも吸入ステロイドが第一選択である。
　リリーバーは，発作時における喘鳴や呼吸困難を治療するものである。使用される薬剤には，ステロイド(吸入，経口，点滴静注)，気管支拡張薬(短時間作用性β_2刺激薬，テオフィリン製剤，アドレナリン皮下注，抗コリン薬)がある。

表20 喘息治療ステップ

		治療ステップ1	治療ステップ2	治療ステップ3	治療ステップ4
長期管理薬	基本治療	吸入ステロイド薬（低用量）	吸入ステロイド薬（低〜中用量）	吸入ステロイド薬（中〜高用量）	吸入ステロイド薬（高用量）
		上記が使用できない場合は以下のいずれかを用いる	上記で不十分な場合に以下のいずれか1剤を併用	上記に下記のいずれか1剤，あるいは複数を併用	上記に下記の複数を併用
		LTRA テオフィリン徐放製剤 ※症状がまれなら必要なし	LABA（配合剤使用可） LTRA テオフィリン徐放製剤	LABA（配合剤使用可） LTRA テオフィリン徐放製剤 LAMA	LABA（配合剤使用可） LTRA テオフィリン徐放製剤 LAMA 上記のすべてでも管理不良の場合は下記のいずれかあるいは両方を追加 抗IgE抗体 経口ステロイド薬
	追加治療	LTRA以外の抗アレルギー薬	LTRA以外の抗アレルギー薬	LTRA以外の抗アレルギー薬	LTRA以外の抗アレルギー薬
発作治療		吸入SABA	吸入SABA	吸入SABA	吸入SABA

LABA：長時間作用性β_2刺激薬，LAMA：長時間作用性抗コリン薬，LTRA：ロイコトリエン受容体拮抗薬，SABA：短時間作用性β_2刺激薬

● 文献
1) 日本呼吸器学会COPDガイドライン第4版作成委員会：COPD（慢性閉塞性肺疾患）診断と治療のためのガイドライン 第4版，日本呼吸器学会，2013.
2) Fukuchi Y, et al.: COPD in Japan: the Nippon COPD Epidemiology study. Respirology, 9: 458-465, 2004.
3) GOLD 2017 Global Strategy for the Diagnosis, Management and Prevention of COPD. http://goldcopd.org/gold-2017-global-strategy-diagnosis-management-prevention-copd/
4)「喘息予防・管理ガイドライン2015」作成委員：喘息予防・管理ガイドライン，日本アレルギー学会，2015.

まとめのチェック

□□ 1 閉塞性換気障害をきたす肺疾患を述べよ。
▶▶ 1 COPD，気管支喘息。

□□ 2 COPDについて簡潔に述べよ。
▶▶ 2 閉塞性肺疾患の1つで，タバコ煙などの有害物質の長期吸入により生じる肺の炎症性疾患である。治療には気管支拡張薬やステロイド，またとくに増悪期には抗菌薬を必要とすることが多い。

□□ 3 気管支喘息について簡潔に述べよ。
▶▶ 3 閉塞性肺疾患の1つで，咳・喘鳴・呼吸困難を特徴とする。気道の過敏性および可逆性の気道狭窄を認める。治療は，長期管理薬（コントローラ）と発作時治療薬（リリーバー）に分けられ，ステロイドや気管支拡張薬（β_2刺激薬や抗コリン薬，テオフィリン）が用いられる。

石井宣大

人工呼吸器使用中に発生するおもなトラブルと対処方法

どのようなトラブルが起こるのか
■トラブル事例

❶ 人工呼吸器のトラブル

　日本病院機能評価機構の報告[1]では，1年間の人工呼吸器に関する医療事故の全31件の原因内訳を，電源 2件，酸素供給 2件，回路 16件，加温加湿器 0件，設定・操作部 2件，呼吸器本体 2件，その他 7件と報告している。回路16件のうち，気管チューブの逸脱は13件である。

　また，日本呼吸療法医学会の調査[2]では，インシデント発生部位として，気管チューブ，呼吸回路，加温加湿器が多く，おもな発生原因として自己（事故）抜管，不適切な設定，接続の緩み，物理的な破損をあげている。

　トラブルの発生部位は，気管チューブ，呼吸回路，加温加湿器であり，発生原因は不適切な設定や接続の間違い，緩みなど，知識不足や確認不足が伺える。

　人工呼吸器の事故対策として，厚生労働省通達[3]が示されており，機器の異常などの発生を防止し，人工呼吸器を安全に使用するために，使用前，使用中，使用後の点検の実施，警報の適切な設定，定期点検および記録が必要であるとしている（▶表21）。

表21　人工呼吸器の事故予防対策[3]

医療事故を防止する観点から以下を行うこと
1. 生体情報モニタの併用など
    (1) 人工呼吸器を使用するときは警報付パルスオキシメータまたは警報付カプノメータを併用する
    (2) 手動式人工呼吸器を備える
2. 人工呼吸器の適切な設定，操作などを促すための対策
    (1) 警報設定に関する注意喚起シールを貼付
    (2) 簡易取扱説明書の添付
3. 保守点検の適切な実施を促すための対策
    (1) 定期点検済みシールの貼付
    (2) チェックリストを作成，使用前，使用中，使用後点検の実施と記録

【人工呼吸器トラブルの基本的な対処方法】
・人工呼吸器は，24時間稼働する生命維持管理装置であり，携わるスタッフは，
　①トラブルの予防の対策
　②トラブル発生時に被害を最小限にする対処方法の習得
　が求められる。
・トラブル発生時に落ち着いて自信をもって対応できるように普段の準備と訓練が重要となる。

①気管挿管中の患者が急変したときは？

【対処方法】

基本的な対応を▶表22に示す。気管挿管した患者の呼吸状態の悪化はDOPEでチェックする（▶表23）[4]。DOPEとは，Displacement（位置），Obstruction（閉塞），Pneumothorax（気胸），Equipment（機器・器材）の頭文字を並べたものであり，順番は関係なく項目の抜け漏れがないように確認する。

表22 トラブルへの基本的な対応

①バイタルサインが悪化していればスタッフを呼び手動換気に切り替える
②応援スタッフはDOPEをチェックする
③気管チューブの位置確認，気胸の兆候を確認する
 ・機器の接続，リークなどを確認する
 ・機器の確認は点検項目が多いのでチェックリストを活用する

表23 DOPE[4]

Displacement（位置）	：気管チューブの位置異常
Obstruction（閉塞）	：気管チューブの閉塞
Pneumothorax（気胸）	：気胸の発生
Equipment（機器・器材）	：回路や機器の異常

\POINT!!/

● **バイタルサイン（生命徴候）**

検査項目は心拍数，体温，血圧，呼吸数がある。

● **パルスオキシメータ**

・酸素と結合しているヘモグロビンの割合を示す動脈血酸素飽和度を測定する。
・赤色光と近赤外光に対する吸光度と脈波の脈動成分を利用する。
・異常ヘモグロビン（一酸化炭素中毒，メトヘモグロビン血症）は測定値に影響する。
・パルスオキシメトリーに影響を及ぼすものとして，体動，末梢循環不全，室内光，電気メスがあげられる。

❷ 気管チューブのトラブル

①計画外抜管

気管チューブの計画外抜管は，患者自身での引き抜きや体位変換などの処置中に呼吸回路が引っ張られることで発生する。計画外抜管は，患者当たり0.3〜16％発生し，ケアなどの偶発的な抜管は17％，自己抜管は83％と報告[5]されている。

【対処方法】

計画外抜管後に再挿管した患者は約40％[6]であることから，計画外抜管発生時の対応（▶図56）が重要となる。計画外抜管では，カフが膨らんだ状態で抜管することから，気道浮腫が発生する場合がある。換気や挿管ができない状態であるCVCI（can not ventilate, can not intubate）に対応できる準備が重要である。病院内のDAM（difficult airway management）セットの場所を確認し，DAMに精通した医師の連絡先を控えておくとよい。

図56 計画外抜管時の対応

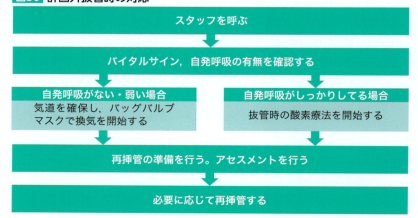

134

②気管チューブの閉塞

【対処方法】
　気管チューブの閉塞は，気道分泌物によるチューブの狭窄，不適切な加湿，多量な分泌物などにより患者全体において約3％発生する[7]。人工鼻とヒータワイヤ加温加湿器では発生率に差がない[7]とされている。発生すると緊急の気管チューブ交換が必要となる。
　チューブ閉塞の予防として，吸引時の評価，分泌物の評価，加湿状態評価を行う。臨床的な適正加湿評価の指標として，喀痰が柔らかくなっていること，気管チューブ内壁に結露，水滴があること，気管内吸引カテーテルが気管チューブにスムーズに入ること[8]があげられる。

3 呼吸回路のトラブル

　呼吸回路のトラブルは，接続部の外れや緩み，処置中に発生するもの，回路の劣化や破損によるもの，接続間違いによるものがある。

①接続部の外れや緩み

　体位変換や清拭中に回路を引っ張り接続が外れる。また，ベッドの操作で回路やウォータートラップを挟み破損するということが発生する。とくに清拭，体位変換などの処置後には呼吸状態の変化や，誤接続，外れの確認が重要となる。

【対処方法】
・呼吸回路の不良を疑ったらトラブルの基本的な対応に沿って，患者の呼吸状態，循環状態，意識レベルを確認する。低酸素や低換気が認められれば，用手換気に切り替える。
・1人では対処せず，ほかのスタッフを呼び，1人は用手換気とバイタルサインを監視する。他方が人工呼吸器回路をチェックする。
・人工呼吸器の吸気側接続部から呼気側接続部までガスの流れに沿って順に，接続部に緩みがないか，破損，亀裂がないかを確認する。

　リークの確認方法は次の3通り（❶〜❸）がある。
・患者に接続した状態
　❶人工呼吸器にリーク量が表示される機器ではリーク量を確認する。
・患者は手動換気に切り替え，テストラングを接続する。
　❷人工呼吸器にリークテストが実施できる機種ではテストを行う。
　❸手動吸気ポーズを使用しポーズ中の気道内圧の降下，フロー波形の変化を確認する。呼吸回路にテストラングを取り付け，換気量低下や気道内圧低下がないか確認する。

　リークなどの発見に時間がかかる場合は回路交換を実施する。回路交換後はリークテストを行い患者に接続する。患者と人工呼吸器の同調性，換気量，気道内圧などの換気状態，呼吸状態，循環動態などをチェックリストに沿って点検する。

\ POINT!! /

　呼吸回路の加温加湿は，ヒーターワイヤ加温加湿器と人工鼻に大別できる。

・ヒーターワイヤ加温加湿器は，結露を抑える働きをするホースヒータを呼気側または吸気側呼気側の両方に組み込み，貯水槽に蒸留水を使用する。
・人工鼻は，回路が簡便になる，死腔が増加する，分泌物により気道抵抗が増加する，分時換気量の増加により加湿効率は低下する。
・ヒーターワイヤと人工鼻を同時に使用すると過剰な水分により人工鼻の抵抗が増加するため，同時使用は禁忌である。

②回路の劣化や破損

　呼吸回路は，テンションのかかる部位，屈曲する部位，回路固定ハンガーに挟んだ部位に劣化によるリークが発生する。

【対処方法】
①接続部の外れやゆるみの対処方法を参照。

③接続間違い

　加温加湿器用回路では，呼吸器本体に呼気回路と吸気回路を逆に接続すると，吸気ガスが加温加湿されず，乾燥したガスを送り込むことから気管チューブの閉塞や気道粘膜の損傷が発生する。ウォータートラップのカップは，緩んだ状態でも接続しているようにみえる場合があり，リークが発生する。

【対処方法】
　呼吸回路の接続図を人工呼吸器に配置する。人工呼吸器の吸気側接続部から呼気側接続部までガスの流れが合っているかを確認する。

❹ 加温加湿器のトラブル

　加温加湿器のトラブルとしては，次のものがあげられる。

①検査などにより一時的に人工呼吸器を外した際，再装着時に加温加湿器の電源を入れ忘れる。

②加温加湿器への給水後に回路接続を誤る。

③加温加湿器に蒸留水以外の薬剤などを入れる。

④空焚きして温度ブレーカの遮断が起こる。

【加温加湿器のトラブル対処方法】
・加湿の状態をチェック項目に入れて，チェックリストを使用する。
・誤薬については，外観が似ている場合は，ソフトバッグとハードバッグに区別して運用する。
・加温加湿器の注水に関しては，自動給水機能付き加湿器に変更する。
・加温加湿器自動注水用蒸留水については，ほかの薬剤と間違えないよう，「人工呼吸器専用，注射禁止」など表示したシールを目立つ場所に貼りつける。

❺ 人工呼吸器の電源のトラブル

人工呼吸器の電源に関するトラブルとしては，次のものがあげられる。

> ①検査や処置により一時的に人工呼吸器を停止し，再装着時に電源を入れ忘れる。

> ②患者移動後に電源コンセントを接続し忘れる。

> ③バッテリーの劣化

電源関連のトラブル予防として，電源を必ず非常用電源（緑色または赤色コンセント）に接続する。電源コンセントの種類や電気容量（使用できるアンペアの合計），非常電源の供給時間，使用する医療機器の使用電力について，病院の設備を管理する部署に確認する。

停電時の電源供給には限界があり，すべての機器を使用したことで容量オーバーによりブレーカが遮断し，二次的に停電が発生したことが報告されている。

停電時には必要な機器のみを使用すること，優先的に使用する機器を普段から決めておくことが大切である。

バッテリーには搭載の有無とバッテリー稼働時間を表示する。

【人工呼吸器の電源トラブルの対処方法】
- 突然の人工呼吸器の停止（故障）には，手動式人工呼吸器を常備して対処する。
- 人工呼吸器は機械であり故障の発生を低くすることはできるが，ゼロにはできないことを心に留めておく。
- 手動式換気器具（バック・バルブ・マスク，ジャクソン・リース回路）を人工呼吸器1台に一式常備して対処する。
- 人工呼吸器を使用する部署では，突然の停止でも安全に対応できることが求められており，普段から突然の故障や停電などを想定した用手換気器具の特性の理解に努めるとともにテスト肺に接続して圧，換気量をコントロールできるように訓練する必要がある。

❻ 医療ガス供給のトラブル

人工呼吸器では，医療ガスの酸素ガスおよび圧縮空気ガスを使用する（※圧縮空気は使用しない機種がある）。

トラブルには酸素ホースのつぶれ，折れ，酸素アウトレットの接続外れ，医療ガス設備異常による酸素供給の停止などがあげられる。

ほかに酸素ボンベから人工呼吸器に酸素を供給する方法があるが，アウトレット付き減圧弁が必要であること，酸素の消費量が多い（作動時間が短い）ことが問題点としてあげられる。特殊な設備により酸素ボンベから供給できるシステムはあるが，工事が必要である。

酸素供給に異常がないエリアが確認できれば移送を検討する。

\ POINT!! /

非常電源の起動時間と連続稼働時間は，一般非常電源40秒以内，10時間以上，特別非常電源10秒以内，10時間以上，瞬時特別非常電源0.5秒以内，10分以上である。

POINT!!

● **定置式超低温液化ガス (CE)**

液化酸素の状態で大量かつ安全に貯蔵し，気化させて供給する。

● **マニフォールド**

複数の大型ボンベを配置し，左右中央の切り替え装置により，片方のガスがなくなるともう片方に自動で切り替える安全装置がついている。

● **遮断弁（シャットオフバルブ）**

医療ガス配管のバルブであり，病棟の区画ごとに設置されている。保守点検やトラブル，災害時に医療ガスの供給を遮断する。

● **配管端末器（アウトレット）**

人工呼吸器の酸素や圧縮空気のホースの先端についているアダプタを接続する。

● **医療ガスの誤接続防止対策**

・ピン方式（ガスの種類でピンの位置，本数が異なる）
・シュレーダ方式（ガスの種類により口径が異なる）

普段から酸素ボンベとレギュレータの数，医療ガス配管工事の案内などに注意が必要である。

【医療ガス供給トラブルの対処方法】

- バイタルサインを確認して，ただちに手動換気の切り替えが必要かを判断する。手動換気に切り替えるときは応援スタッフを呼ぶ。
- 医療ガスアウトレットから酸素が流れない場合は，酸素ボンベから酸素を供給する。もし，ほかの患者でも酸素供給圧低下アラームや酸素が流れない場合は，同一フロアの酸素供給異常と判断し，中央監視室に連絡する。
- 酸素ボンベと酸素流量計付減圧弁を必要数準備する。
- 酸素供給可能なエリアを探し，患者を移送する。

❼ 人工呼吸器本体のトラブル

人工呼吸器は，使用中もバックグラウンドで各パーツのチェックを行い，何回か異常を検知するとアラーム発生とともに換気を停止する。人工呼吸器の故障が発生してアラームを鳴らして換気停止になることや，故障により電源を入れたが動かないことがあげられる。これは多くは，人工呼吸器本体のメンテナンスを行っていないことや故障によるものである。

使用中の換気停止は，自発呼吸がない患者にとっては非常に危険な状態となる。対応としては，まず人工呼吸器の定期点検を確実に実施する。次回定期点検日については，人工呼吸器の目立つ場所に貼りつけて点検期日を過ぎていないかチェックする。

また使用前，使用中，使用後の点検を行い，異常，劣化，故障の徴候を早期に発見する。

【人工呼吸器本体のトラブルの対処方法】

- 人工呼吸器本体が緊急停止した場合に備え，手動式人工呼吸器を配備し，スタッフは緊急交換のシミュレーション研修を行う。
- 医師，看護師，臨床工学技士など治療に参加するスタッフが処置後にチェックする。

● 文献

1) 日本医療機能評価機構 医療事故防止事業部：医療事故情報収集等事業平成21年 年報．
2) 日本呼吸療法医学会・人工呼吸安全管理対策委員会：「人工呼吸器安全使用のための指針」提言後の実態調査．人工呼吸，22(1)：55-60，2005．
3) 医薬発第248号厚生労働省医薬局長通達：生命維持装置である人工呼吸器に関する医療事故防止対策について，平成13年3月27日．
4) Macintyre, NR: The ventilator discontinuation process: an expanding evidence base. Respiratory care, 58(6): 1074-1086, 2013.
5) Boles JM, et al: Weaning from mechanical ventilation. Eur Respir J, 29(5): 1033–1056, 2007.
6) Esteban A, Anzueto A, Frutos F,et al.: Characteristics and outcomes in adult patients receiving mechanical ventilation: a 28-day international study. JAMA, 287(3): 345–355, 2002.
7) Kelly M: Heated humidification versus heat and moisture exchangers for ventilated adults and children. Cochrane Database of Systematic Reviews, (4): CD004711. DOI: 10.1002/14651858. CD004711.pub2, 2010.
8) 磨田 裕：加温加湿と気道管理 人工気道での加温加湿をめぐる諸問題．人工呼吸，27(1)：57-63，2010．

まとめのチェック

☐☐ 1	人工呼吸器トラブルの基本的な対応を述べよ。	▶▶ 1 ①バイタルサインが悪化していればスタッフを呼び，手動換気に切り替える。 ②応援スタッフはDOPEをチェックする。 ③気管チューブの位置確認，気胸の兆候を確認する。 ④機器の接続，リークなどを確認する。
☐☐ 2	人工呼吸器の医療事故を防止する観点から求められることを述べよ。	▶▶ 2 ①生体情報モニタの併用など ②人工呼吸器の適切な設定，操作等を促すための対策 ③保守点検の適切な実施を促すための対策
☐☐ 3	臨床的な適正加湿評価の指標を3つ述べよ	▶▶ 3 ①喀痰が柔らかくなっていること。 ②気管チューブ内壁に結露，水滴があること。 ③気管内吸引カテーテルが気管チューブにスムーズに入ること。
☐☐ 4	呼吸回路のトラブルを3つ述べよ。	▶▶ 4 ①接続部の外れやゆるみ ②回路の劣化や破損 ③接続間違い
☐☐ 5	人工呼吸器の電源関連のトラブル予防策を述べよ。	▶▶ 5 ①電源を必ず非常用電源（緑色または赤色コンセント）に接続する。 ②非常電源の電気容量を確認する。 ③優先的に使用する機器を普段から取り決める。 ④バッテリー搭載の有無とバッテリー稼働時間を表示する。 ⑤手動式換気器具を人工呼吸器1台に一式常備し，普段から訓練する。
☐☐ 6	人工呼吸器の医療ガス供給に関するトラブルを述べよ。	▶▶ 6 酸素ホースのつぶれ，折れ，酸素アウトレットの接続外れ，医療ガス設備異常による酸素供給の停止など。

肺疾患

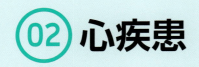 心疾患

伊部達郎・宇賀田裕介・荒川　衛・百瀬直樹・岡村　誉・小久保 領

伊部達郎

心臓の構造・機能

心臓の位置

　心臓は胸のほぼ中央に位置する。全身に血液を循環させるためのポンプであり，胸骨・肋骨で囲まれている（▶図1）。左右の肺に囲まれた縦隔というスペースに位置し，心膜に覆われた状態で存在する（▶図2）。

図1 心臓の位置

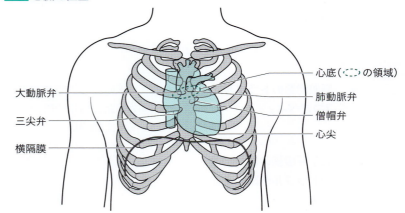

（見目恭一 編：臨床工学技士 ブルー・ノート 基礎編，p.148，メジカルビュー社，2013.）

図2 縦隔に位置する心臓

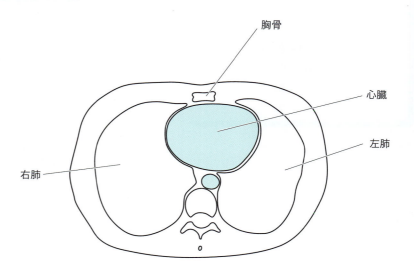

補足

●心臓の大きさ

心臓の重さは250～300 gであり，握りこぶし大である。

心臓は**心膜**とよばれる線維性の袋に包まれている。この袋の内部は心膜腔とよばれ，心膜腔には通常約15～50 mLの**心膜液**が存在している（▶図3）。心膜液は心臓の収縮・拡張に伴う膜の摩擦を減らす役割を担っている。

図3 心膜の構造と心臓

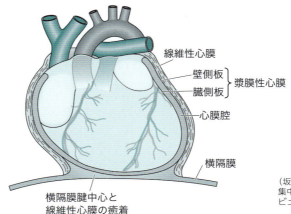

（坂井建雄 編：カラーイラストで学ぶ集中講義 解剖学，p.112，メジカルビュー社，2012.）

補足

●心臓の機能が低下すると…

①心タンポナーデ

なんらかの原因で心膜液が増加すると，硬い心膜は外側に広がることができないため，貯留した心膜液が心臓を外側から圧迫する（▶図4）。心臓が外側から圧迫されると心臓の拡張が制限され，心臓内への血液の還流が制限されることになる。その結果，心拍出量が減少し，血圧の低下から死に至ることもある。これを**心タンポナーデ**という。心膜液の貯留が徐々に進み時間をかけて心タンポナーデに至ることもあれば，心破裂や急性大動脈解離による急速な心膜液貯留から急激に心タンポナーデに至ることもある。

②収縮性心膜炎

心臓を包む心膜がなんらかの原因で厚く硬くなっても心臓の拡張が制限されることになる（▶図5）。これが原因で，心臓の収縮機能は正常であるが，**拡張の障害**から心臓への血液の還流が制限される。おもに上大静脈・下大静脈から右心房・右心室への血液の還流が制限されてしまうので，静脈血のうっ滞が生じ，肝臓の腫大や全身の浮腫など，右心不全症状が出現する。進行すると心拍出量の低下をきたすこともある。

図4 心タンポナーデ

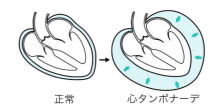

正常　　　心タンポナーデ

図5 収縮性心膜炎

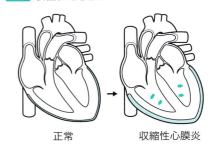

正常　　　収縮性心膜炎

心臓の内腔と血液の流れ

心臓は4つの腔（右心房・右心室・左心房・左心室）からなる（▶図6）。血液は▶図6の矢印のように流れる。右側と左側は**心房中隔・心室中隔**により隔てられていて，正常の心臓の構造では右心系の血液（静脈血）と左心系の血液（動脈血）が混ざり合うことはない。

右心系：右心房＋右心室
左心系：左心房＋左心室

補足

左心室は全身に血液を送り出すポンプであり，左心室の心筋は右心室の心筋よりも厚い。

図6 心臓の内腔

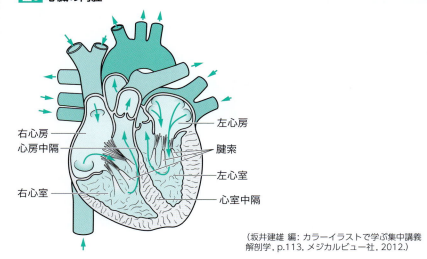

(坂井建雄 編：カラーイラストで学ぶ集中講義 解剖学, p.113, メジカルビュー社, 2012.)

補足

●心房・心室中隔欠損症
- 先天性心疾患，もしくはなんらかの後天性の理由により右心系と左心系を隔てる中隔に穴があいていることがある。正常構造では存在しないこの穴を血液が通過することになる。これを**シャント(短絡)**血流とよぶ。
- 心房中隔に穴があいた状態を**心房中隔欠損症**(ASD：atrial septal defect)（▶図7），心室中隔に穴があいた状態を**心室中隔欠損症**(VSD：ventricular septal defect)（▶図8）とよぶ。
- シャント血流自体が心臓に対する容量負荷となり，初期は無症状であるが，進行すると心不全症状を認めるようになる。
- 構造上の欠損であるため，根本的治療は閉鎖術になる。しかし，手術のタイミングが遅れると閉鎖術自体が害となりうるため，手術が必要かどうか，またそのタイミングについて考慮する必要がある。

図7 心房中隔欠損症(ASD)

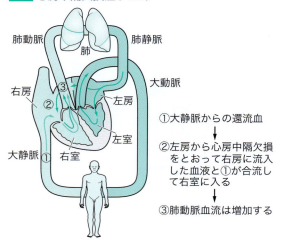

①大静脈からの還流血
↓
②左房から心房中隔欠損をとおって右房に流入した血液と①が合流して右室に入る
↓
③肺動脈血流は増加する

(見目恭一 編：臨床工学技士 イエロー・ノート 臨床編, p.481, メジカルビュー社, 2013.)

図8 心室中隔欠損症(VSD)

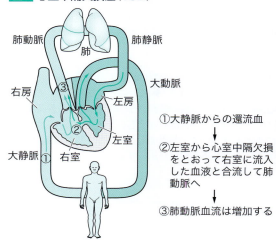

①大静脈からの還流血
↓
②左室から心室中隔欠損をとおって右室に流入した血液と合流して肺動脈へ
↓
③肺動脈血流は増加する

(見目恭一 編：臨床工学技士 イエロー・ノート 臨床編, p.482, メジカルビュー社, 2013.)

補足

●先天性と後天性の心疾患
①先天性心疾患……生まれつきもっている心疾患(心房中隔欠損症，心室中隔欠損症，ファロー四徴症，Ebstein奇形(エプスタイン)など)
②後天性心疾患……心筋梗塞や弁膜症など，動脈硬化やリウマチ熱など，なんらかの原因の結果生じる心疾患。

心臓の弁

心臓には**4つの弁**が存在する。それぞれ逆流防止弁として作用しており、心臓内を流れる血流が一方通行に保たれている（▶図9）。

> **補足**
> 僧帽弁は前尖と後尖の二尖弁であり、それ以外の弁は三尖からなる。

図9 心臓の4つの弁

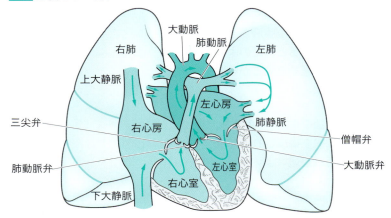

（見目恭一 編：臨床工学技士 ブルー・ノート 基礎編，p.150，メジカルビュー社，2013．）

> **補足**
>
> ●弁の異常
> ・なんらかの原因により弁の建て付けが悪くなると逆流が生じることになり、「**閉鎖不全症**」となる（▶図10）。一方、弁が硬くなると弁の開放に制限が生じることになり、「**狭窄症**」となる（▶図11）。
> ・閉鎖不全症では逆流による**容量負荷**が心臓にかかる。狭窄症では狭窄部位をこえて血液を駆出する必要があり、**圧負荷**が心臓にかかる。いずれも心不全発症の原因となる。
> ・どちらも構造的な問題であり、根本的な治療は手術加療になる。

図10 僧帽弁閉鎖不全症

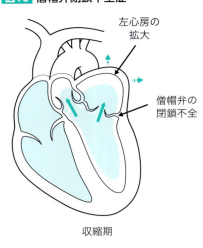

図11 大動脈弁狭窄症

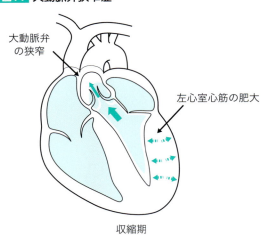

●文献
1) 見目恭一 編：臨床工学技士 ブルー・ノート 基礎編，メジカルビュー社，2013．
2) 坂井建雄 編：カラーイラストで学ぶ集中講義 解剖学，メジカルビュー社，2012．
3) 見目恭一 編：臨床工学技士 イエロー・ノート 臨床編，メジカルビュー社，2013．

まとめのチェック

- □□ 1 心臓の重さと大きさを述べよ。
  ▶▶ 1 250〜300 gの重さで，握りこぶし大である。

- □□ 2 心臓を取り巻く心膜に貯留する心膜液が過剰に増えると，どのような病態を呈するかを述べよ。
  ▶▶ 2 心膜は硬く外側に広がることができないため，増えた心膜液が心臓を圧迫することになる。心臓の収縮は維持されるが拡張が障害される。進行すると，心拍出量が減少し，血圧の低下から死に至ることもある。

- □□ 3 心臓の4つの弁のうち，二尖で構成される弁はどれか述べよ。
  ▶▶ 3 僧帽弁は前尖と後尖の二尖で構成される。それ以外の弁は三尖で構成される。

宇賀田裕介

刺激伝導系

心臓には，洞結節，房室結節，His束，左脚，右脚，Purkinje線維という特殊な細胞があり，これらに心筋の興奮（活動電位）が伝わることで心臓の拍動をリズムよく収縮させている（▶図12）。

図12 刺激伝導系

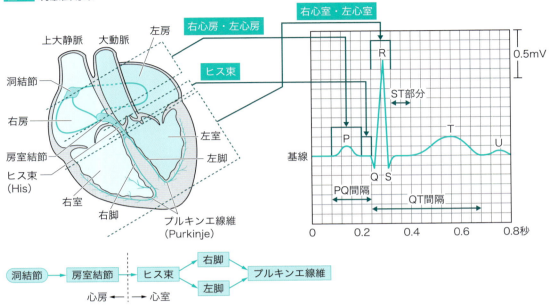

(見目恭一 編：臨床工学技士　ブルー・ノート　基礎編, p.150, メジカルビュー社, 2013./髙橋典彦・加藤伸彦 編：人体のメカニズムから学ぶ臨床工学　手術治療学, p.32, メジカルビュー社, 2016. より引用)

刺激伝導系では，最初に洞結節に活動電位が発生し，これが，房室結節，ヒス束，左脚，右脚，プルキンエ線維と順番に伝わって心臓全体の収縮を発生させる。

上大静脈の右心房開口部近傍の洞結節（発電所）から発生した活動電位が心房全体に拡がり心房を収縮させる。心房と心室は線維性骨格という「壁」によって仕切られており，心房全体に伝わった活動電位がすべて心室に伝わるわけではない。線維性骨格の一部（心室中隔基部付近）に房室結節（中継地点）があり，ここを活動電位が伝わっていく。

房室結節からヒス束（電線）に伝導する際に時間が少しだけ長くかかるため，心房と心室の収縮のタイミングが同時にならず，収縮期と拡張期を形成している。

ヒス束は，心室中隔の途中で左右に分かれてプルキンエ線維（電線）とつながっており，それぞれを介して左心室と右心室に活動電位が伝わる（脚ブロック）。プルキンエ線維は心筋全体に分布している。

心臓は自動能という固有の一定した心拍数があるが，生体での心拍数を規定するのは交感神経，副交感神経である。

心疾患

おもな刺激伝導系の機能異常

❶ 脚ブロック（▶図13, 14）

　右脚や左脚の機能障害。**右脚ブロック**は12誘導心電図ではほとんどの場合，異常がみられないが，急性肺血栓塞栓症，心サルコイドーシスなど重篤な疾患でみられることもあるので注意が必要である。**左脚ブロック**は虚血性心疾患などの器質的心疾患でみられることが多く精査を要する。

図13 右脚ブロックの心電図波形

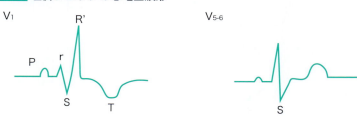

V₁のQRS波形はrsR'型，V₅₋₆で幅広の深いS波がみられる。

図14 左脚ブロックの心電図波形

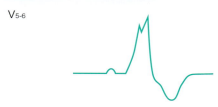

V₅₋₆でQ波がみられず，IおよびV₅₋₆でR波に分裂，結節，スラーがみられる。

❷ 期外収縮

　心房の洞結節以外の局所または心室の局所での興奮から伝播する。それぞれ心房での興奮を**心房性期外収縮**，心室での興奮を**心室性期外収縮**という。

❸ 洞不全症候群（▶図15a）

　洞結節の機能低下により徐脈となるため労作時息切れや失神症状，心不全となることがある。重症な場合は治療として**永久的ペースメーカ植え込み**を行う。

❹ 房室ブロック（▶図15b）

　房室結節やヒス束の機能低下により労作時息切れや失神症状，心不全となることがある。重症な場合は治療として**永久的ペースメーカ植え込み**を行う。

図15 洞不全症候群と房室ブロック

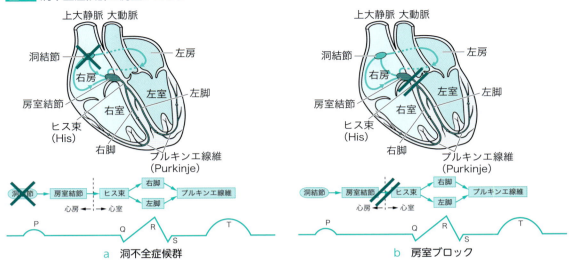

a 洞不全症候群　　　b 房室ブロック

(見目恭一 編：臨床工学技士 ブルー・ノート 基礎編, p.150, メジカルビュー社, 2013.より改変引用)

❺ WPW症候群 (Wolf-Parkinson-White syndrome)

ヒス束より伝導速度の速い**副伝導路**が僧房弁輪部や三尖弁輪部などに存在すると，心房から副伝導路を介して心筋を伝導することがある。心房性期外収縮などにより頻拍を発症することがある。治療は**カテーテルアブレーション**を行う。

❻ 心房細動（▶図16）

肺静脈を含む心房で複数のリエントリーが成立して不規則な興奮が多発する。心房は250〜350/分の頻度で興奮しており，脈拍が不整となる。徐脈や頻脈のどちらも呈する可能性がある。治療は，抗不整脈薬の内服やカテーテルアブレーションがある。

図16 心房細動のイメージ

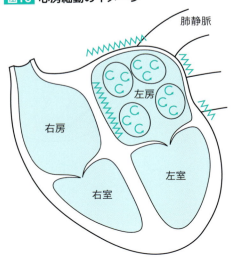

❼ 心室頻拍，心室細動

致死性の頻脈性不整脈で心臓は痙攣した状態となるため，血液の拍出が困難となり，脳や主要臓器の血流低下をきたす。失神，突然死の原因となるため治療には緊急を要する。治療は<u>電気的除細動</u>となるが，難治性の場合は経皮的人工心肺補助装置（PCPS：percutaneous cardiopulmonary support）を使用する（▶図17）。

二次予防には<u>植込み型除細動器</u>を用いる。

図17 心室細動

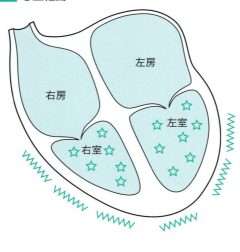

One Point Advice

●心房細動
　高齢者や糖尿病，高血圧患者，心不全，脳梗塞既往症例では脳梗塞のリスクがあり抗凝固薬の内服が必要である。

●完全房室ブロック
　完全房室ブロックのときは，心拍数の減少のために心不全などをきたす。ペースメーカ植え込みをするまでの症状改善目的に一時的ペースメーカのリードを内頸静脈などから挿入し，右心室心尖部からペーシングを行うこともある（▶図18）。

図18 テンポラリーペースメーカ

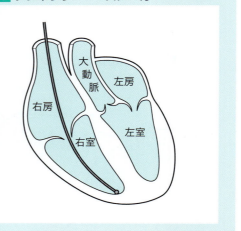

冠動脈の解剖と病態生理

冠動脈は心筋を栄養する血管で，上行大動脈起始部（Valsalva洞）から左右にそれぞれ分枝し，右冠動脈，左冠動脈とよばれる（▶図19）。

図19 心臓に分布する血管

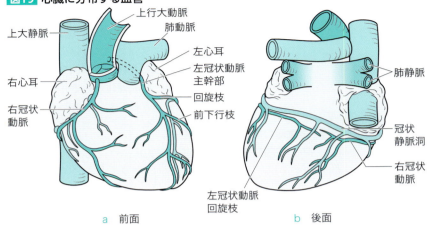

a 前面　　b 後面

（見目恭一 編：臨床工学技士 ブルー・ノート 基礎編, p.149, メジカルビュー社, 2013.）

右冠動脈は房室間溝を走行，円錐枝，辺縁枝を分枝し，心臓の後面に回り込んだ後に下行，房室枝，後下行枝を分枝する。おもに，左室の下壁・後壁領域を灌流する。

左冠動脈は主幹部から前下行枝と回旋枝を分枝し，心臓の前面の前室間溝を走行する血管を前下行枝とよび，房室間溝を走行する血管を回旋枝とよぶ。おもに前下行枝は対角枝，中隔枝を分枝し，心尖部を回り込むこともある。前壁・中隔を栄養する。回旋枝は心臓後面に回り込んで鈍縁枝，後側壁枝を分枝し側壁・後壁を栄養する。

部位の名称はAHA（American Heart Association：米国心臓協会）分類のものが一般的である。

大動脈弁は収縮期に開放し，拡張期に閉鎖する。拡張期には，動脈血圧により血液が左心室に戻ろうとする力が働くが，大動脈弁が閉じているために血流は冠動脈側に流れる。拡張期に灌流する動脈は冠動脈だけである（▶図20）。

図20 収縮期と拡張期の血流の流れ

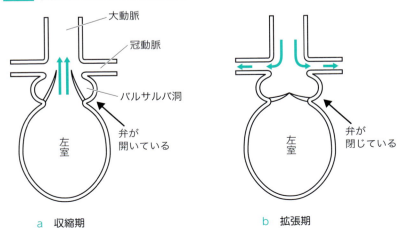

a 収縮期　　b 拡張期

冠静脈洞は，大心臓静脈，中心臓静脈，小心臓静脈から静脈血を集めて，心臓後面から右心房の三尖弁の後方に開口する。心臓静脈の分枝の走行，分布は個体差が大きい。また，静脈血の一部は冠静脈洞に合流せずに右心房に直接灌流する（▶図19）。

| 血管の機能異常 |

　動脈硬化，高血圧，脂質異常症，糖尿病患者などは，動脈内壁が肥厚しプラークを形成する。プラーク内には**脂質プール**が存在し，プラーク表面が破綻して内容物が血流にさらされると血栓を形成し，冠動脈を閉塞して灌流域の心筋が壊死する。また，動脈硬化があまりみられなくても攣縮により冠動脈の血流が低下し，虚血を引き起こすこともある（▶図21）。

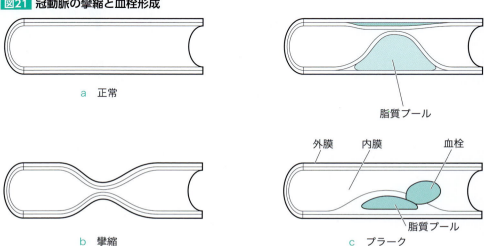

図21　冠動脈の攣縮と血栓形成
a　正常
b　攣縮
c　プラーク

| おもな冠動脈疾患 |

❶ 急性心筋梗塞

　致死性心疾患で緊急治療が必要となる。一般的に**経皮的冠動脈ステント留置術**が行われる。合併症はさまざまで，ショック，心不全，心室中隔穿孔，僧房弁閉鎖不全，心破裂，完全房室ブロック，心室頻拍，心室細動などがあげられる。

❷ 狭心症

　カテーテル検査による冠動脈造影を行う。**狭窄度75％以上**を有意狭窄とする治療はカテーテルによる**ステント治療**や**バイパス手術**が一般的に行われる（▶図22，23）。

図22 バルーン形成術とステント留置術

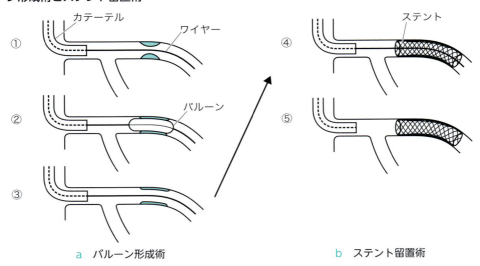

a　バルーン形成術　　　　b　ステント留置術

図23 バイパス手術

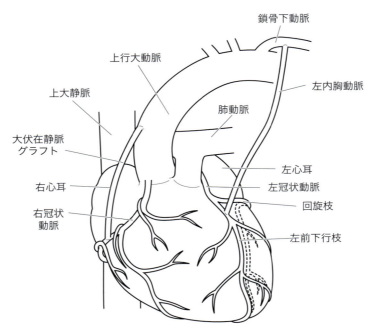

❸ 冠攣縮性狭心症

動脈硬化による有意な狭窄がみられないが，内皮機能障害により冠動脈の攣縮により冠血流が減少し狭心症を引き起こす。治療は血管拡張薬を投与する。

▼ One Point Advice

狭心症や急性心筋梗塞では冠動脈内にステント留置が行われ，血栓の予防が必要となる。血栓予防には抗血小板薬の投与（アスピリン，チエノピリジン系）を内服する。そのため，ステント留置後の患者（とくに高齢者）では出血に注意が必要である。

> **補足**
>
> 冠動脈，静脈の略語を覚えよう。
> LCA ：Left Coronary Artery（左冠動脈）
> LAD ：Left Anterior Descending artery（左前下行枝）
> LCX ：Left CircumfleX artery（左回旋枝）
> RCA ：Right Coronary Artery（右冠動脈）
> CS ：Coronary Sinus（冠静脈洞）
> MCV：Middle Cardiac Vein（中心臓静脈）
> GCV：Great Cardiac Vein（大心臓静脈）

● 文 献
1) 見目恭一 編：臨床工学技士　ブルー・ノート　基礎編，メジカルビュー社，2013.

まとめのチェック

①	心臓の刺激伝導系の経路について述べよ。	▶▶① 洞結節 → 房室結節 → ヒス束 → 左脚，右脚 → プルキンエ線維
②	永久的ペースメーカ植え込みの適応となる疾患を述べよ。	▶▶② 洞不全症候群，房室ブロック
③	冠動脈の分枝名称を述べよ。	▶▶③ 右冠動脈，左冠動脈前下行枝，回旋枝
④	急性心筋梗塞の治療を述べよ。	▶▶④ 経皮的冠動脈ステント留置術

荒川 衛

経皮的人工心肺装置（PCPS，ECMO）が必要となる心疾患

PCPS，ECMOとは

経皮的心肺補助装置（PCPS：percutaneous cardiopulmonary support）および体外式膜型人工肺（ECMO：extracorporeal membrane oxygenation）はカニューレと遠心ポンプ，膜型人工肺からなるシステムである。脱血管といわれるカニューレを介して身体の外に血液を出し（脱血[*1]），遠心ポンプで血流を作り出し，膜型人工肺によって血液を酸素化[*2]し送血管を介して身体の中に血液を戻す（送血[*3]）体外循環装置で，心臓および肺の機能が低下した場合に使用される（▶図24）。

用語アラカルト
*1 脱血
体外に血液を出すこと。

*2 酸素化
肺によって血液に酸素が加えられること。おもにヘモグロビンを介して酸素が運搬される。

*3 送血
体内に血液を入れること。

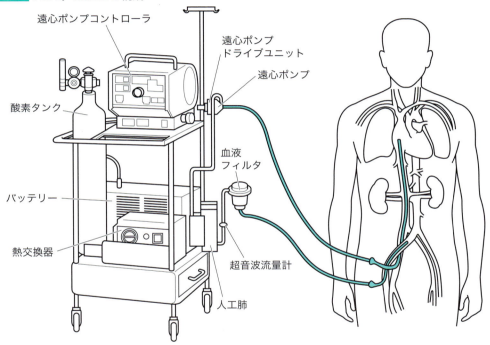

図24 PCPS，ECMOの構成

PCPSおよびECMOは，使用する方法をさすのか，使用する装置をさすのかで分けられるので混同しやすい。PCPSとECMOは別のものではなく，PCPSは補助の方法でECMOはそれを行うための装置をさす。海外ではPCPSという言葉はあまり使用しない。いずれも，経皮的（percutaneous）[*4]に装着するので大掛かりな手術は必要なく，素早く取り付けることが可能である。

PCPSおよびECMOは脱血する部位，および送血する部位で呼び名が変わる。静脈から脱血し静脈に送血する場合，静脈（vein）のVをとってVV-ECMO，静脈から脱血し動脈に送血する場合，静脈（vein）のVと動脈（artery）のAをとってVA-ECMOと表記することがある。

VA-ECMOの場合，静脈から脱血し動脈に送血するので，肺と心臓をバイパスする形になり，ECMOで酸素化された血液を動脈に送血するので肺と心臓を補助することになる。この場合，心肺補助になるのでPCPSともよぶ。

用語アラカルト
*4 経皮的
針を刺して皮膚を介して挿入すること。

\POINT!!/
PCPSは人工肺＋遠心ポンプ＋回路＋カニューレで構成される。

\POINT!!/
PCPS，ECMOは遠心ポンプを用いる。

VV-ECMOの場合，同じ装置を使用しても静脈から脱血し静脈に送血するので，心臓は経由せず，したがって心臓は補助されない。ECMOで酸素化された血液を静脈に送血するので肺のみの補助となる。この場合，PCPSとはいわない。

また，心臓のみ補助する場合には，**補助人工心臓**（VAD：ventricular assist device）とよんでいる。胸を開ける開胸手術を必要とし，PCPS，ECMOとはいわない。

簡便に心臓と肺を補助する場合はPCPSまたはVA-ECMO，もしくは肺のみを補助する用途で使用する場合VV-ECMOもしくはVA-ECMOという。肺の補助をVV-ECMOで行うか，VA-ECMOで行うかは，施設や症例によって異なる。

なお，PCPS，ECMOを使用する場合は**抗凝固療法**が必要である。

| PCPS，ECMOの使用用途 |

PCPS，ECMOの使用用途はおもに3つに分けて考えると理解しやすい。

①緊急心肺蘇生

救急疾患で心肺停止となった場合，緊急でPCPS，ECMOを装着し呼吸循環を維持する。その原因はさまざまであるが，代表的なものとして，急性心筋梗塞，難治性不整脈，急性心筋炎などで循環動態が破綻してしまった急性心不全と，窒息，急性肺塞栓症，重症急性呼吸器症候群などによる急性呼吸不全で肺での酸素化が著しく失われてしまった場合とがあるが，救急の現場ではどちらか一方というよりも，循環と酸素化の両方が破綻し，心肺補助を必要とする場合がほとんどである。

②循環補助

徐々に循環動態が保てなくなる慢性心不全の増悪症例などでは，おもに循環補助を目的に使用する。循環補助では流量を変化させることで循環補助の割合を変化することが可能である。さらに，急性心筋梗塞，急性心筋炎，開心術後の低心拍出症候群でも，循環補助を目的に使用する場合も多くある。

また，カテーテル治療や心臓手術の際に，一時的に循環を補助する必要がある場合にPCPS，ECMOを使用する場合がある。PCPSで循環を補助することはできるが左心後負荷は増加する。

③呼吸補助

循環は保てていても，自己肺の機能低下が著しく，人工呼吸器を用いても酸素化が十分に保てない場合は，PCPS，ECMOを使用する。自己肺の障害が不可逆的な場合の使用は，離脱が困難であり使用が限定されるが，重症人工呼吸器など，障害が可逆的に回復する場合にはよい適応である。

| PCPS，ECMOを使用する代表的疾患 |

❶ 急性心筋梗塞

喫煙，**脂質異常症**[*5]，高血圧症，糖尿病などの基礎疾患が原因で動脈硬化が進展し，心臓を栄養する血管である冠動脈が閉塞もしくは高度狭窄し，心臓の一部が壊死することにより心臓の機能が障害される疾患である。病変がある血管の部位によって障害される心機能の程度は異なる。冠動脈の根元の部分で急

補足

日本では，PCPSといえば循環補助，もしくは循環呼吸補助をさす場合が多い。呼吸補助のみ使用する場合はECMOという場合が多い。

補足

緊急心肺蘇生，循環補助，呼吸補助はまったく別の使用用途ではなく，重複していることが多い。なぜなら，呼吸不全が続けば心不全となり循環も破綻することが多く，さらに心不全では呼吸不全も合併するからである。

POINT!!

PCPSは循環補助を行うが左心後負荷が増加する。

用語アラカルト

*5 **脂質異常症**
血中コレステロールが高く，動脈硬化が進展する病態。

に閉塞または高度狭窄した場合は心臓の機能は著しく障害される。急性心筋梗塞で急性心不全に陥った場合は，補助循環が必要となる場合がある。さらには，心筋梗塞の程度がそれほど悪くなくても，難治性不整脈が生じ，それによる心臓の機能が著しく障害される場合にも適応となる。通常は，**経皮的大動脈バルーンポンピング（IABP：intra-aortic balloon pumping）** がまず挿入され，それでも不十分な場合はPCPS，ECMOも挿入されるケースがある。また，カテーテル治療中に循環動態の破綻をきたすケースにもPCPS，ECMOが使用される。

❷ 急性心筋炎（劇症型心筋炎）

心筋炎の多くはウイルス感染によって発症する。感冒などの前駆症状があり，その後に心臓に炎症が起こり，急激に心機能が障害される疾患である。そのなかでも急激な循環の破綻を伴うものを一般的に劇症型心筋炎という。

❸ 拡張型心筋症

原因は多岐にわたるが，遺伝性や感染症，自己免疫性疾患などにより心臓の機能が障害され，心臓が拡張し収縮力が低下する疾患である。急性心筋炎と比べ進行は緩徐であり慢性心不全の経過をたどるが，病態は進行性で，増悪，軽快を繰り返す。循環動態が破綻するケースがあり，IABPおよびPCPS，ECMOの適応となる。

❹ 難治性不整脈

心室細動や血行動態が破綻する持続性の心室頻拍が持続する場合は，PCPS，ECMOの適応となる。急性心筋梗塞や急性心筋炎などの基礎疾患がある場合と突然発症するものがある。

❺ 開心術後の低心拍出症候群

開心術，つまり人工心肺を用いる手術において，ポンプ時間が長時間になった場合や心筋保護が不十分だった場合に心機能が著しく低下し，心拍出量も低下して低心拍出症候群となり，循環補助目的でPCPS，ECMOを使用する場合がある。

❻ 急性呼吸促迫症候群（ARDS：acute respiratory distress syndrome）

肺炎，敗血症，外傷などで急激な炎症が原因で急性の呼吸不全をきたす病態である。人工呼吸器でも酸素化が保てない場合はECMOの適応となる。新型インフルエンザ肺炎によりARDSとなった症例がECMOで救命され，注目された。

❼ 重症急性呼吸器症候群（SARS：severe acute respiratory syndrome）

中国を起源とした重症の非定型性肺炎の大規模集団発生があり，この際にもECMOが使用された。

❽ 急性肺塞栓症

深部静脈血栓症を起源に血栓が肺動脈を閉塞させる病態（エコノミークラス症候群）。循環動態の破綻もきたすが，同時に呼吸状態悪化も起こすのでPCPS，ECMOの適応となる。

❾ 窒息

気道[*6]が外因性の要因で閉塞され，呼吸機能の破綻をきたした状態。気道閉塞が改善されない場合ECMOの適応となる。

> **用語アラカルト**
> *6 気道
> 口，喉頭，気管，気管支と続く空気の通り道のこと。

補足

すべての病態で，不可逆性の脳障害がある場合は慎重に適応を決定する必要がある。心臓に不可逆的疾患がある場合は，PCPS，ECMO，IABPを介して補助人工心臓VADへ移行する場合がある。

| PCPS，ECMOの禁忌疾患 |

送血や脱血に問題がある場合と，送血は行えても循環補助の効果が期待できない場合はPCPS，ECMOの禁忌となる。高度の**閉塞性動脈硬化症，中等度以上の大動脈弁閉鎖不全症，高度の出血傾向**のある患者では原則禁忌となる。

また，不可逆性の心機能障害，呼吸機能障害が明らかな場合では適応を慎重に考える必要がある。不可逆的な脳障害を伴う脳血管障害，頭部外傷ではPCPS，ECMOの使用での改善は期待できず使用しない場合が多い。

●文献
1) 澤 芳樹: 重症心不全の治療 補助循環・人工心臓・再生医療の実際, p.34-44, 学研メディカル秀潤社, 2010.
2) 日本循環器学会, ほか: 拡張型心筋症ならびに関連する二次性心筋症の診療に関するガイドライン 循環器病の診断と治療に関するガイドライン（2009－2010年度合同研究班報告）.
3) 日本循環器学会, ほか: 急性および慢性心筋炎の診断・治療に関するガイドライン（2009年改訂版）循環器病の診断と治療に関するガイドライン（2008年度合同研究班報告）, p.10-14, 2008.

まとめのチェック

- ☐☐ 1 **PCPS，ECMOの使用用途を大きく3つ述べよ。** ▶▶ 1 救急心肺蘇生，循環不全，呼吸不全
- ☐☐ 2 **循環補助をおもに行う疾患を述べよ。** ▶▶ 2 急性心筋梗塞，急性心筋炎，拡張型心筋症，開心術後の低心拍出症候群，急性肺塞栓症。
- ☐☐ 3 **呼吸補助をおもに行う疾患を述べよ。** ▶▶ 3 急性呼吸促迫症候群（ARDS），重症急性呼吸器症候群（SARS），窒息。
- ☐☐ 4 **PCPS，ECMOの禁忌疾患を述べよ。** ▶▶ 4 中等度以上の大動脈弁閉鎖不全症，高度の閉塞性動脈硬化症，高度の出血傾向。

PCPSとECMOに使用される医療機器のしくみと保守点検

百瀬直樹

| PCPS・ECMOのしくみ |

本項では循環補助を目的とするものをpercutaneous cardio-pulmonary support（PCPS），呼吸補助を目的とするものをextracorporeal membrane oxygenation（ECMO）と表現する。

■構成と特徴

PCPSでは，▶図25に示すように大腿静脈から挿入したカニューレで右心房付近から脱血し，大腿動脈へ送血する（V-A bypass）方法が一般的である。このように，静脈から脱血し，加圧して動脈に送血するV-A bypassは生体の心機能が低下あるいは停止した状態であっても，血液ポンプによる流量補助で循環を維持できる。最大の特徴は，単純な回路と経皮的に挿入可能なカニューレによって数分で導入できるため，循環が完全に破綻した患者に対しても蘇生手段として使用できることである。問題は，生体肺の機能が低下すると，心臓から拍出される血液が十分な酸素を含まない静脈血となり，大腿動脈からの送血では冠動脈や脳に十分な酸素が送られないことにある。

図25 PCPS（V-A ECMO）

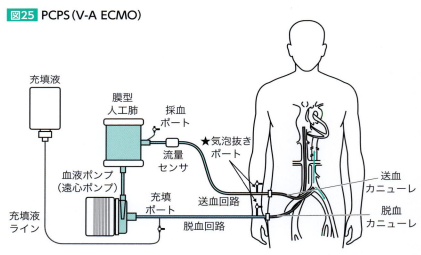

（安達秀雄，百瀬直樹：人工心肺ハンドブック，改訂2版，中外医学社，2009.）

ECMOでは心機能に問題がなく循環補助を求めないならば，静脈から脱血した血液を人工肺で酸素加して静脈に送血するV-V bypass（▶図26）も選択できる。V-V bypassでは，人工肺で酸素加された血液が静脈に送血されて左心室から拍出されるので，脳には動脈血が送られる。ただし，ECMOから送血した血液がそのまま脱血される再循環が起こりやすく，酸素加効率が不安定になる。

PCPS・ECMOは経皮的挿入の送血・脱血カニューレ・遠心ポンプ・膜型人工肺で閉鎖系の体外循環回路（閉鎖回路）を構成し，血液接触面には抗血栓性処理が施されている。遠心ポンプや膜型人工肺については基本的に開心術に用いる人工心肺用の部材を応用しているが，長期の耐久性が得られるような工夫がなされている。

POINT!!

ローラーポンプは低流量の安定性が高く，吸引力が強いため，細いカニューレでも流量が得やすい。そのため，小児のECMOに使われる。

図26 V-V ECMO

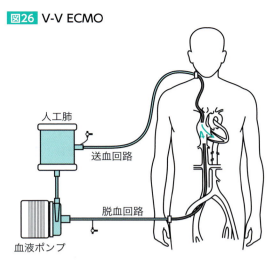

（安達秀雄，百瀬直樹：人工心肺ハンドブック，改訂2版，中外医学社，2009．）

■カニューレ

　PCPSでは，経皮的に挿入するため細めのカニューレが選択されるが，この部分が最も大きな血流抵抗となる。よってカニューレの内径でほぼ最大流量が決まると考えてよいが，臨床においてはカニューレ位置と脱血している血管内のボリュームなども流量を左右する要素となる。

　大きな流体抵抗がある個所では乱流や**キャビテーション**[*7]が発生しやすく，溶血の要因となる。とくに脱血カニューレが細い場合にはキャビテーションが発生しやすいので，目標とする流量に見合う脱血カニューレのサイズ（太さ）を選択する必要がある。

■遠心ポンプ（送血ポンプ）

　遠心ポンプは▶図27に示すように，血液がポンプの中央部からポンプヘッドに流入すると毎分数千回転で回転する回転子につられて血液も回転する。回転した血液には外側に向かう遠心力が発生し，この圧力によって二次的に円周部にある流出口から吐出される。血液ポンプで発生させられる圧力を**揚程**（ようてい）とよぶ。遠心ポンプの特性は▶図28に示す。

　回転子には，滑らかな三角錐の回転子をもつコーン（cone）型から製品化されたが，現在は数枚のインペラー（impeller）をもつ羽根型の種類が多い。回転子に蓋つきの溝がある流路型もある。前者より後者が高効率となる。

> **用語アラカルト**
> *7　キャビテーション
> 液体の高速運動によって液中が局部的に強い低圧となって空洞化する現象。空洞が消滅するときに衝撃波を発して血球が損傷する。

図27 遠心ポンプ

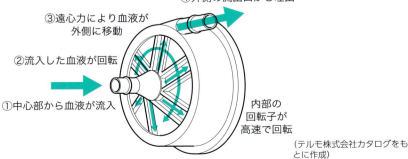

（テルモ株式会社カタログをもとに作成）

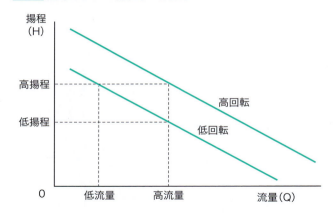

図28 遠心ポンプの特性（HQ特性）

補足

●遠心ポンプの特性

　PCPSやECMOに遠心ポンプが用いられる最大の理由は▶図28に示す特性にある。▶図28でわかるように，遠心ポンプの揚程と流量は負の比例関係にあるので，流出あるいは流入側に抵抗があると流量が低下する。血液回路が折れ曲がったり，カニューレの先当たりなどで揚程が増加しても回路圧が遠心力で発生できる揚程をこえないので，回路の破裂などが起こりにくく，長期の管理において安全性が高い。しかし，高い揚程は溶血を招くので，流量が得られない場合に，やみくもにポンプの回転数を上げてはならない。

補足

●軸受けの種類と長期補助

　回転子には軸があり，ポンプヘッドの筐体にはそれを支持する軸受けが存在するが，軸は軸受けと接触しながら回転するため発熱する。とくに▶図29aのようなボールベアリングはベアリング内に血液が浸潤すると大きな回転抵抗となり発熱し，溶血や凝血を起こすため長期の使用には向かない。▶図29bの軸部を点で支える点支持軸受け（ピボッドベアリング）は，軸部の接触部が開放されており，ここの熱を血液が奪い過熱を抑えているため，長期の使用を可能にしている。上下の2点で支持するものと下側のみの1点支持のタイプがある。

図29 遠心ポンプの構造と軸受けの違い

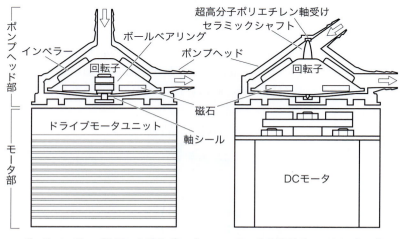

a　ボールベアリングを用いた遠心ポンプ　　b　点支持軸受けの遠心ポンプ

（安達秀雄，百瀬直樹：人工心肺ハンドブック，改訂2版，中外医学社，2009．）

補足

● ガス交換膜

　ガス交換膜は血液を透過させずにガスの透過性が高い必要がある。人工心肺に広く用いられている多孔質膜は膜の形成時に0.05μmほどの微細な孔が開けられ，この孔が高いガス交換透過性を有する。しかしこのような多孔質膜は，長期間使用すると微細孔から血漿が漏れ出すプラズマリーク (plasma-leak) を起こす。そこで，補助循環用のガス交換膜としては，血液相の表面のみ微細孔が塞がれた非対称膜，血液相側にシリコーンなどでコーティングした複合膜が用いられている。

■人工肺（膜型人工肺）

　PCPSやECMOには膜型人工肺が用いられる。ガス交換膜はストロー状の中空糸型で直径0.1 mmほどの中空糸を数千本束ねた構造になっている。▶図30に示すように中空糸の内側（気相）を酸素混合ガスが，外側（液相）に血液が流れ，このスタイルを **外部還流型** とよぶ。ガス交換膜と血液の接触面積は1〜3 m²にも及ぶ。

　人工肺には熱交換器が内蔵されているタイプが多く，熱交換器に流す水温を調節することで血液の温度可変ができる。

\ POINT!! /

外部還流型では血液の流路が広く取れるので，抵抗が少なく圧力損失が小さい。また，外部還流型は血流が乱流となるため，膜の表面に血液が停滞しにくく，ガス交換効率が高くなり，結果的に人工肺を小型化できる。そのため，人工肺は外部還流型である。

図30　膜型人工肺のガス交換

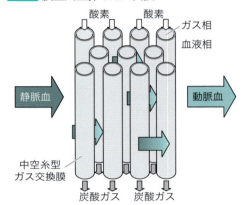

（安達秀雄，百瀬直樹：人工心肺ハンドブック，改訂2版，中外医学社，2009．）

補足

● ガス交換の原理とガスの調節

　ガス交換の原理は，気相の高い酸素分圧によって酸素分子がガス交換膜を透過して低い酸素分圧の液相（血液）に移動する。同時に血液中の炭酸ガスは炭酸ガスの圧力勾配によって気相に排出される。これは生体肺の肺胞でのガス交換となんら変わることはない。

　人工肺のガス交換能力は，酸素移動量が吹送する酸素混合ガスの酸素濃度に，炭酸ガス除去能が吹送する酸素混合ガスの流量に比例する（▶表1）。すなわち，PaO_2 を上げたいならば酸素濃度を上げ，$PaCO_2$ を下げたいなら酸素混合ガス流量を上げるよう調節する。

表1　人工肺の特性

送血側ガス	酸素濃度↑	ガス流量↑
PaO_2	↑	—*
$PaCO_2$	—	↓

＊ ガス流量が極めて少なかった場合には上昇する。

補足

● プラズマリークとウエットラング

　プラズマリークは微細孔だけでなく中空糸の気相を塞ぎ，ガス交換能を低下させていくので，やがて人工肺の交換が必要になる。一方，血液中の水分がガス相に移行してから冷やされ水蒸気が結露して起こるウエットラング (wet-lung) という現象がある。ウエットラングもガス交換能の低下の原因と成りうるが，一時的にガス流量を増やして中空糸内の水を排出すれば回復する。プラズマリークとウエットラングは，排ガスポートから黄色い泡が出るか透明の水滴が滴るかで区別できる。

■回路と抗血栓処理

　先に述べたように，PCPS・ECMOの回路は貯血槽をもたない閉鎖回路である。閉鎖回路では送血用の遠心ポンプが脱血ポンプとしても機能していて，ポンプの吸引力で脱血しているため，高流量あるいは脱血不良時には脱血回路の

> 補足
>
> ●抗血栓コーティング
>
> 抗血栓処理としては，基材にヘパリンをコーティングする方法が確立されている。ヘパリンコーティングには，低コストで高い抗血栓性をもつ**イオン結合法**と長期間抗血栓性が維持できる**共有結合法**がある。近年はヘパリンのような生物由来の物質を使わない抗血栓処理の開発が進んでおり，高分子ポリマーで表面を処理し，血液接触面を親水化することで凝固系の刺激を防ぎ抗血栓性をもたせる製品も実用化されている。

> \ POINT!! /
>
> 人工心肺回路では異物や気泡を除去するため動脈フィルタ（送血フィルタ）が必要になる。PCPSやECMOはサクション回路などがなく異物が入りにくい。また，閉鎖回路のため空気が流入することも基本的にないため，一般的に動脈フィルタがない。むしろ抗凝固をほとんど行わないPCPSやECMOの回路に動脈フィルタを取り付けると，フィルタ内の血液の停滞部で凝血しやすくなる。

内圧は大気圧より低くなる。脱血回路にあるポートなどがわずかでも緩むと気泡を吸い込んだまま患者に送るといった事故につながるので，脱血回路からの採血や血液浄化回路との接続は避ける必要がある。

補助循環は長期に及ぶため，人工肺を含め回路・カニューレの血液接触面に抗血栓処理を施し，回路内で血栓の形成を防いでいる。

■PCPS・ECMOの保守点検

PCPSは緊急の蘇生手段としても使用されるため，導入時に部材1つが足りないだけでも蘇生の成否にかかわる。また，補助循環中の機能の停止は致命的な事故となる。よって待機時の保守点検と導入時，運用時の点検が欠かせない。点検項目については日本体外循環技術医学会から補助循環装置の安全基準として▶表2に示す勧告がなされている。

表2 補助循環装置の安全基準（JaSECT勧告2016）

装置基準	①バッテリー駆動ができること ②手動装置で操作できること ③酸素ブレンダーを搭載すること ④遠心ポンプ使用時は低流量・高流量アラームの設定ができること ⑤移動時には酸素ボンベを搭載できることが望ましい ⑥気泡検出器が搭載されていることが望ましい ⑦回路内圧の測定ができることが望ましい ⑧専用架台を使用することが望ましい
運用基準	①補助循環マニュアルを作成し，これに従い運用すること ②導入時・補助施行中それぞれにチェックリストを作成すること ③取扱説明書に準じて定期点検を実施し，点検実施記録を保管すること
待機時	①酸素ボンベを常時搭載している場合は，残量を定期的に確認すること ②管理物品の使用期限を確認し，予備の物品も備えること ③内蔵バッテリーは定期的に交換し，常に満充電の状態を保つこと
導入時	①回路内に空気の残存がなく，プライミングラインの閉鎖を確認すること ②ガスの吹送を確認すること ③血液流量を確認すること ④送血の色で酸素加の確認を行うこと
搬送時	①搬送前に適切なアラーム設定を行うこと ②バッテリーの残量を確認すること ③酸素ボンベ残量は移動時間を考慮すること ④手動装置を携帯すること ⑤ガス供給源の切替え時には吹送ガス流量と送血の色を確認すること ⑥回路などの屈曲や抜け，装置の転倒に注意を払うこと
管理時	①電源が供給されているか確認すること ②アラーム設定の確認をすること ③手動装置を治療室に常備すること ④回路・装置および患者の状態を常に観察すること ⑤定期的に酸素加能・凝固能の確認をすること ⑥刺入部からの出血や下肢虚血など合併症の確認を行うこと ⑦補助循環回路からの補液や血液浄化回路の接続は避けることが望ましい
離脱時	①補助流量に合わせて呼吸・循環動態，凝固能，酸素加能の調節を行うこと ②補助循環の停止時は補助循環回路を確実に閉鎖すること ③離脱後の再循環に備えること

●文献

1) 安達秀雄，百瀬直樹: 人工心肺ハンドブック，改訂2版，中外医学社，2009．

まとめのチェック

■ PCPSとECMOに使用される医療機器のしくみと保守点検

□□	1	PCPS・ECMOの基本構成を述べよ。	▶▶ 1 経皮的カニューレ，遠心ポンプ，膜型人工肺により，閉鎖回路で構成される。
□□	2	PCPSの特徴を述べよ。	▶▶ 2 強力な流量補助と蘇生手段として使用できる。
□□	3	V-A bypassとV-V bypassの違いを述べよ。	▶▶ 3 V-A bypassは動脈に送血することで循環補助ができる。V-V bypassは循環補助ができないが，肺が機能しない状態でも心臓から動脈血を駆出できる。
□□	4	使用したカニューレが細い場合に起こり得る問題点を述べよ。	▶▶ 4 脱血不良による流量不足を招き，無理に遠心ポンプの回転を上げると溶血を起こす。
□□	5	遠心ポンプの流量と揚程の関係を述べよ。	▶▶ 5 流量と揚程(圧力)は負の比例関係にある。
□□	6	PCPSに遠心ポンプが用いられる理由を述べよ。	▶▶ 6 回路が閉塞すると自然に流量が低下するので回路が破断するようなトラブルを起こしにくい。
□□	7	長期型遠心ポンプの軸受の種類と特徴はなにかを述べよ。	▶▶ 7 点支持軸受け(ピボッドベアリング)。これは軸部で発生する熱を点で支持する軸受により積極的に血液に逃がして発熱を防ぐ。
□□	8	遠心ポンプを回転させたまま回路を遮断すると起こる問題について述べよ。	▶▶ 8 ポンプの運動エネルギーがすべて熱エネルギーとなり，発熱して血液が熱変性する。
□□	9	膜型人工肺におけるガス交換膜と血液の接触面積はどのくらいかを述べよ。	▶▶ 9 $1 \sim 3 \, m^2$。
□□	10	多孔質のガス交換膜の問題点を述べよ。	▶▶ 10 長期間使用するとプラズマリークが発生する。

まとめのチェック

☐☐ ⑪ プラズマリークとウエットラングの違いを述べよ。

▶▶ ⑪ プラズマリークは血漿が漏れ出しガス交換能力が落ちていく。ウエットラングは水蒸気の結露なので、ガスフラッシュによってガス交換能は回復できる。

☐☐ ⑫ 抗血栓処理の種類と特徴を述べよ。

▶▶ ⑫ ヘパリンコーティングには高い抗血栓性のあるイオン結合法と長期の抗血栓性が維持できる共有結合法がある。また、近年は非生物由来の高分子ポリマーによって抗血栓処理される方法もある。

百瀬直樹

PCPSとECMOの
おもなトラブルと対処方法

　PCPS・ECMOは強力な循環補助や呼吸補助が行える極めて有用な治療器である．同時に，その強力さのため動作しないだけでも危機的状況に陥るハイリスクな治療器でもある．補助循環では導入時，移動時，管理時に特有なトラブルがあり，本項ではそれらに分けて解説する．

■**導入時のトラブル**
　PCPSは蘇生目的の緊急使用が多い．セットアップに手間取るだけでも蘇生の成否にかかわる．また，慌ただしい状況のなかでは，必ずしも慣れているスタッフが導入できるとは限らないのでトラブルが発生しやすい．

①**カニューレの誤挿入**
　PCPSでは基本的に経皮的にカニューレを挿入するが，蘇生の場合には脈が触れないうえに，動脈の血液も黒く，色では動脈と静脈の区別はつかない．さらに，心臓マッサージにより手元が揺れて穿刺を難しくしている．
　▶図31のように誤って送血カニューレが静脈に挿入されてしまった場合は，まったく循環の補助はできない．まして，動静脈を取り違えてしまえば補助循環回路が動脈から静脈へのシャントとなり，循環動態をさらに悪化させてしまう．もっとも危険なのが，分枝血管や弯曲した血管にカニューレ先端を引っ掛け血管壁を破ってしまうケースである．これは致命的な事故となる．

図31 PCPSカニューレ挿入時のトラブル

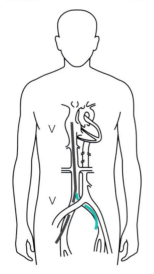
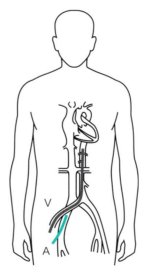
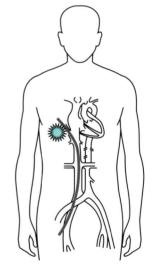

a　同一血管に挿入　V-V or A-A bypass
b　動静脈取り違え　A-V bypass
c　カニューレによる血管損傷

(安達秀雄，百瀬直樹：人工心肺の特殊性と危険因子．人工心肺トラブルシューティング　2版，中外医学社，2014．)

【予防策】緊急導入においても透視下でカニューレを挿入する。
【対処方法】PCPSを開始して▶表3に示すような状態であれば，カニューレの位置を精査し，誤挿入であれば直ちに再挿入しなければ救命できない。

表3 補助循環開始時のトラブルと想定される原因

事象	想定されるトラブル
流量がほとんど出せない	血管損傷・逆接続（A-V bypass）
目的の流量が出せない	逆挿入・ボリューム不足
循環動態が改善しない	V-V・A-A bypass
脱血が赤い（送血と差がない）	V-V・A-A bypass
送血が黒い	酸素が流れていない
脱血が黒い	血液流量の不足

②空気の混入

回路の充填時に気泡の除去が不完全であれば，PCPSスタートと同時に気泡が患者に送られてしまう。それより危険なのは，充填液ラインを閉め忘れて補助循環を開始すると，脱血回路から充填バッグの液が吸い込まれ，やがてバッグ内の空気が回路に流入し患者に送り込まれてしまう。

【予防策】回路は確実に気泡を除去し，充填液バッグは充填開始時に逆さにしてバッグ内の空気を除去してから充填を始めるとよい。
【対処方法】補助循環が開始されてから回路の空気を抜くのは困難である。まして患者に送ってしまえば対処法はないといってよい。よって予防策が重要となる。

③酸素ガスの流し忘れ

緊急導入ではガスチューブを付け忘れたり，酸素ボンベの元栓を開け忘れるトラブルが起きやすい。

【予防策】PCPSには酸素の出し忘れのアラーム機能がないので，補助循環が開始されたら必ず脱血に比べ送血回路の血液が赤くなっているかを確認する。

■移動時のトラブル

PCPS・ECMOは導入場所・集中治療室・検査室・手術室などに移動する。救急車や医療用ヘリコプターで移動することもある。体外循環を行いながらの移動は非常に危険だと認識するべきで，対策を確実に実施しておく。

①バッテリー動作のトラブル

遠心ポンプにはバッテリーが内蔵されているので，移動が可能であるが，完全充電の状態でも1時間程度しか動作できない。また，待機時に充電されていないと自然放電によって充電容量が低下していることがある。さらに，バッテリーを定期的に交換していないと十分な容量が維持できない。移動中にポンプが停止すると循環は破綻しショックに陥る。

【予防策】待機中に確実に充電し，メーカー指定の期間内でバッテリーを交換する。
【対処方法】ポンプの停止を想定し移動時にも手動操作用のハンドクランクを携帯して移動する。ただし，移動中は手動操作が行いにくいことに留意する。

補足

●遠心ポンプの注意点

古いテキストには遠心ポンプは気泡をトラップできるような記述もあるが，実際には遠心ポンプは気泡を細かく砕いて送ってしまう。

また，遠心ポンプは溶血が少ないとの記述もあるが，高揚程や高回転では著しい溶血を起こす。

②酸素切れ
　移動中は酸素のボンベによって人工肺の換気を行うが，当然ボンベの酸素量には限りがある。移動途中で酸素が止まることは窒息を意味する。
【予防策】移動の前に必ずボンベの内圧をチェックする。
【対処方法】移動中に万一酸素が切れた場合には，別のボンベに取り替えるしかないが，入手に時間がかかるようであれば酸素チューブに息を吹き込んで最低限度の換気を維持する。

③回路の折れ曲がり
　ストレッチャに乗せたり検査台や手術台に患者を移動させるときには回路チューブが折れ曲がりやすい。当然折れ曲がれば流量が落ちショック状態となる。酸素チューブも折れ曲がることもある。
【予防策】回路は単純にし，移動前に流量の下限アラームがセットされているか確認しておく。移動時は回路が見えるようにしておく。

④装置の転倒
　PCPS・ECMOの台車は上部に重い遠心ポンプコントローラや人工肺，酸素ボンベやモニタ類が付いているため，転倒しやすい。エレベータや扉の段差に台車の車輪が引っかかって▶図32のように転倒した場合，カニューレや血液回路が抜けたり回路の接続ポートが折れる可能性が高く，致命的な事故となる。
【予防策】台車が大きい場合には，人工肺と遠心ポンプ部分を台車から外して患者側に置いて移動する。カニューレや回路チューブは引っ張られても抜けないように入念に固定しておく。

図32 移動時中の装置の転倒

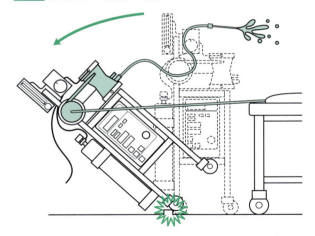

(安達秀雄，百瀬直樹：人工心肺の特殊性と危険因子．人工心肺トラブルシューティング2版，中外医学社，2014．)

補足

●バッテリーでの実稼働時間

　バッテリーのインジケータはあくまで充電量の推定値に過ぎない。バッテリーが劣化するとインジケータでは満充電であっても，バッテリー駆動を始めるとみるみるインジケータが下がっていくこともある。1年に1回程度は水で満たしたテスト用の遠心ポンプヘッドを取り付けてバッテリー駆動させ，実稼働時間を確認しておくとよい。

補足

●ボンベでの換気時間の把握

　移動中酸素ボンベで換気できる時間は把握しておかねばならない。「移動時間(分)＝ボンベ容量(L)×ボンベ気圧(kg/cm^2)÷使用ガス流量(L/分)」で求められる。ボンベ容量はボンベにVとして刻印されていて，通常の搬送用の酸素ボンベは3.4程度である。近年の圧力はゲージがMPa単位なので10倍で計算できる。ただし，圧力計や流量計には誤差があるので安全係数0.8を掛けた値内で運用する。

> **補足**

●装置の台車

　PCPSの台車は多機能になり，大きくなる傾向にある。便利な部分もあるが，移動・検査・治療を妨げることもある。筆者の施設では機能を必要なもののみに絞り，▶図33のように台車と人工肺ホルダをコンパクトにして運用している。コンパクトな台車は移動時に台車ごとストレッチャに乗せられ，検査や治療の邪魔にならない利点がある。

図33　コンパクトにまとめたPCPS

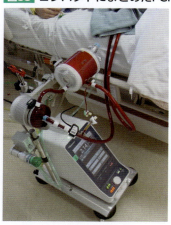

■管理時のトラブル

　集中治療室で一見患者の状態や補助循環が安定した状態であってもトラブルの芽が潜んでいる。

①回路からの出血

　採血や操作ミスで回路から血液が噴き出すことは少なくない。ただし，これらは操作した者がすぐに気づくので大きなトラブルにはならない。危険なのは，掛け布団による見えない部分での出血である。患者の手の届くところに送血回路の接続部が位置しているので，患者が無意識にエア抜きポートの三方活栓を開けてしまうと大きな事故につながる。

【予防策】接続部は必ず補強し，開けてはならない。三方活栓などはテープで固定する。

②空気の流入

　流量と脱血状態にもよるが，脱血回路は陰圧になると認識すべきである。脱血回路から採血したり，血液の浄化回路を取り付けようとして操作を誤ったり，接続が緩かったりすると脱血回路から気泡が流入し患者に送られてしまう。患者が脱血回路のエア抜きラインの三方活栓を開けてしまう事故も想定できる。危険部位を▶図34に示す。

【予防策】充填液ラインは完全に閉じ，三方活栓はテープで固定してしまう。脱血回路からの採血や血液の浄化回路などの接続は避けるようにする。気泡検出器を取り付けることは早期発見にはなるが，気泡検出器とポンプを停止させたりオートクランプと連動させた場合，誤動作が新たなリスクとなる。

【対処方法】回路に空気が流入すると抜くのは極めて難しいので，予防が肝心である。

図34 空気の流入の危険部位

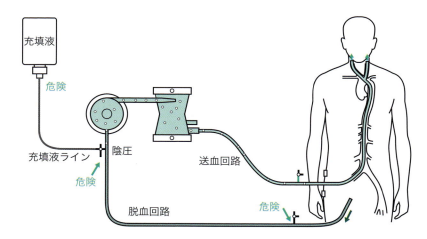

(安達秀雄, 百瀬直樹: 人工心肺の特殊性と危険因子. 人工心肺トラブルシューティング 2版, 中外医学社, 2014.)

③プラズマリーク

161ページで述べたように, 人工肺を長期間使用しているとガス交換膜から血漿が漏れ出すことがあり, ガス交換能は低下していく。多量のプラズマリークが起こると循環血液量が減少し脱血不良となる。

【予防策】プラズマリークしにくい長期型の人工肺を用いる。ウエットラングは人工肺を温めることである程度は予防できる。

【対処方法】わずかなプラズマリークであれば大きな問題にならないが, ガス交換能が低下してきたら人工肺あるいは回路全体を交換する。

④遠心ポンプからの異音

ボールベアリングを用いた遠心ポンプではベアリング内に血液が浸潤するとボールが回転しなくなり, 金属同士が擦れて金属音を発する。やがて回転抵抗が増して発熱し, 溶血や血栓形成の原因となる。ブーンという低い音はポンプの共振によるもので, 通常大きな問題にはならない。

【予防策】ピポッドベアリングを用いた長期型の遠心ポンプを使用する。
【対処方法】遠心ポンプあるいは回路全体を交換する。

⑤溶血

急に溶血が起こるのは, 多くはPCPS・ECMOに起因するものである。脱血が悪い状態なのに遠心ポンプの回転で流量を確保しようとすると溶血を招く。脱血回路が揺れたり突然流量が落ちる場合は脱血不良である。

【予防策】患者のボリューム管理をする。
【対処方法】遠心ポンプの回転数をむやみに上げず, 補液 (輸血) あるいは脱血カニューレの位置の調整やサイズを検討する。

⑥血液の凝集

PCPSやECMO回路や人工肺には抗血栓処理が施されているが, 回路内での凝血を完全に防ぐことはできない。とくに長期間の補助循環や低流量での管理では人工肺の停滞部などで凝血が起こる。人工肺での凝血はガス交換膜に絡ん

でいるため生体側に血栓が送られる危険は少ないが，送血回路や遠心ポンプのポート部の凝血は剥離しやすく患者側に飛びやすい。長い脱血回路も凝血が起きやすく，一気に剥離し遠心ポンプや人工肺に詰まると循環が停止する。

【予防策】人工肺の血流の停滞部の血栓を予防するには，▶図35のようにバイパス回路を付けるのも有効であるが，体外循環中にバイパス回路を脱血回路に接続するのは危険を伴うので，回路交換時にバイパス回路を取り付けるほうがよい。抗凝固薬を増やすと予防できるが，出血を助長させるリスクが高い。

【対処方法】送血回路内に凝血があれば早めに回路交換をする。人工肺の凝血はようすをみてもよいが，ガス交換能が低下してきたら交換が必要になる。

補足

●管理時の簡易チェック

定期的なチェックは重要だが，常に患者に接している看護師による▶表4に示すような簡単な確認でトラブルの芽を摘むことができる。

今まで述べてきたように，PCPS・ECMOのトラブルは起きてからでは対処できないことが多い。なにげない気づきでトラブルが未然に防げるケースは少なくない。

図35 凝血を防ぐ工夫

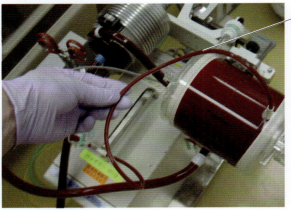

バイパス回路

表4 補助循環中の簡易のチェック

チェック項目	異常の原因
脱血回路の血液が異常に黒くないか	脱血回路の血液が異常に黒い場合は血流やガス交換に重大なトラブルが起こっている
送血と脱血回路で血液の色が違うか	脱血回路と比較して送血回路の血液が赤くない場合はガス交換が行われていない
脱血回路が潰れていないか	循環血液量が極度に不足すると脱血ができなくなり陰圧により脱血回路が潰れる
脱血回路が震えていないか	循環血液量が不足すると右心房の自由壁が脱血カニューレに振動的に吸い付き脱血回路が震える
人工肺から血漿が漏れていないか	多孔質膜の人工肺では長時間使用すると血漿が漏れ，ガス交換能が低下する
遠心ポンプから音がしないか	遠心ポンプの軸（ベアリング）に血液が浸潤すると「カリカリ」と摩擦音がする
AC電源ランプは点灯しているか	AC電源に接続されていないとバッテリーが消耗して停止する

● 文献

1) 安達秀雄, 百瀬直樹: 人工心肺の特殊性と危険因子. 人工心肺トラブルシューティング, 2版, 中外医学社, 2014.

まとめのチェック

■ PCPSとECMOのおもなトラブルと対処方法

☐☐	1	PCPSの送血カニューレと脱血カニューレが同一血管に入った場合に起こりうる状態を述べよ。	▶▶ 1 循環動態が改善せず，送血と脱血双方の血液が赤く差がない。
☐☐	2	体外循環開始時に充填液ラインが開いているとエアが回路内に流入するメカニズムについて述べよ。	▶▶ 2 脱血回路は陰圧になっているため，充填液バッグの液が吸い込まれやがてバッグ内の空気が流入してしまう。
☐☐	3	導入後に酸素吹送しているにもかかわらず血液が黒いままである場合の原因を述べよ。	▶▶ 3 酸素チューブの付け忘れ。
☐☐	4	ポンプのバッテリーの容量をインジケータ以外で確認する方法を述べよ。	▶▶ 4 実際にポンプを回転させて動作する時間を測る。
☐☐	5	PCPSに毎分3リットルの酸素を流して30分間酸素ボンベで移動したい。容量V:3.4と刻印されている酸素ボンベの内圧のインジケータ(MPa)がいくつ以上あれば可能か述べよ。	▶▶ 5 必要な酸素ガス量は3 L/分×30分で90リットル。ボンベ容量が3.4リットルなので必要な気圧は26.5気圧となる。ほぼ1 MPaが10気圧なので，理論的に必要な圧は2.7 MPaであるが，安全係数を0.8とすると3.4 MPa以上必要となる。
☐☐	6	移動中に酸素が切れてしまった。ボンベの手配ができない場合の対処方法について述べよ。	▶▶ 6 とりあえず酸素チューブに息を吹き込み，移動とボンベの手配を急ぐ。

まとめのチェック

□□ 7 突然脱血回路が揺れだした。原因と起こり得る問題について述べよ。

▶▶ 7 ボリューム不足に伴う静脈の虚脱による脱血不良。流量不足と溶血。

□□ 8 PCPSで起こる凝血でもっとも危険な部位はどこか述べよ。

▶▶ 8 送血回路。

岡村 誉

大動脈バルーンポンピング（IABP）が必要となる心疾患

IABPの概念

大動脈バルーンポンピング（IABP：intra aortic balloon pumping）は，大腿動脈から挿入し胸部下行大動脈に留置したバルーン（20〜40 mL）を**心臓の拍動に同期させて拡張・収縮**させることで血行動態の改善を目的とした圧補助循環装置である．心電図や動脈圧波形に同期させて，大動脈内のバルーンを心臓拡張期に拡張，心臓収縮期に収縮させる（▶図36）．

心臓拡張期にはバルーンが拡張することにより拡張期大動脈圧が上がり，冠血流が増加する（diastolic augmentation）（▶表5）．また，拡張期圧を上げることで高い平均動脈圧を維持し，頸動脈や腎動脈への血流が増加する効果もある．

一方，**心臓収縮期**にはバルーンが収縮し収縮期血圧が低下することで左心室の後負荷を軽減し，左室心筋の酸素消費量を低下させる効果がある（systolic unloading）（▶表5）．

図36 IABPの拡張・収縮

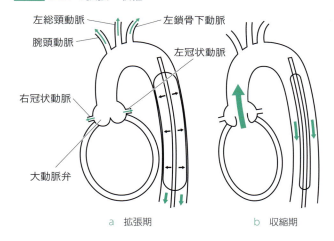

a 拡張期　　b 収縮期

表5 バルーン拡張・収縮による心臓補助効果

心臓周期	バルーン	動脈圧	心臓補助効果	心筋酸素需供量
拡張期	拡張	拡張期圧の上昇	冠血流量の増加	酸素供給量の増加
収縮期	収縮	収縮期圧の低下	心仕事量の減少	酸素消費量の減少

図37 IABPの拡張・収縮による動脈圧の変化

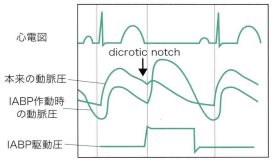

（見目恭一 ほか 編著：補助循環と人工臓器 大動脈バルーンパンピング．臨床工学講座，生体機能代行装置学 体外循環装置 第8版，p.213-226，医歯薬出版，2015．）

補足

●拡張・収縮のしくみ

バルーンにはヘリウムガスが充填されており，本体のコンプレッサによってバルーンを拡張・収縮させている．ヘリウムは軽い気体のためバルーン拡張・収縮時の抵抗が少なく，引火する危険がない．

心拍動がある心臓への圧補助装置で心拍出量の15％程度の補助効果がある．

バルーンは穿刺法で大腿動脈から挿入し，先端を左鎖骨下動脈の約2 cm末梢に留置し，X線撮影で位置を確認する．抗凝固療法〔active coagulation time（ACT）：150〜200秒〕が必要である．

> **補足**
> IABPは圧補助装置であり流量補助装置ではない。そのため，自己の心拍出量が著しく落ちている症例においてはIABPの効果は期待できない。

IABPの適応と禁忌

■適応
・内科的治療に抵抗性の心原性ショック
・急性冠症候群（急性心筋梗塞・不安定狭心症）
　梗塞領域の拡大予防や胸痛の改善目的
・開心術における人工心肺離脱不能症例，低心拍出量症候群
・難治性心室性不整脈
・急性心筋梗塞の合併症（心室中隔穿孔や乳頭筋断裂による僧帽弁閉鎖不全症）
　IABPを使用することで左室後負荷が減少し，シャント血流または逆流が減って心拍出量が増加する。
・人工心肺非使用の冠動脈バイパス術における心臓脱転時の循環補助
・ハイリスク冠動脈カテーテル治療時の予防的サポート
・PCPS（経皮的心肺補助装置）使用時の後負荷軽減と拍動流の確保
・脳血流・腎血流維持のための拍動流確保目的

■禁忌
①中等度以上の大動脈弁閉鎖不全症
　バルーン拡張時に左心室へ血液が逆流し，心不全を悪化させることがある。
②胸部・腹部大動脈瘤，大動脈解離
　バルーン挿入時や拡張時に大動脈が破裂・出血する危険がある。
③高度な閉塞性動脈硬化症，大動脈粥状硬化症例
　血管の石灰化によってバルーンが損傷したり，粥腫が剥がれ末梢血管の塞栓症を引き起こすことがある。
④血液凝固異常

● 文献
1) 見目恭一 編：臨床工学技士 先手必勝！ 弱点克服ガイド，メジカルビュー社，2015.
2) 安達秀雄，百瀬直樹 編著：人工心肺ハンドブック，p.148-157，中外医学社，2005.

まとめのチェック

■大動脈バルーンポンピング（IABP）が必要となる心疾患

□□ ① 心臓収縮期・拡張期における大動脈バルーンポンピングの心臓補助効果について述べよ。
▶▶ ① 拡張期では冠血流量を増加し，収縮期では心仕事量の減少に寄与する。

□□ ② 大動脈バルーンポンピングの適切な留置箇所について述べよ。
▶▶ ② 先端を左鎖骨下動脈の約2 cm末梢に留置する。

□□ ③ 大動脈バルーンポンピングの禁忌について述べよ。
▶▶ ③ 中等度以上の大動脈弁閉鎖不全症，胸部・腹部大動脈瘤，大動脈解離，高度な閉塞性動脈硬化症，大動脈粥状硬化症例，血液凝固異常。

小久保 領

IABPに使用される医療機器のしくみと保守点検

IABP駆動装置の構成

　IABP（intra-aortic balloon pumping：大動脈内バルーンポンピング）駆動装置は，モニタディスプレイ部，操作パネル部，駆動制御部に大きく分けることができる。

　本項で紹介する駆動装置はGETINGE GROUP社製CARDIO SAVE™を主としている（▶図38）。そのほかの駆動装置としては，泉工医科工業社製コラートBP21-T，ARROW®社製AutoCAT2® WAVE™，ZEON社製ZEMEX® CONSOLE908などがある（▶図39）。

図38 IABP駆動装置-1

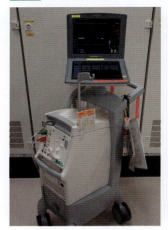

（CARDIO SAVE™：GETINGE GROUP社）

図39 IABP駆動装置-2

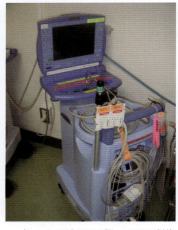

（AutoCAT2® WAVE™：ARROW®社）

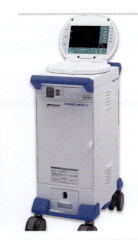

（コラートBP21-T：泉工医科工業社）
（許可を得て掲載）

■モニタディスプレイ部

　モニタディスプレイには，心電図波形，血圧波形，**バルーン内圧波形**[*8]，心拍数，血圧，**オーグメンテーション圧**[*9]，バッテリー残量，ヘリウム残量など，患者の血行動態と駆動装置の情報が表示されている（▶図40）。

図40 モニタディスプレイ部

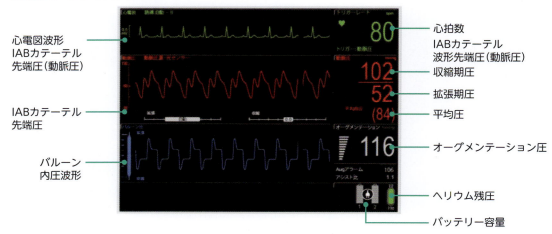

心電図波形
IABカテーテル先端圧（動脈圧）

IABカテーテル先端圧

バルーン内圧波形

心拍数
IABカテーテル波形先端圧（動脈圧）
収縮期圧
拡張期圧
平均圧
オーグメンテーション圧
ヘリウム残圧
バッテリー容量

（GETINGE GROUP社より許可を得て掲載）

用語 アラカルト

＊8 バルーン内圧波形
バルーンの拡張・収縮のときに生じる内圧の変化を波形にしたもの。

＊9 オーグメンテーション圧
血圧の拡張期にバルーンを拡張させることで疑似的に増加させた圧のこと。

■操作パネル部

　操作パネルは，トリガーの選択，トリガー源の選択，アシスト比，オーグメンテーション，タイミングなどを調整し，患者の心周期に合わせて最適な補助を行うために操作する（▶図41）。

図41 操作パネル部

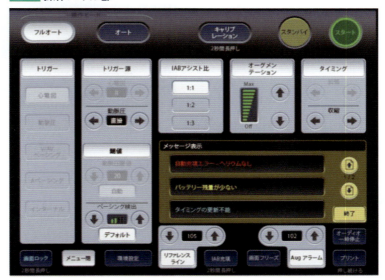

設定できない項目は白く反転する。　　　　　　　　　（GETINGE GROUP社より許可を得て掲載）

　操作モードには，トリガーの選択やタイミングの調整を機械任せで行う**フルオートモード**と，それらを医療者が行う**オートモード**（マニュアル操作モード）がある。

　フルオートモードでは，トリガーの選択，タイミングの調整を心電図波形と血圧波形から駆動装置がもつ独自のアルゴリズムで解析し，至適タイミングになるよう自動で調整するため，医療者がタイミングを調節する必要がない。そのほかバルーン収縮の調整，アシスト比，オーグメンテーションは医療者が患者の状態をみて操作することができる。

　オートモードは，トリガーの選択，バルーン拡張・収縮のタイミング調整などすべての操作を医療者が行う。患者の状態や使用されている環境（手術室・心臓カテーテル検査室・病棟など）に合わせて行う。

　心臓カテーテル検査や手術時などは，臨床工学技士がそのときの状況に合わせて操作できるオートモードで，病棟など臨床工学技士が常時いないところではフルオートモードで駆動するほうが管理しやすい。

心疾患

177

図42 駆動制御部

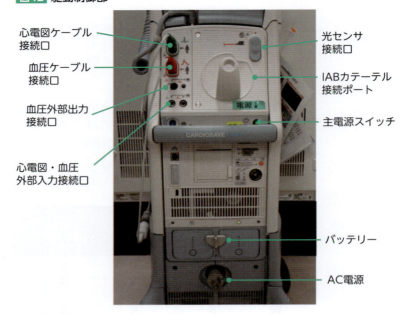

- 心電図ケーブル接続口
- 血圧ケーブル接続口
- 血圧外部出力接続口
- 心電図・血圧外部入力接続口
- 光センサ接続口
- IABカテーテル接続ポート
- 主電源スイッチ
- バッテリー
- AC電源

■駆動制御部

駆動制御部は，駆動部，各ケーブル接続口，ヘリウムガスタンク，バッテリーなどで構成されている（▶図42）。

①駆動部

駆動部は，ヘリウムガスをどのように制御してバルーンに送り込むかで大きく分けて，**コンプレッサ方式**（全容量制御方式）と**ベローズ方式**（バルーン容量制御方式）の2種類がある。

コンプレッサ方式（▶図43）は，コンプレッサにより生み出された陽圧と陰圧を電磁弁の切り替えによりヘリウムガスと膜で隔てられたタンク（セーフティディスク：▶図44）内に送り込まれ，タンク内の膜を押したり引いたりすることでヘリウムガスがバルーンカテーテル全体を行き来し，膨らんだりしぼんだりしているため，全容量制御方式ともいわれる。CARDIO SAVE™はスクロールコンプレッサ方式を採用している。

図43 コンプレッサ方式の模式図

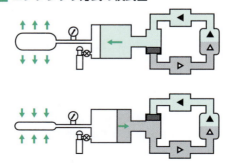

コンプレッサでつくる圧力は一定のため，バルーン容量によって駆動チューブの長さを変えている。
バルーン容量を減量するときは，バルーンにかかる圧力をコントロールしているため，実際にどれくらい減量しているかはわからない。

補足

●ヘリウムガス
・無味・無臭・無色・無毒
・不燃性
・液体に溶けやすい
・分子量：1
・比重：0.14（空気：1）

POINT!!

セーフティディスクがあることで，コンプレッサで生み出した圧を制御している。
セーフティディスクがないとバルーンに過度の陽圧・陰圧がかかり，破裂してしまう。

図44 セーフティディスク

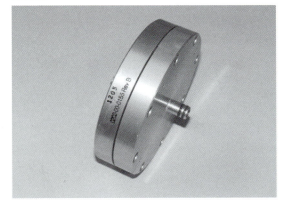

(CS300：GETINGE GROUP社製)

　コンプレッサで作り出される圧力は一定（陽圧：＋390±10 mmHg，陰圧：－295±5 mmHg）のため，膜を介してヘリウムガス側にかかる圧力も一定になる。そのため，**バルーン容量の違いによりチューブの長さが異なる**。また，オーグメンテーションを下げる場合は，バルーンにかかる圧力をコントロールしている。
　タンク内の膜（▶図45）はシリコンでできており経時劣化が起こるため，4年毎または600万回の拡張・収縮の繰り返しに達成した段階で交換する必要がある。
　ベローズ方式（▶図46）は，**ステッピングモータ**[*10]でバルーン容量に相当するベローズ（蛇腹：▶図47）を押したり引いたりすることでバルーンカテーテ

|用|語| アラカルト
*10　ステッピングモータ
パルス状の電流を流すと1パルス当たり回転する角度が決まっているモータのこと。

図45 セーフティディスクの内部

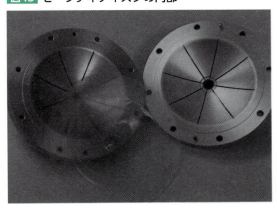

(CS300：GETINGE GROUP社製)

図46 ベローズ方式の模式図

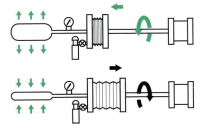

バルーン容量によってベローズの振り幅を変える。

心疾患

179

図47 ベローズとステッピングモータ

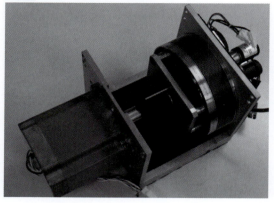

(ACATI：ARROW社)

ルのバルーン容量分のみヘリウムガスが行き来し，膨らんだり萎んだりしているため，バルーン容量制御方式ともいわれる。

バルーン容量の違いによりベローズの振り幅が決まるため，**バルーン容量に関係なくチューブの長さは一定**である。

現在市販されているIABP駆動装置においてベローズ方式を採用しているのは，ARROW社のAutoCAT®2WAVE™のみである。

ベローズはおもにステンレスで構成されているため，メンテナンスコストが軽減できる。

②各ケーブル接続部

各ケーブル接続部として，トリガー源となる心電図や血圧を直接患者から入力する接続口と，心臓カテーテル検査室のポリグラフや病棟などのベッドサイドモニタから心電図や血圧を受け取る外部入力接続口，光センサ接続口，IABカテーテル接続ポートがある（▶図42：178ページ）。

- 心電図の直接入力は，5極で7誘導（Ⅰ，Ⅱ，Ⅲ，aV_R，aV_L，aV_F，V）から選ぶことができ，バルーンの拡張と収縮を心周期のタイミングに合わせて行うために必須である。カテーテル検査室でIABPを使用するとき，駆動装置に付属する電極リードでは放射線に対して不透過のため，透視画像上に映り込んでしまい，検査の妨げになりかねない。その場合，放射線を透過する炭素素材でできたディスポーザブルの電極リードを用いるとよい。電極リードの接続部がDINタイプなら，そのまま心電図ケーブルに直接接続できる。
- 血圧の直接入力は，IABカテーテルの先端圧をモニタリングし，血行動態のモニタリングやタイミングの微調整，タイミングの評価を行うために血圧トランスデューサを用いる。
- 光センサは，光センサ内蔵IABカテーテルを使用するときに用いる。
血圧をモニタリングする場合，ゼロ点較正が必要となる。血圧トランスデューサを用いて血圧をモニタリングする場合も，ゼロ点較正が必須である。血圧トランスデューサを右心房の高さ（胸郭の1/2）に合わせ大気開放状態（基準圧）にしてゼロ点較正を行う。

補足

①**心周期**：心臓が拡張し収縮することを繰り返し行っていること。
②**透過**：放射線が物体を通り抜けること。
③**不透過**：放射線が物体を通り抜けないこと。

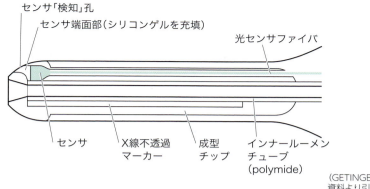

図48 光センサ拡大図
（GETINGE GROUP 資料より引用）

　GETINGE GROUP社製IABP駆動装置の光センサ（▶図48）は，ボイルの法則の公式より体積を一定にした状態ではバルーン内圧と血圧は等しくなることから，駆動開始直後の自動充填時にバルーンを少しだけ膨らませ，基準圧（患者の血圧）と等しくなるようバルーン内圧を絶え間なく変化させ，基準圧と等しくなったバルーン内圧を駆動装置内部のトランスデューサで計測し，あらかじめインプットされている情報を基に患者の血圧値としている。

　光センサ内蔵のIABカテーテルは，中枢の血圧をより遅延なくモニタリングすることでより患者に合わせた至適タイミングの調整ができ，細径化したバルーンカテーテルにおいてもなまりのないきれいな圧波形をモニタリングすることができる。

・外部入力は，外部モニタから心電図波形や血圧波形を取得するときに使用し，**モニタにより出力（伝搬速度）の遅延があるため**，マニュアルでタイミングを調整するときは，出力の伝搬速度も考慮する必要がある。

　心電図の外部信号をうまく使い分けることで，患者に貼付する電極が最小限にでき，皮膚トラブルの軽減にもつながる。ただし，フルオートで駆動中であれば心電図のトリガーとなり得る誘導は外部信号のみになるため，誤って電極を剥がしたり，心電図にノイズが混入しないよう注意が必要である。

　また，血圧の外部信号は，IABカテーテル先端圧をベッドサイドモニタに表示させることで，ベッドサイドモニタと電子カルテがリンクされていれば，電子カルテに血圧値が自動入力され，経時的な変化がとらえやすくなる。

③ヘリウムガスタンク

　本体下部に横置きで収納されている。また，ヘリウムタンクとは別に駆動装置内部に3日間（キャリブレーション36回分）のヘリウムガスを蓄えている。

④バッテリー

　リチウムイオン電池を使用している。CARDIO SAVE™以前のCS300までは鉛電池を使用していたため，総重量は88.1 kgと非常に重く持ち運びに不便であったが，CARDIO SAVE™の総重量は51.8 kgと2/3まで軽量化され持ち運びも楽になった。

補足

　日本光電社製RMC-4000ポリグラフは心電図20 ms，血圧40 ms，GE社製COMB LABポリグラフは心電図25 ms，血圧40 ms，フィリップス社製ベッドサイドモニタは心電図20 ms，血圧20 msである（すべて最大値）。

補足

●ヘリウムガス
　分子量4.0と非常に小さく軽いため，細いチューブ内の移動がスムーズ。

| IABPを導入するのに必要な物品 |

- 患者の体格に見合ったIABカテーテル
- 心電図(5極)
- 血圧トランスデューサセット
- IABP駆動装置

| IABPを導入するための基本操作 |

■バルーンサイズの選択

　バルーンサイズは患者の身長に合わせて決定する。バルーンは患者の下行大動脈内に留置されるが，実際はCT検査などを行わない限り，下行大動脈の長さ・太さ・形状などを確認することはできない。そこで，下行大動脈の長さは身長に依存するため，身長から下行大動脈の長さを予想してバルーンサイズを決定する。留置部位としては左鎖骨下より2 cm下から腹部主要動脈の腹腔動脈までの間に留置する(▶図49)。

図49　IABカテーテル留置部位

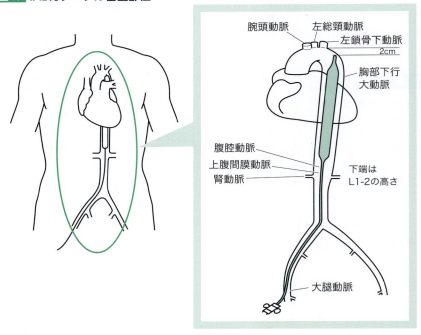

　緊急症例であれば，身長からバルーンサイズを選択するが，下行大動脈の性状や石灰化の分布(▶図50)，蛇行の有無(▶図51)，最小血管径などの情報がないため，なるべく小さめ(細い)のサイズを選ぶようにする。

　待機的手術や冠動脈形成術などの治療のサポートとして使用するときは，合併症の予防のため下行大動脈の性状や石灰化の分布，蛇行の有無，最小血管径などを考慮して選択する。

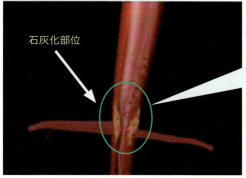

図50 腹部主要動脈の石灰化

a　仮想3PCT画像

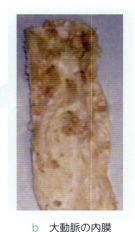

b　大動脈の内膜

(GETINGE GROUP資料より引用)
(許可を得て掲載)

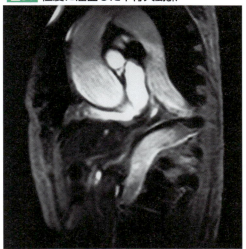

図51 極度に屈曲した下行大動脈

(GETINGE GROUP資料より引用)
(許可を得て掲載)

■トリガー信号の確保

　トリガー信号は，心電図波形か血圧波形かのどちらかを選択する。基本は心電図トリガーを使用するが，心臓手術中に用いるときは，電気メスのノイズや開胸操作による心電図の低電位化により安定したトリガーを確保することができなくなるため，その場合は動脈圧トリガーに切り替える。

■駆動装置とIABカテーテルの接続および駆動開始

　IABカテーテルが下行大動脈に挿入されたら，IABカテーテルと駆動装置を接続するエクステンションチューブを駆動装置のIABカテーテル接続ポートに接続する。心電図が表示されていることを確認して，スタートボタンを押す。自動でIABカテーテル内のヘリウム置換が行われ，ヘリウム置換終了とともに駆動が開始される。

■タイミングの調整

　IABPの駆動を開始した後は，フルオートモードの場合は収縮のタイミングのみ調整することができるが，医療者があえて調整することはあまりない。

> **補足**
>
> IABカテーテル接続部は駆動装置メーカーごとにコネクタ形状が異なる。そのため予備でコネクタ部のみを持っているとよい。

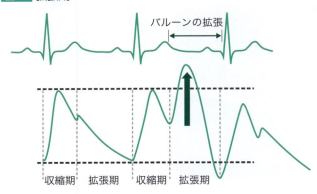

図52 拡張期

バルーンの拡張
収縮期
拡張期
収縮期
拡張期

図53 ダイアストリックオーグメンテーション

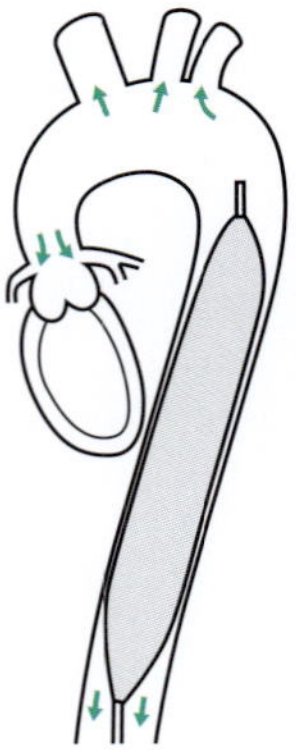

大動脈基部圧の上昇
・心臓の拡張期にバルーンも拡張
・冠血流の増加

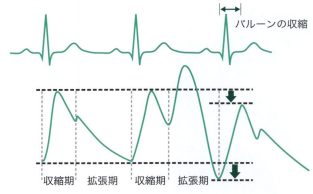

図54 収縮期

バルーンの収縮
収縮期
拡張期
収縮期
拡張期

図55 シストリックアンローディング

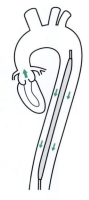

吸い込まれるイメージ
・心臓の収縮期にバルーンを収縮
・心臓が楽に血液を拍出できる
・酸素消費量が減る

補 足

臨床工学技士はバルーン内圧波形の意味を理解し，バルーン内圧波形から駆動状態を読み取る。

オートモードで駆動を行う場合は，アシスト比を一時的に1：2にして，拡張期圧の上昇（diastolic augmentation），拡張末期圧の低下・収縮期圧の低下（systolic unloading）を確認する（▶図52〜55）。

タイミングの調整ができたらアシスト比を1：1にして，心臓への負担を減らす。その間に，冠動脈に狭窄があれば治療を行い，心機能が低下している症例では心機能の回復を待つ。

保守点検

IABP駆動装置の保守点検として，日常点検・定期点検がある。

■日常点検

日常点検は，医療機器を使用する際に安全に使用するために行われる比較的簡単な点検で，

①使用開始前に行われる始業点検
②使用中に行われる使用中点検
③使用後に行われる終業点検

に分けられる。

①IABPにおける始業点検

使用開始前に行うというより，緊急で使用することがほとんどのため，いつでも使用できるよう日常的に必要な物品の確認（心電図ケーブル，血圧ケーブル，外部入力ケーブル，心電図電極），コンセントへの接続確認，ヘリウム残圧の確認などを行っている。

②使用中点検

IABPの駆動条件の確認（トリガー，アシスト比），適正なタイミングで駆動しているか，ヘリウム残圧の確認などを行っている。

③終業点検

IABP使用後に安全性・部品の劣化や性能などに問題がないことの確認と，次回使用するときに問題なく使用できように準備をするために行っている。

使用後は血液の付着などで汚染されている可能性があるため清拭（せいしき）し，物品の補充とヘリウムの残圧確認，使用中に駆動装置内に溜まった水分の除去，セーフティディスクのリークテストなどを行っている（▶図56）。

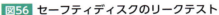

図56 セーフティディスクのリークテスト

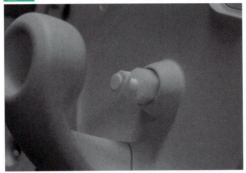

（CARDIO SAVE：GETINGE GROUP社）

一部の操作においてサービスモードに入らなくてはならない項目もあるため，操作には十分に注意が必要である。

下記に終業点検項目を示す（▶図57）。

図57 終業点検項目

分類	点検内容	メモ	計測値	単位	OK	NG	2017/01/04	2016/12/12	2016/12/09
他	血液等の付着はないか						OK	OK	OK
他	ECGコードはあるか						OK	OK	OK
他	ECG電極はあるか						OK	OK	OK
他	外部出力コードがあるか(ステレオジャック，ピンコード) IABP本体に接続しないでください						OK	OK	OK
他	血圧コードはあるか						OK	OK	OK
他	圧トランスデューサのホルダーがあるか						OK	OK	OK
他	ヘリウムガス残量(赤の範囲に入っていればボンベ交換)						OK	OK	OK
他	駆動時間の入力(0点校正ボタンを押したままIABP電源スイッチをONにする。Display System Statistics選択し、駆動時間を入力する。)						1105	1000	959
他	セーフティディスクのリークテスト (0点校正ボタンを押したままIABP電源スイッチをONにする。Pneumatic Module Leak Testを押し、スタートする。その後、Instruction:Please plug IAB portと表示されたら、バルーン接続部を専用の栓をして4分待つ。pass表示が出たことを確認する。)						OK	OK	OK
他	本体内部の乾燥(充填モードを「自動」にしてIABボタンを[illegible]すると「自動充填エラー」が出ることを[illegible]確認する)						OK	OK	OK
他	バッテリー充電動作の確認						OK	OK	OK
他	記録紙補充						OK	OK	OK
他	IABP管理記録の空欄を埋めてファイリングし、Databaseに入力した。						OK	OK	OK

1 / 18

アラート日付	2017/01/04	引継ぎメモ		クリア
備考欄		判定	○ 点検完了	× 修理／交換

■定期点検

　定期点検は，日常点検と異なり一定の期間使用された医療機器を詳細に点検し，機器の性能を確認するとともに，消耗部品の交換をすることで，次回の定期点検まで性能の維持を確保するために行われる。点検項目として，電気的安全性点検，外観点検，機能点検，性能点検から構成されている。

　下記に定期点検項目を示す（▶図58）。

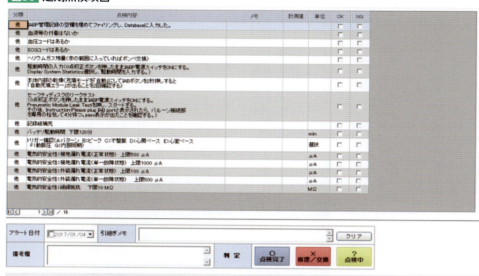

図58　定期点検項目

　定期点検において，駆動時間に達している消耗部品などを交換する必要がある。一部の消耗品の交換に関しては，メーカーの講習を受けることで臨床工学技士による消耗品交換ができるようになる。費用が部品代のみとなるので維持管理費を抑えることができる。

IABP中のトラブルと対処方法

■トラブル事例

❶ モニタリングに関連したトラブル

①心電図がモニタ上フラットで表示されない

【原因】

　患者から直接心電図を入力している場合，心電リード・ケーブルの断線，電極パッチの乾燥，心電リードがクリップ式の場合は接触不良などが考えられる。

【対処方法】

　予備の心電リード・ケーブル，電極パッチに交換してみる。また，心電図の入力設定で，直接心電図ではなく外部入力が選択されていることもあるので，入力の設定も確認する。

②心電図にノイズが混入してトリガーできない

【原因】
　心臓手術時にIABPを使用しているとき，電気メスの高周波電流が心電図に入り込み，ノイズとなる。その場合，心電図として認識できなくなり，誤った拡張・収縮を繰り返し，かえって心臓に負荷を与えてしまう（▶図59）。

図59 電気メスのノイズによりタイミングが合わなくなった症例

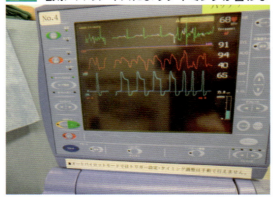

（AutoCAT2 WAVE：ARROW社）

【対処方法】
　心臓手術時は，電気メスを使用するため高周波電流の混入は避けられない。影響のない動脈圧でトリガーするとよい。

③モニタが真っ暗になった

【原因】
　駆動制御部とモニタがケーブルで接続されている場合，移動などで生じる振動の影響で接続部が緩くなり接触不良が生じたり，モニタのバックライトが切れたりすることがある。

【対処方法】
　モニタが真っ暗になっても駆動自体には問題がない場合もあるため，まず駆動制御部とモニタの接続部を確認し，接続をし直してみる。それでも解決しない場合は，一旦電源を落とし再投入してモニタがつくかどうか確認する。それでも画面が真っ暗な場合は駆動装置本体を入れ替える。

④オーグメンテーション圧が上がらない

【原因】
　IABカテーテルの留置場所が低い，または下行大動脈径に対してバルーン径が小さい場合に起こる。

> **補足**
> オーグメンテーション圧の効果は，冠動脈の血流が拡張期に多く流れることを利用している。

【対処方法】
　IABカテーテル挿入部の清潔が保たれているのであれば，ワイヤを用いて適切な留置場所まで上げる。または状況によりIABカテーテルを入れ替える。

❷ 駆動装置由来のトラブル

①駆動が止まった

【原因】
　駆動装置の重大なシステムエラーやバッテリー駆動状態が続いた場合のバッテリーの使い切りなどが考えられる。

【対処方法】
　駆動装置に重大なシステムエラーが発生した場合，一旦電源を落とすことでシステムがリセットされる。
　数秒待って電源を再投入後，問題なく立ち上がればそのまま使用を継続するか，または予備の駆動装置があれば乗せ換える。
　電源を落として再投入しても起動しない，予備の駆動装置に乗せ換えるのに時間がかかる状態であれば，体内でバルーンに血栓が付くのを防止するためにシリンジなどでバルーンの拡張・収縮を手動で行う（▶図60，61）。その場合，拡張時間はなるべく短くする。
　バッテリー切れの場合はコンセントに接続する。

図60　トラブル発生時の対応マニュアルと手押しポンピングシリンジ

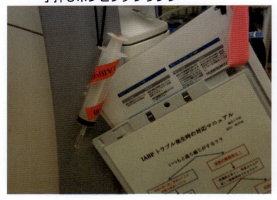

図61　手押しポンピング用シリンジ

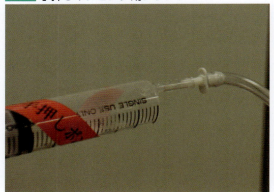

30ccシリンジにメス-メスコネクタをつけたもの。

②駆動が開始されない

【原因】
スタートボタンを押しても駆動が開始されない。

【対処方法】
トリガーできなかったり、ヘリウムボンベの残圧がなかったり、元栓が閉まっていたりするとヘリウムが駆動系に入り込まないため駆動が開始されない。トリガーやヘリウムボンベの元栓、残圧を確認する。

❸ IABカテーテル由来のトラブル

①バルーンラプチャーの発生

【原因】
高度石灰化病変に長時間にわたって接触し、バルーン膜が損傷して起こる。また、大量にヘリウムガスが体内に入り込むとヘリウム塞栓を起こす可能性もある。

> 補足
> バルーンの材料はポリウレタンが主である。

【対処方法】
バルーンに穴が開いた場合、駆動チューブ内に霧吹き上の血液を認めることがある。バルーン内に血液が入り込むと凝血し、バルーン抜去が困難になる可能性があるため速やかに抜去する（▶図62）。

図62 エントラップメントを起こしたバルーン

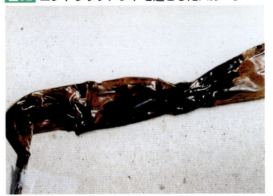

(GETINGE GROUP資料より引用)
(許可を得て掲載)

②ヘリウムリークアラームが鳴った

【原因】
駆動装置からバルーンに送られた量(圧)とバルーンから駆動装置に戻ってきた量(圧)に差が生じた場合に起こる。ヘリウムが漏れやすい箇所として、コネクタとの接続部、駆動チューブの亀裂などが考えられる。
また、IABカテーテルや駆動チューブがキンクを起こし、ヘリウムの通り道が狭くなってもヘリウムリークアラームが鳴ることがある。

【対処方法】
　バルーン内圧波形でベースラインの減少（▶図63，64）を確認するとともに，コネクタとの接続部，駆動チューブに亀裂などがないかを確認する。
　また，IABカテーテルの刺入部はキンクしやすいので折れ癖がついていないかを確認する。

図63 正常バルーン内圧波形

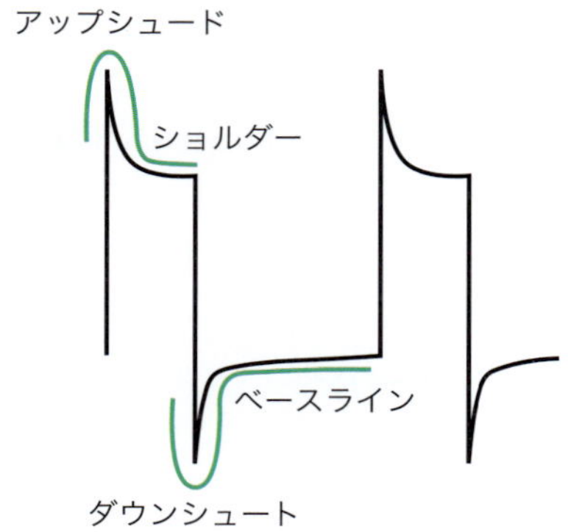

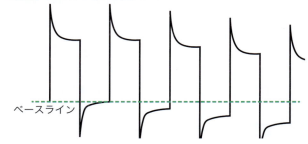

アップシュード：ヘリウムがバルーン内に勢いよく入り込んで膨張した直後の内圧波形
ショルダー　　：バルーンが膨張し内圧が安定したときの内圧波形
ダウンシュート：バルーンが勢いよく収縮した直後の内圧波形
ベースライン　：バルーンが収縮し内圧が安定したときの内圧波形

補足
臨床工学技士は，バルーン内圧波形の形から駆動状態を把握するとよい。

図64 バルーン内圧波形から読むヘリウムガスリーク

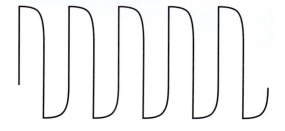

③バルーン内圧波形が矩形波状を呈している

図65 バルーン内圧波形から読むカテーテルのキンク・過膨張

【原因】
　バルーンが開ききっていない場合や，IABカテーテルにおけるキンクの発生時，バルーン容量以上にヘリウムが送り込まれているときに起こる。

【対処方法】
　透視上でバルーンが開いているかを確認する。また，IABカテーテルでキンクの有無やバルーン容量を確認し，オーグメンテーションやバルーン容量を下げる。

❹ 患者由来のトラブル

①心拍数が高い

【対処方法】

　患者の心拍数が高くなると，拡張・収縮の時間が短くなり，補助効果は減ってしまう。あまりにも心拍数が高いときは一時的にアシスト比を1：2などに落としてようすをみる。

②期外収縮が多く，うまくトリガーができない

【対処方法】

　期外収縮が多いと，心電図トリガーで駆動していた場合，アシスト比1：1で補助をしていても補助効果は減ってしまう。その場合，ペーシングカテーテルが挿入されている症例などでは，あえて自己心拍数より速い心拍数でペーシングを行うと不整脈が抑制できることもあるので，その場合ペーシングトリガーで駆動するとよい（▶図66）。

図66 Vペーシングトリガー

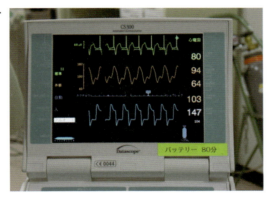

（CS300：GETINGE GROUP社）

③IABカテーテルを挿入しようとCT画像を確認したら大動脈内に壁在血栓があった

【対処方法】

　バルーン留置部位に壁在血栓があると，バルーン拡張によるストレスで壁在血栓が剥がれ落ち，血栓による塞栓症を引き起こす可能性がある。IABカテーテルを入れることによるメリット・デメリットをもう一度確認し，導入を再検討する。

● 文 献
1) 澤　芳樹：研修医，コメディカルのためのプラクティカル補助循環ガイド，p.67-108，MCメディカ出版，2007．
2) 公益社団法人日本臨床工学技士会：医療機器安全管理指針 第1版，p.20-23，2013．
3) 公益社団法人日本臨床工学技士会：医療機器安全管理指針Ⅱ―適正使用のための研修―，p.23-27，2014．
4) 四津良平：CIRCULATION増刊，補助循環マニュアル，p.22-77，MCメディカ出版，2010．
5) 又吉　徹：HEART nursing 春季増刊 ナースのためのICU・CCUで使うME機器パーフェクトブック，p.130-157，MCメディカ出版，2008．

まとめのチェック

■IABP に使用される医療機器のしくみと保守点検

☐☐ 1	IABP駆動装置の構成について述べよ。	▶▶ 1 駆動装置は大きく分けて，モニタディスプレイ部，操作パネル部，駆動制御部からなる。
☐☐ 2	IABPの駆動方式について述べよ。	▶▶ 2 大きく分けてコンプレッサ方式とベローズ方式がある。
☐☐ 3	駆動させるためのトリガーとなりうる波形について述べよ。	▶▶ 3 バルーンの拡張と収縮を心周期に合わせるために，心電図波形や動脈圧波形を用いる。
☐☐ 4	IABPの駆動ガスには何が使われているかを述べよ。	▶▶ 4 ヘリウムガス
☐☐ 5	オーグメンテーション圧について述べよ。	▶▶ 5 自己の血圧の拡張期にバルーンを拡張することで，拡張期圧を疑似的に増幅させた圧のこと。

■IABP 中のトラブルと対処方法

☐☐ 1	心電図波形が表示されない場合の対処方法を述べよ。	▶▶ 1 ・電極パッチの交換，心電リード・ケーブルの交換を行ってみる。 ・また，トリガーの選択が外部入力になっていないかを確認する。
☐☐ 2	駆動が止まった場合の対処方法を述べよ。	▶▶ 2 患者の状態を確認し，一旦電源を落としシステムをリセットさせる。電源の再投入で復旧すればそのまま使用し，復旧しなければ駆動装置を入れ替える。駆動装置の入れ替えに時間を要すなら，シリンジなどで手動ポンピングを行いバルーンに血栓が付着するのを防ぐ。
☐☐ 3	ヘリウムリークアラームが鳴った場合の対処方法を述べよ。	▶▶ 3 ・各接続部を確認し，ヘリウムが漏れていれば接続を確認する。 ・IABカテーテルにキンクがあればキンクを解除し，亀裂があればテープなどで穴を塞ぐ。 ・駆動チューブ内に血液を確認したら，速やかに抜去する。
☐☐ 4	トリガーできない場合の対処方法を述べよ。	▶▶ 4 心電図の誘導を変えてみたり，動脈圧トリガーに切り替えたりして，とりあえずトリガーできるもので駆動させる。

03 腎疾患

植田裕一郎・北野泰佑・青松昭徳・塚本　功・千原伸也

植田裕一郎

補足

●腎臓の大きさ
　1個の重さは約120 gで，大きさは約12×6×3 cm（長径×短径×幅）である。

補足

　右腎は，右に肝臓があるため左腎よりも少し下に位置している。左腎には脾臓が接触している。また，左右の腎臓の上には副腎が位置している。

補足

●腎臓の萎縮
　慢性腎不全の患者は腎臓が萎縮している。ただし，糖尿病性腎症と腎アミロイドーシスの患者は萎縮することが少ない。

補足

　腎臓は脂肪組織や結合組織のみで支えられているため，痩せた人では下垂したり（腎下垂），体位によって移動することがある（遊走腎）。

腎臓の構造

| 腎臓の位置 |

　腎臓は背部から側腹部近く，胃や腸を包んでいる腹膜の後ろ側（後腹膜腔）に位置している。左右一対（合計2個）あり，その間を大動脈と上大静脈が走行している（▶図1）。

図1　腎臓の位置

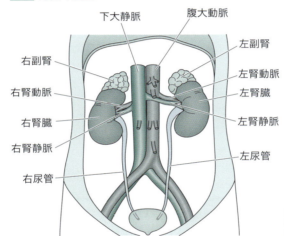

（坂井建雄　編：カラーイラストで学ぶ集中講義　解剖学，p.82，メジカルビュー社，2012．改変引用）

| 腎臓と周囲の構造との関係 |

　腎臓は腎被膜という線維性結合組織に覆われており，さらにその周囲を脂肪被膜とよばれる脂肪組織が取り囲み，さらにその周囲は腎筋膜とよばれる結合組織で取り囲まれている（▶図2）。

図2　腎門の高さの水平断像

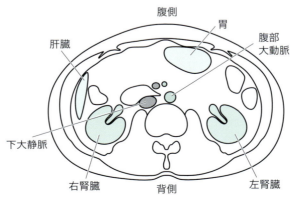

（坂井建雄　編：カラーイラストで学ぶ集中講義　解剖学，p.83，メジカルビュー社，2012．）

> **補足**
>
> 腎臓の内側(凹部)は腎門部とよばれ、前方(腹側)から順に腎静脈(V：renal vein)、腎動脈(A：renal artery)、尿管(U：ureter)が出入りしている(解剖学的位置を覚えるときには、前からVAUと記憶する)。

> **補足**
>
> 尿管になんらかの異常(腎結石や悪性腫瘍)があり、尿の流出が正常でなくなると尿がうっ滞し、腎機能障害が生じる。これを**腎後性腎不全**という。

腎臓の形態

腎臓はそら豆のような形をしており、外側に向かって凸状になっている(▶図3)。

図3 腎臓の皮質・髄質

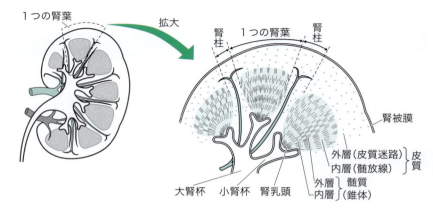

(坂井建雄 編：カラーイラストで学ぶ集中講義 解剖学, p.84, メジカルビュー社, 2012.)

腎臓内部の肉眼的構造

尿管は腎門部を通過すると腎盂とよばれるスペースに移行する。腎盂の先端は分岐して大腎杯、さらに分岐して小腎杯となる。小腎杯は腎実質である腎錐体と直接接している。

> **補足**
>
> ・1個の腎臓は、2〜4個の大腎杯と10〜20個の小腎杯からなっている。
> ・腎の縦断面をみると、腎盂と腎杯以外の腎臓の大部分は腎臓の実質で構成されている。
> ・腎の実質は表層(外側)の皮質と、深層(内側)の髄質の2つに分けられる。
> ・腎皮質と腎髄質は腎動脈から枝分かれした弓状動脈により分けられている。

1個の腎髄質とその外側の腎皮質部分とで構成される単位(腎柱によって区画される1つの領域)を**腎葉**とよぶ。

腎皮質と腎髄質の構造(▶図4)

腎実質内には無数の尿細管と集合管が走行している。尿細管は腎皮質にあるBowman嚢(ボウマン)に始まり、腎皮質 → 髄質 → 皮質とUターンして走行し、集合管に接続する。集合管は皮質 → 髄質を貫通し、小腎杯に開口する。

腎皮質には腎小体(糸球体＋ボウマン嚢)と曲尿細管(近位曲尿細管と遠位曲尿細管)が多く含まれている。

腎髄質には直線状の尿細管(近位直尿細管と遠位直尿細管)が多く含まれている。近位、遠位直尿細管とUターン部分を合わせて**Henleのループ**(ヘンレ)とよぶ。

> **補足**
>
> 多発性嚢胞腎という疾患では，多発する嚢胞により腎実質が減少するため腎不全を発症する。
>
> 1個の腎小体（糸球体＋ボウマン嚢）とそこから出る1本の尿細管を合わせて**ネフロン**とよぶ。ネフロンは構造的にも機能的にも腎臓の基本単位である。

図4 腎皮質・腎髄質の構造

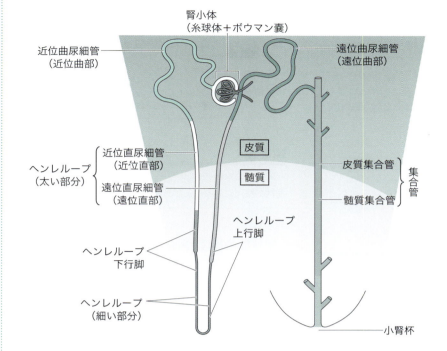

（坂井建雄 編：カラーイラストで学ぶ集中講義 解剖学，p.86，メジカルビュー社，2012．）

腎臓の血管（▶図5）

腎の血管系は，「腹部大動脈 → 腎動脈 → 葉間動脈 → 弓状動脈 → 小葉間動脈 → 輸入細動脈 → 糸球体毛細血管係蹄 → 輸出細動脈 → 尿細管周囲毛細血管網 → 小葉間静脈 → 弓状静脈 → 葉間静脈 → 腎静脈 → 下大静脈」の順に走行している。

図5 腎臓の血管の走行

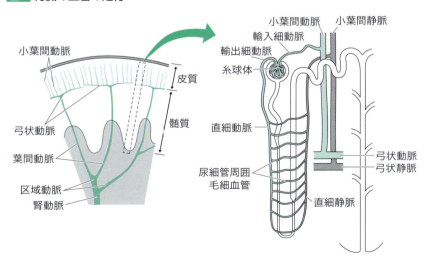

（坂井建雄 編：カラーイラストで学ぶ集中講義 解剖学，p.101，メジカルビュー社，2012．）

腎動脈は上腸間膜動脈分岐部から約1 cm下で腹部大動脈から左右に分岐する。

> **補足**
> 大動脈解離で解離が腎動脈に及び，腎臓への血流が途絶えると急性腎不全を発症することがある。
> 腎動脈は腎静脈の背側を腎臓に向かって走り，腎門から腎臓内に入る。

> **補足**
> ・腎門からでた腎静脈は下大静脈に合流する。
> ・左腎静脈は腹部大動脈と上腸間膜動脈の間をとおり下大静脈に合流している。
> ・腎動脈から分岐した葉間動脈は腎錐体と腎錐体の間を走行している。
> ・葉間動脈から左右に分岐した弓状動脈は腎・皮質と腎髄質の間を走行している。
> ・弓状動脈から皮質に向かって小葉間動脈が分岐し，小葉間動脈から多数の輸入細動脈が分岐する。
> ・1本の輸入細動脈が1つの糸球体を構成する。
> ・糸球体からでた輸出細動脈は尿細管周囲で毛細血管網となる。

> **補足**
> 左腎静脈が腹部大動脈と上腸間膜動脈に圧迫され灌流障害がおき，左腎内圧が上昇し血尿の原因になることがある。これを**ナットクラッカー症候群**という。

糸球体の構造（▶図6）

糸球体は毛細血管が毛玉のように立体的になってできている。

図6 糸球体の構造

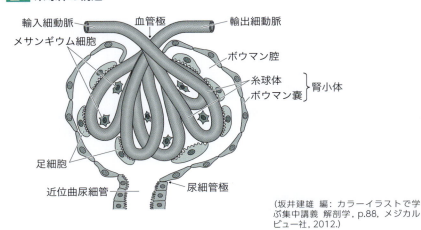

（坂井建雄 編：カラーイラストで学ぶ集中講義 解剖学，p.88，メジカルビュー社，2012.）

> **補足**
> ●糸球体の大きさと数
> 糸球体の直径は約0.2 mmである。また，糸球体は左右にそれぞれ100万個存在するといわれている。糸球体は「ボウマン嚢」という袋によって取り囲まれ，腎小体を形成している。

> **補足**
> 腎小体には2本の細動脈（輸出細動脈と輸入細動脈）が出入りする血管極と，ボウマン嚢が近位尿細管に移行する尿細管極とがある。
> 糸球体の中で密集する毛細血管どうしの間にはメサンギウム（メサンギウム細胞とメサンギウム基質）が介在している。糸球体毛細血管の内皮細胞とメサンギウムを糸球体基底膜が取り囲んでいる。糸球体基底膜の外側に足細胞が配列している。

> **補足**
> ほとんどの腎臓病はこれらの構造のどこかに炎症，異常が生じることで発症する。
> 【例】メサンギウム細胞の異常：IgA腎症
> 　　　糸球体基底膜の異常　　：膜性腎症

| 尿がつくられるまでの流れ |

輸入細動脈から糸球体へ血液が流入後，糸球体で血液のろ過が行われ，血液中の尿成分がボウマン嚢内腔に排出される。尿はボウマン嚢内腔から尿細管へ流れ，集合管，腎杯，腎盂を経て尿管に流れる。

尿細管，集合管でさまざまな物質の再吸収，分泌が行われている。

補足

●**肝臓でろ過される血液の量**

腎臓には心拍出量（5 L/分）の約1/4が絶えず流れ込み，糸球体毛細血管を通過中に腎血漿流量の約1/5がろ過されている。健常者の糸球体ろ過量はおよそ140〜170 L/日の範囲にあるが，実際の尿量は1 L程度であり，ろ過された水のほとんどは尿細管で再吸収されている。

補足

腎臓の機能が悪くなると糸球体機能が低下し原尿の産生ができなくなる。したがって，尿の産生ができなくなり，尿量が減る。

補足

高度の脱水，ショックでは腎臓への血流が少なくなるため尿の産生量が減少し，腎不全を発症する。これを**腎前性腎不全**という。

● 文 献
1) 坂井建雄 編：カラーイラストで学ぶ集中講義 解剖学, 第1版, メジカルビュー社, 2012.
2) 富野康日己 編著：エキスパートのための腎臓内科学 第1版, 中外医学社, 2009.
3) 田部井 薫 編：そこが知りたい透析ケアQ&A, 第2版, 総合医学社, 2013.
4) 下条文武 監：専門医のための腎臓病学 第2版, 医学書院, 2009.

まとめのチェック

- □□ ① 腎臓の位置，大きさを述べよ。
  - ▶▶ ① 背部から側腹部近く，胃や腸を包んでいる腹膜の後ろ側（後腹膜腔）に位置している。
大きさは約12×6×3 cm（長径×短径×幅）で，1個の重さは約120 gである。

- □□ ② 腎臓の内部構造について述べよ。
  - ▶▶ ② 尿管は腎門部を通過すると腎盂とよばれるスペースに移行する。腎盂の先端は分岐して大腎杯，さらに分岐して小腎杯となる。
腎盂と腎杯以外の腎臓の大部分は腎臓の実質を構成しており，腎の実質は表層（外側）の皮質と，深層（内側）の髄質の2つに分けられる。

- □□ ③ 腎臓における血液の流れを述べよ。
  - ▶▶ ③ 腹部大動脈 → 腎動脈 → 葉間動脈 → 弓状動脈 → 小葉間動脈 → 輸入細動脈 → 糸球体毛細血管係蹄 → 輸出細動脈 → 尿細管周囲毛細血管網 → 小葉間静脈 → 弓状静脈 → 葉間静脈 → 腎静脈 → 下大静脈の順である。

- □□ ④ 尿ができるまでの流れについて述べよ。
  - ▶▶ ④ 糸球体で血液のろ過が行われ，血液中の尿成分がボウマン嚢内腔に排出される。尿はボウマン嚢内腔から尿細管へ流れ，集合管，腎杯，腎盂を経て尿管に流れる。

腎臓の機能

腎臓の働きは尿を産生する過程で，

①水・電解質の調節，酸塩基平衡の調節，代謝産物の排泄
②ホルモンの産生・調節

に大別される。尿はろ過，再吸収，分泌を通じて生成される（▶図7）。

糸球体でのろ過

コーヒーフィルタのような役割を果たしているのが左右に100万個ある糸球体を中心とした**糸球体ろ過膜**であり，血球や大分子タンパク質以外の血液はこのフィルタをとおり原尿となる。1分間に何mLの血液をフィルタでろ過して原尿がつくられたかの目安となるのが**糸球体ろ過量**（GFR：glomerular filtration rate）であり，腎機能の代表的な指標である。GFRは血中の物質を1分間にどれだけ除去できるか，というクリアランスで定量的に表され，尿細管で再吸収や分泌を受けないイヌリンを用いて計測される（▶図7）。健常者はGFR 100 mL/分前後だが，加齢や腎障害の進行とともに低下していく。

図7 尿の生成とイヌリンクリアランス

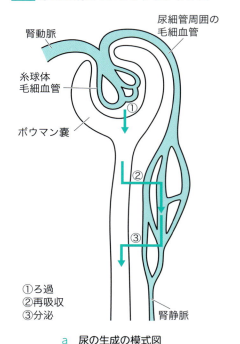

a　尿の生成の模式図
b　イヌリンクリアランス

P_{in}：血漿中のイヌリン濃度
U_{in}：尿中のイヌリン濃度
C_{in}：イヌリンクリアランス

ろ過量＝排泄量
$P_{in} \times GFR = U_{in} \times V$

$$GFR = \frac{U_{in} \times V}{P_{in}} = C_{in}$$

（岡田隆夫 編：カラーイラストで学ぶ集中講義　生理学 第2版，p.253, 262，メジカルビュー社，2014.）

補足

●GFRと尿量

GFR 100 mL/分とは，1日当たりに変換すると「100÷1,000×60×24＝144 L/日」となり，腎臓は1日144 Lの血液をろ過していることになる。ろ過された原尿のうち99 %は尿細管・集合管で再吸収され，尿量は1,500 mL程度となる。

> **補足**
>
> ●**腎不全と浮腫**
> 腎不全でGFRが低下して尿量が低下すると浮腫が生じる。浮腫以外の原因として，静水圧が上昇する心不全がないか，ネフローゼ症候群や肝疾患などで血漿タンパク濃度の低下がないか（膠質浸透圧の低下），リンパ流のうっ滞や炎症はないかなどを考慮する。原因は必ずしも1つではないことに注意する必要がある。

GFRの推算方法

イヌリンクリアランス（C_{in}）の測定は煩雑であるため，実際に臨床現場では次の値を指標として用いている。

①クレアチニンクリアランスC_{cr}[mL/分]

血清Cr値の採血と24時間の蓄尿を行い，C_{in}と同様の式から求める。

$$C_{cr}[mL/分] = U_{cr} \times V[mL/分] / P_{cr} \times 1.73 / 体表面積（体表面積補正をかける）$$

イヌリンと異なりCrは近位尿細管で多少分泌されるため，GFRの減少とともにC_{cr}は過大評価となる。

②eGFR[mL/分/1.73 m²]

イヌリンクリアランスより求めたGFR曲線から算出した次の近似式で，血清Cr値と年齢と性別を当てはめれば推算できる。

$$eGFR（男） = 194 \times 血清Cr値^{-1.094} \times 年齢^{-0.287}$$
$$eGFR（女） = GFR（男） \times 0.739$$

この推算式では体重を必要としないことからわかるように，体格を無視しているので，体格が小さい患者では腎機能を過大評価してしまうので注意が必要である。

③血清シスタチンC（cystatin C）

すべての有核細胞で産生されるタンパク質で，糸球体でろ過されたあと近位尿細管から99％が再吸収・分解され，血中に戻らない。つまり，その血中濃度は糸球体のろ過量を反映する。年齢・性別・筋肉量などに影響されない指標である。

尿細管と集合管での再吸収と分泌

コーヒーならフィルタをとおってそこで終了だが，腎臓では再吸収や分泌という重要な過程がある。原尿から身体に必要なものは再吸収され，尿素やクレアチニンなど不要なものは再吸収されずに排泄され，尿細管から分泌される物

> **補足**
>
> ●**クレアチニン**
> 筋肉に存在するクレアチンとホスホクレアチンの代謝により生成され，筋肉量が変化しない限り，その産生量は一定である。同じ透析処方の血液透析患者でも，透析前血清Cr値が12 mg/dLの患者もいれば7 mg/dLの患者もいるのは，筋肉量の過多に起因している。同一の患者でも腎機能に変化がなく筋肉が痩せていけば，血清Cr値は低下していく。

図8 尿細管と集合管における再吸収・分泌

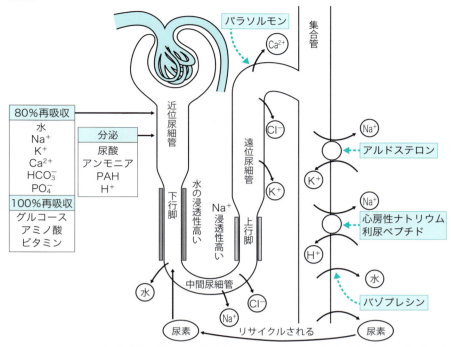

(岡田隆夫 編：カラーイラストで学ぶ集中講義 生理学 第2版, p.256, メジカルビュー社, 2014.)

質も加えられて尿がつくられていく。この過程にはさまざまなホルモンが関与する（▶図8）。

①近位尿細管

近位尿細管では電解質（Na^+，K^+，Cl^-，Ca^{2+}，PO_4^-，HCO_3^-），アミノ酸，ブドウ糖などが再吸収され，これらの物質の移動とともに大量の水が再吸収される。また，尿酸やアンモニア，酸（H^+）は排泄される。

②Henle係蹄における再吸収

上行脚でNaとCl⁻の再吸収が行われる。このNaと，集合管で再吸収された尿素によって髄質間質の浸透圧が上昇して浸透圧勾配が形成され，水が移動し，尿濃縮が起きる（腎髄質対向流系）。間質の浸透圧は最大1,200 mOsm/Lに及ぶ。

③遠位尿細管

アルドステロンの作用でNaを再吸収しKを排泄している。Naの再吸収に伴い，水の再吸収が行われる。

④集合管

視床下部－下垂体後葉から分泌されるバソプレシン（vasopressin）（ADH：antidiuretic hormone）の作用で水が再吸収され，心房から分泌される心房性ナトリウム利尿ペプチド（ANP：atrial natriuretic peptide）の作用でNa再吸収が抑制されNa利尿が行われる。集合管のポンプからH^+の分泌も行われる。

腎臓はホルモン産生・調節の場として機能している。

補足

● 酸塩基平衡の調整

体内では代謝に伴い酸が生成されているが，腎臓で塩基（HCO_3^-）の再吸収，酸（H^+）の排泄を通じて処理される。塩基（HCO_3^-）の再吸収は近位尿細管でその約80 %が行われ，遠位尿細管や集合管でも吸収される。一方，酸（H^+）の分泌は皮質集合管で行われる。

レニン産生と傍糸球体装置（▶図9）

　腎酵素の1つであるレニン（renin）は，傍糸球体装置でつくられ，肝臓でつくられるアンギオテンシノーゲンに作用して，アンギオテンシンⅠという生理活性物質に変換する。これ自身には活性はないが，肺や血管内皮細胞にあるアンギオテンシン変換酵素によりアンギオテンシンⅡ（ATⅡ）になるとATⅡは血圧上昇作用をもち，血管収縮作用とアルドステロン分泌作用により血圧を上昇させる。レニンの分泌は，輸入細動脈圧の低下や交感神経刺激により促進される。例えば，出血や脱水時には血圧を上げようと，このレニン・アンギオテンシン・アルドステロン系が働く（▶図9）。
　ATⅡの生成までは秒単位で生じる迅速な生体反応である。

図9 レニン・アンギオテンシン・アルドステロン系

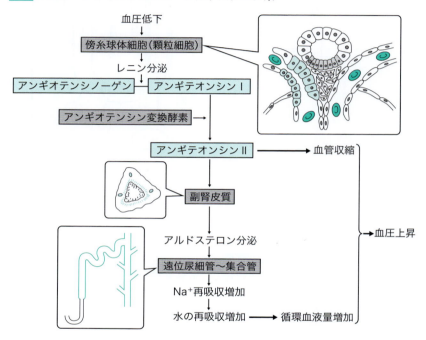

（坂井建雄 編：カラーイラストで学ぶ集中講義　解剖学，p.103，メジカルビュー社，2012.）

尿量の調整（▶図10）

　尿量は，上述の体液量に反応するレニン・アンギオテンシン・アルドステロン系と，体液の浸透圧に反応するADHの2つの系統により調節される。

図10 体内水分量の調節

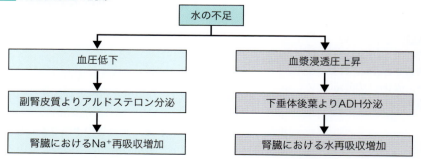

（岡田隆夫 編：カラーイラストで学ぶ集中講義　生理学 第2版，p.73，メジカルビュー社，2014.）

バソプレシン（ADH）

血漿浸透圧が高いときに下垂体後葉から分泌されるホルモンで，▶図11のとおり集合管に作用して水の再吸収を促すホルモンである。

図11 バソプレシンの作用

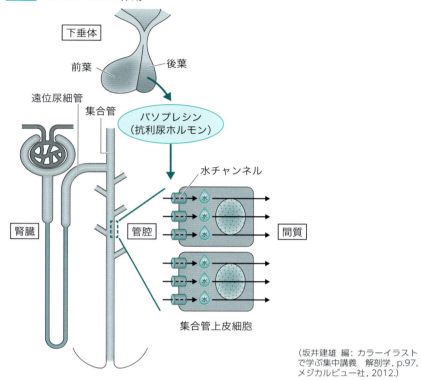

（坂井建雄 編：カラーイラストで学ぶ集中講義 解剖学, p.97, メジカルビュー社, 2012.）

補足

●尿細管糸球体フィードバック（▶図12）

上記のほか，GFRを調節する機構に尿細管糸球体フィードバックがある。遠位尿細管を流れる尿量（▶図12①）が増加すると緻密斑（▶図12②）を介して，そのネフロンの糸球体ろ過率が低下する。逆に，遠位尿細管を流れる尿量が減少した場合は，糸球体ろ過率は上昇する。

図12 尿細管糸球体フィードバック

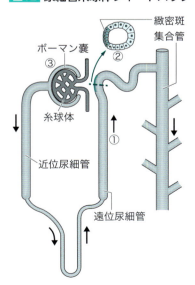

（坂井建雄 編：カラーイラストで学ぶ集中講義 解剖学, p.104, メジカルビュー社, 2012.）

| 用語 アラカルト
*1 プロスタサイクリン
腎臓から生成される血管拡張物質。レニン分泌の調節に関与する。

■腎性高血圧

腎障害に伴いプロスタサイクリン*1が減少し，糸球体ろ過量が低下した結果，体液が貯留し，不適切にレニン・アンギオテンシン・アルドステロン系が活性化され血圧が上昇する（▶図13）。

図13 腎性高血圧発症のメカニズム

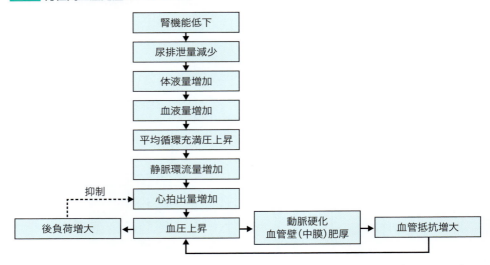

（岡田隆夫 編：カラーイラストで学ぶ集中講義 生理学 第2版，p.193，メジカルビュー社，2014.）

エリスロポエチン（EPO）の産生

貧血・血流障害・低酸素血症により組織の酸素分圧が下がると，腎皮質の尿細管周囲の間質にある線維芽細胞から産生される。骨髄内の赤血球コロニー形成細胞（CFU-E：colony-forming unit-erythroid）に作用して前赤芽球に分化させ，赤血球を増加させる（▶図14）。

腎不全が進むと，尿細管機能が障害されエリスロポエチン（EPO：erythropoietin）が産生されなくなるため腎性貧血となる。末期腎不全では，尿毒素が赤血球の寿命を短縮させたり，骨髄でエリスロポエチンに対する感受性が鈍くなることなども腎性貧血に関与している。

図14 赤血球の分化・成熟

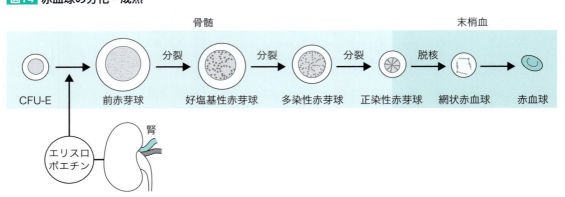

（岡田隆夫 編：カラーイラストで学ぶ集中講義 生理学 第2版，p.77，メジカルビュー社，2014.）

> **補足**
> ● 二次性高血圧
> 　高血圧症の5〜10％は血圧調節に関わる臓器障害により高血圧が生じる。腎性高血圧，内分泌性高血圧，心血管性高血圧，神経性高血圧などがある。残りの90％程度は原因不明で，本態性高血圧といわれている。

> **補足**
> ● 腎性貧血の治療
> 　赤血球造血刺激因子製剤(ESA：erythropoiesis stimulating agents)の投与を行う。

> **補足**
> ● 腎不全患者の貧血のpitfall
> 　尿毒症では出血傾向になるため胃潰瘍や大腸憩室出血などの消化管出血の合併には注意が必要である。また，高齢者では悪性腫瘍の検索も考慮される。ベッドサイドでは，黒色便や体重減少の有無などを確認する。

> **補足**
> 　その他，ESAに抵抗性の貧血として，上述の出血の可能性以外に，炎症の存在，副甲状腺機能亢進症，ビタミン欠乏，抗EPO抗体の出現，栄養不良などが原因としてあげられる。

ビタミンD3の活性化

体内のプロビタミンDが紫外線により皮膚でビタミンD3となり，肝臓で25位が水酸化され，その後腎臓で1α位が水酸化され，活性型ビタミンD3となる。これは腸管からのカルシウムの吸収を促進したり，腎臓でカルシウムの再吸収を促進し，骨では骨化を促進する（▶図15）。

図15 カルシウムとリンの代謝の概観と体内のビタミンDの代謝

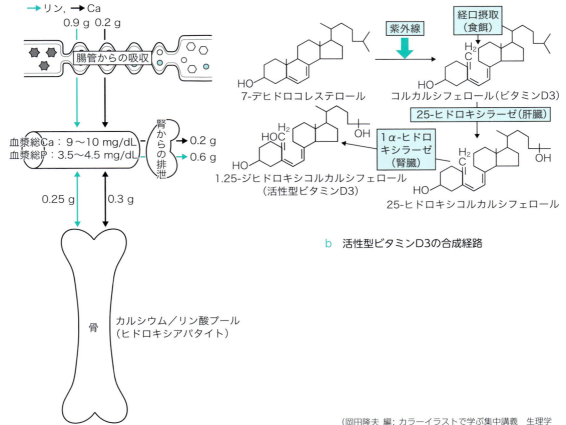

a　生体のカルシウムとリンの出納

b　活性型ビタミンD3の合成経路

(岡田隆夫 編：カラーイラストで学ぶ集中講義　生理学 第2版, p.312-313, メジカルビュー社, 2014.)

●CKD-MBD

腎不全活性型ビタミンD3の産生が低下し，GFRの低下に伴い尿中のリン（P）排泄が低下し，高P血症かつ低Ca血症となりうる。そのため，副甲状腺ホルモンのパラトルモン（parathormone）（PTH：parathyroid hormone）が上昇し，骨吸収が進むため骨強度が低下していく。そのため，腎不全患者では，リン摂取制限やリン吸着薬投与，ビタミンD3製剤などの投与を行う。こうしたCKD（chronic kidney disease：慢性腎臓病）に伴う全身性のミネラル代謝異常を表す概念としてCKD-MBD（慢性腎臓病に伴う骨・ミネラル代謝異常）が提唱されている。

補足

●PTH（パラトルモン）

遠位尿細管におけるCaの再吸収を促進し，リン酸の再吸収を抑制する。Ca濃度が低下すると副甲状腺より分泌され，骨吸収が亢進されることにより血漿Ca濃度を上昇させている（▶図16）。

図16 骨芽細胞と破骨細胞による骨の再構築とホルモンによる調節

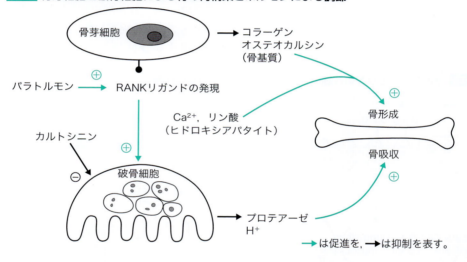

（岡田隆夫 編：カラーイラストで学ぶ集中講義　生理学 第2版，p.44，メジカルビュー社，2014．）

腎不全の病態

腎不全が進行し，GFRの低下や尿細管機能の低下により生じる疾患・病態は次のとおりである。

①尿毒素や電解質の排泄低下 →	尿毒症，高K血症，高P血症
②細胞外液量の上昇 →	高血圧・浮腫・肺水腫
③酸塩基平衡調節の障害 →	代謝性アシドーシス
④EPO低下 →	腎性貧血
⑤ビタミンD欠乏症 →	低Ca血症
	二次性副甲状腺機能亢進症（CKD-MBD）

透析療法では，①〜③の役割を代替することができるが，④に対しては造血刺激ホルモン製剤の投与，⑤に対してはビタミンD製剤の投与を別途行う必要がある。

| CKDとAKI |

慢性的な腎障害を捉える概念として，次のように慢性腎臓病（CKD）が定義されている。

①尿異常，画像診断，血液，病理で腎障害の存在が明らか。
② GFR＜60 mL/分/1.73 m²
①，②のいずれか，または両方が 3 カ月以上持続する。

CKDは心血管疾患発症のリスクファクタであるため合併症の有無に注意しながら経過をみる必要がある。腎機能の低下が高度であれば腎移植や透析療法など腎代替療法について検討していく。

急性に経過する腎不全を捉える概念として，AKI（acute kidney injury：急性腎不全）が提唱されている。その多くは一過性であるが，無尿が続けば高K血症やうっ血性心不全に対して急性血液浄化療法を行う必要が生じる。

補足

●高K血症での心電図変化（▶図17）
心筋細胞の脱分極が生じ，さまざまな変化が生じうる。テント状T波やPR間隔の延長がみられ，さらに高度となるとPの消失やQRSの延長や徐脈がみられる。心室細動など致死性不整脈や心停止が生じることもある。

図17 血漿K⁺濃度による心電図の変化

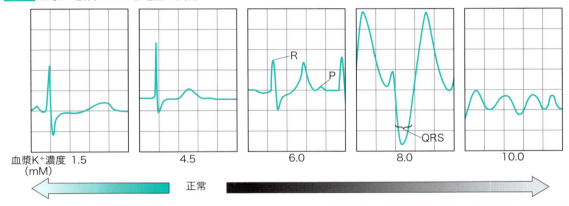

（岡田隆夫 編：カラーイラストで学ぶ集中講義　生理学 第2版, p.268, メジカルビュー社, 2014.）

\POINT!!/

血液透析に至る原疾患は，糖尿病性腎症，慢性糸球体腎炎，腎硬化症の順に多い（▶図18）。なお，慢性糸球体腎炎のなかでももっとも頻度が高い疾患は，IgA腎症である。血液透析は抗凝固薬を使うので出血のリスクが高くなるが，とくに糖尿病性腎症では眼底出血の有無に留意する必要がある。

図18 透析導入患者の主要原疾患の割合推移

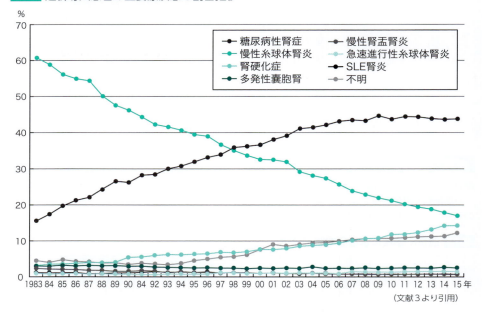

（文献3より引用）

● 文献
1) 岡田隆夫 編：カラーイラストで学ぶ集中講義 生理学 第2版, メジカルビュー社, 2014.
2) 坂井建雄 編：カラーイラストで学ぶ集中講義 解剖学, メジカルビュー社, 2012.
3) 日本透析医学会 統計調査委員会：わが国の慢性透析療法の現況2014年12月31日現在. 日本透析学医学会雑誌, 49: 1-34, 2016.

まとめのチェック

□□ ①　糸球体ろ過量（GFR）とその推算について述べよ。

▶▶ ① 糸球体で血液からろ過されてつくられる原尿の量で，腎臓の機能の指標として一般的に用いられており，通常1分当たりの量（mL）で表す。実臨床では，血清クレアチニン値，尿中クレアチニン値，尿量，体表面積から求めたクレアチニンクリアランスや，血清クレアチニン値，性別，年齢があれば求められるeGFRを用いて腎機能を推し量る。

□□ ②　尿細管や集合管に作用するホルモンとその働きを述べよ。

▶▶ ②
- アルドステロンは集合管でのNa再吸収やK排泄を促進する。
- 心房性ナトリウム利尿ペプチド（ANP）は集合管でのNa吸収を抑制しNa利尿に関わる。
- バソプレシン（ADH）は集合管での水再吸収を促進する。
- パラトルモン（PTH）は遠位尿細管におけるCaの再吸収を促進し，リン酸の再吸収を抑制する。

□□ ③　腎臓の働きを血液透析で代替できるものとできないものに分けて述べよ。

▶▶ ③ 老廃物の排泄，水分の管理，電解質の調節，酸塩基平衡の是正は血液透析で代替できる。その一方，エリスロポエチンの分泌不全に対する造血刺激ホルモンの投与や，活性化ビタミンD3不足に対するビタミンD製剤の投与は別途行う必要がある。

青松昭徳

CRRTが必要となる腎疾患

CRRTの定義

腎機能の悪化が進行すると，腎代替療法〔あるいは腎機能代行療法（RRT：renal replacement therapy）〕が必要となる。間欠的なRRT（IRRT：intermittent renal replacement therapy）が一般であるが，症例によっては，持続的RRT（CRRT：continuous renal replacement）が用いられることがある。持続的RRT（CRRT）とは「24時間連続で連日施行すること」と定義されている。

CRRTの適応

急性腎機能障害や維持透析患者の状態が増悪し循環動態が不安定な場合（血圧が低い，呼吸状態が悪い）など，間欠的な透析が難しいと考えられる症例が適応である。溶質の除去，水分の除去なども持続的に緩徐に行うことで，間欠的なRRTよりもCRRTが有利であると考えられている。全身状態が改善した段階で間欠的なRRTに移行する。

CRRTのモードについて

現在用いられているものとして，持続的HD（CHD：continuous hemodialysis），持続的HF（CHF：continuous hemofiltration），持続的HDF（CHDF：continuous hemodiafiltration）などがある。HD，HF，HDFの場合はそれぞれクリアランスに差がでてくるが，血液流量（Q_B）や透析液流量（Q_D），ろ液流量（Q_F）が多くないために小分子量物質のクリアランスはほとんど差がないといわれている。中分子のクリアランスは，「CHF＞CHDF＞CHD」の順である。しかし，長時間透析を施行するという点において，CHFは急性期の中分子量のサイトカインを除去することができるため有利であるが，CHDはCHFと比較して限外ろ過量が少なくフィルタ内で目詰まりすることが少ないため，回路内では凝固しづらいと考えられている。

補足
●敗血症でのサイトカイン除去に関して

重症敗血症や敗血症性ショックにおいては，炎症性サイトカインが血中において高値となる状態（高サイトカイン血症）が持続することにより，ショックや呼吸障害，腎障害，DIC（disseminated intravascular coagulation：播種性血管内凝固症候群），さらには代謝動態の変化を引き起こし，多臓器不全へと進展することが明らかにされている。CHDFでサイトカインを除去することにより多臓器不全への進展を抑え，結果として患者予後を改善する効果が期待されるが，現在のところ証明されていない。

CRRTの透析量に関して

IRRTでは，透析液流量が500 mL/分，CRRTでは500 mL/時と，浄化（きれいに）するための透析液流量が40〜60倍も違う。血液流量に対して透析液流量が少なすぎるので，血液がヘモフィルタを通過し終わる前に血液の汚れを吸収すべき透析液が血液と同じ汚れ濃度となり，血液流量を増量させてもクリアランスのパフォーマンスは変わらない。そのため，CRRTの効率を上げるためには，透析液流量をアップさせる必要がある。

補足
●小分子物質

小分子物質は拡散でよく移動するため，HDが用いられている。分子量500ダルトン以下で代表的な小分子物質は，BUN，Cr，尿酸，カリウムである。

補足
●中分子物質

500〜5,000ダルトンの分子量のもので，サイトカインやβ_2ミクログロブリンなどがある。

補足
●クリアランス

血液浄化ヘモフィルタを用いて，流入した血液中の目標とする物質を単位時間当たりどれくらいの量を除去できたか（ゼロにできたか）を表した値。

CHD，CHDF，CHFの効率の違い

小分子に関してはわずかにCHFが勝るか同等で，中分子ではCHFが勝る。実際は，

> 小分子に対しての除去効率 CHF ＝ CHD ＝ CHDF
> 中分子に対しての除去効率 CHF ≫ CHDF ≫ CHD

となる（▶図19）。

図19 CHD，CHF，CHDFのクリアランスの比較

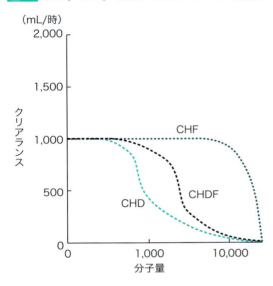

ろ液流量＋透析液流量を一定量（1,000 mL/時）とする。

CHFはろ液流量1,000 mL/時，CHDは透析液流量1,000 mL/時，CHDFはろ液流量＋透析液流量が1,000 mL/時

（中　敏夫, 篠崎真紀, 篠崎正博: 持続血液浄化. 腎と透析, 48: 617-621, 2000. より引用）

補足

●わが国ではなぜCHDFが日本のメジャーになったのか？

そもそもわが国においてCHDFがCHFより重視された理由は，日本でポピュラーな膜（PMMA膜）をCHFに用いると回路内凝固を起こしやすいことにある。ろ過による回路内凝固を回避し血液浄化の効率を上げるために，CHDFが用いられるようになった。実際の効率は前に書いたとおりに「CHF＞CHDF＞CHD」となる。

CRRTの抗凝固薬

おもにヘパリン，低分子ヘパリン，ナファモスタットメシル酸塩が用いられている。ヘパリン起因性血小板減少症を起こした患者では，アルガトロバンを用いることがある。出血するリスクがない患者では，コストの面でヘパリンが用いられている。CRRTでは，回路内の凝結などが問題になるために抗凝固薬の使用量増加に注意が必要となる。

> 補足

●ヘパリン起因性血小板減少症（HIT：heparin-induced thrombocytopenia）

　免疫機序を介して血小板減少や血栓塞栓症を引き起こし，適切な治療が行われない場合には，生命をも脅かす重篤な病態を呈する．HIT発症の原因はヘパリン依存性の自己抗体（HIT抗体）の出現で，最近は迅速な臨床診断を行うためにスコアリング法の導入が試みられている．もっともよく用いられているのが**4T'sスコアリングシステム**である．

　本法では，

> ①血小板減少の程度
> ②血栓合併の有無
> ③血小板減少までの日数
> ④ほかに血小板を減少させる原因の有無

の4項目をスコア化し，それらの合計点数が0〜3点を低，4，5点を中，6〜8点を高としてHITの可能性を3段階に分類している（▶表1）．低スコアではHITである確率は0〜3％とされ，ほぼHITを否定することができる．高スコアではHITである確率は80％以上とされているが，中スコア以上の症例では血清学的診断（HIT抗体検査）を組み合わせて診断することが，過剰診断を防ぐうえでも重要であると考えられている．

表1 4T'sによるHITの臨床診断

	2点	1点	0点
I 血小板減少	＞50％の低下（最低値2万/μL以上，3日以内の手術歴なし）	30〜50％の低下または最低値1〜1.9万/μL ＞50％の低下（3日以内の手術歴あり）	＜30％の低下 最低値1万/μL未満
II ヘパリン使用開始後血小板減少の出現まで	5〜10日，またはヘパリン使用歴（30日以内）があり，1日以内に血小板減少	10日以後あるいは時期不明，またはヘパリン使用歴（31〜100日）があり，1日以内に血小板減少	ヘパリン投与歴（100日以内）がなく，ヘパリン投与4日以内の血小板減少
III 血栓，HITの皮膚症状	血栓の新生，皮膚壊死，静注後の急性全身反応，副腎出血	血栓の進行か再発，紅斑様の皮膚症状，血栓の疑いが濃厚	なし
IV 血小板減少の原因	他の原因なし	他の原因の可能性あり	他の原因あり

I〜IVの合計点： 0　1　2　3　4　5　6　7　8
HITの可能性： 低（0〜3）　中（4, 5）　高（6〜8）

（Warkentin TE, Linkins LA：J Thromb Haemostat, 8(7)：1483-1485, 2010.より改変引用）

| CRRTによる浄化膜に関して |

　HD用の膜と比較して値段が高い．PS膜やPMMA膜や海外ではPAN膜が用いられている．とくに**CHFでは膜への負担が大きい**．膜孔や膜表面にタンパク質が付着し，物質の通過が困難になる．PMMA膜の長所は吸着作用による中分子除去と考えられている．炎症性サイトカイン除去を目的とする場合はAN69ST膜，PMMA膜が有効である．実際にIRRT用の膜となにが違うかというとCRRTでは長くヘモフィルタを使用するため，耐久性が求められ，血液が速やかに流れるようにヘッダの部分について各社でさまざまな工夫を施している．

| CRRTのトラブルシューティング |

　圧倒的に多いのは，脱血不良，血液系回路凝固，膜の劣化である．重症患者では，血管内容量が減少していることが多く，もっとも多いトラブルは脱血不良である．脱血不良のときは，カテーテルの位置を変えたり，ローテーションすることで先端の側孔が血管の壁に当たらないようにする．脱血不良でもたつ

いていると回路内凝固を起こす原因にもなる．血液系回路凝固が頻回に起こるときは抗凝固薬を増量するが，それでも改善がない場合にはろ過を減らし，ヘモフィルタの目詰まりを防ぐ目的でCHDにすることもある．

| SLED (sustained low efficiency dialysis) について |

　間欠的透析のときに使用する透析膜と装置を使用し，血流量と透析流量を緩やかに（6〜12時間で）行う方法である．CRRTと比較して溶質クリアランスが良好であり，コストも安くすむのが利点である（▶表2）．

表2 RRTとCRRTとSLEDの違い

パラメータ	IRRT	CRRT	SLED
時間	3〜4時間	持続	8時間/日
透析液流量（mL/分）	500〜800 mL/分	16〜32 mL/分	100〜300 mL/分
血流量（mL/分）	300〜500 mL/分	100〜200 mL/分	160〜200 mL/時
尿素クリアランス（mL/分）	150〜250 mL/分	20〜25 mL/分	70〜80 mL/分
血液ろ過	USではなし	あり	あり
血液ろ過流量	なし	20〜40 mL/kg/時	100 mL/分

| CRRTとIRRTのいずれが望ましいか？ |

　急性腎障害の治療に対して数々の比較試験が行われているが，CRRTでは血行動態が不安定というリスクが減少するが，出血のリスクや死亡率に関してはIRRTとCRRTで差がないと考えられている．CRRTは，緩徐に行うために浸透圧性の細胞浮腫，脳浮腫が少なく，血行動態への影響も少ないと考えられているが，透析量が足りなくなることや，栄養素，ビタミン，微量元素の消失が多く，費用が高いことが問題である．

●文献
1) 小尾口邦彦: ER・ICU診療を深める②リアル血液浄化, 中外医学社, 2015.
2) Bonventre JV: Dialysis in acute kidney injury – more is not better. N Engl J Med, 359: 82-84, 2008.
3) Payen D, Mateo J, Cavaillon JM, et al.: Impact of continuous venovenous hemo - filtration on organ failure during the early phase of severe sepsis: a randomized controlled trial. Crit Care Med, 37: 803-810, 2009.
4) Bouman CS, Oudemans-Van Straaten HM, et, al. Effects of early high-volume continuous venovenous hemofiltration on survival and recovery of renal function in intensive care patients with acute renal failure: a prospective, randomized trial. Crit Care Med, 30: 2205-2211, 2002.

まとめのチェック

☐☐	1	CRRTが有効な症例はなにか述べよ。	▶▶ 1 循環動態が不安定な症例。
☐☐	2	CRRTとIRRTではなにが一番違うのか述べよ。	▶▶ 2 透析液流量。CRRTでは血液流量と透析液流量のバランスがまったくとれていない。
☐☐	3	CRRTの効率をあげるためにはどのようなことが必要か述べよ。	▶▶ 3 透析液流量のアップ。
☐☐	4	CRRTのトラブルシューティングでなにが多いか述べよ。	▶▶ 4 脱血不良，血液系回路凝固，膜の劣化。

塚本　功

CRRTに使用される医療機器のしくみと保守点検

ICUのようす

ICUには，高侵襲術後や多臓器不全，敗血症など，全身管理を必要とする重症度の高い患者が入室してくる。よって，専門的で高度な治療を集中的に行うため，医師を中心として看護師，臨床工学技士など他職種のスタッフが協同してチーム医療を行う。ICUは，持続的血液浄化装置をはじめとしたさまざまな医療機器に囲まれた環境である。よって，**持続的腎機能代替療法（CRRT：continuous renal replacement therapy）**[*2]を行うにあたっては，臨床工学技士は血液浄化装置の準備から操作を行うだけでなく，トラブル対応ならびにモニタリングについて常に立ち会い，安全な治療の確保に努めている（▶図20）[1)]。

用語アラカルト
＊2　持続的腎機能代替療法（CRRT）
1日当たり24時間連続して血液浄化療法を行うことを開始時に設定した場合の総称。その治療モードは，持続的血液透析（CHD），持続的血液ろ過透析（CHDF），持続的血液ろ過（CHF）があり，除去可能な分子量サイズはCHF（ろ過主体）＞CHDF（拡散＋ろ過）＞CHD（拡散主体）である。

図20　ICUのようす

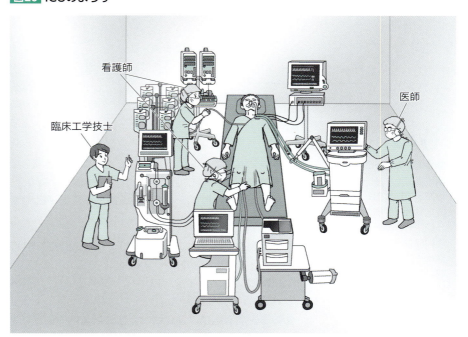

持続的血液浄化装置の回路構成図

標準的な持続的血液浄化装置について，回路構成図は次ページの▶図21に示したとおりである[2)]。持続的血液浄化装置は，静脈（内頸・大腿・鎖骨下）に留置された**非カフ型カテーテル**[*3]から血液ポンプを用いて血液を導き出し，**ヘモフィルタ**[*4]に充填されている中空糸を介し，拡散，ろ過，吸着の原理を用いて，血液から不要溶質や水分が除去される。

用語アラカルト
＊3　非カフ型カテーテル
血液の出し入れを行うための管で，短期的に留置する血液浄化用カテーテルの総称である。長さ15〜25 cm，外径12〜13 Fr，最大300 mL/分程度の血流量が確保できる。一般的に内腔の数で呼称（2個：ダブルルーメンカテーテル，3個：トリプルルーメンカテーテル）され，現在は1〜4個の内腔を有したものが販売されている。

＊4　ヘモフィルタ
CRRTに用いられる浄化器（診療報酬の名称では持続緩徐式血液ろ過器）で，急性腎不全の患者あるいは循環動態が不安定な患者が適応となる。その性能は，①長時間の使用に耐えうること，②低容量，③高い生体適合性（とくに抗血栓性），④高い透水性，⑤溶質除去性能が求められる。AN69ST膜はサイトカイン吸着性能が認められ，重症敗血症および敗血症ショック患者も適応とされる。

図21 持続的血液浄化装置の回路構成図

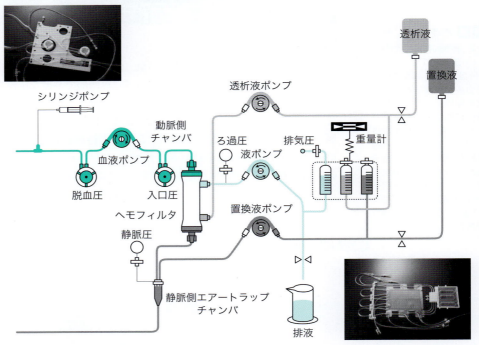

(図中写真，血液浄化装置 ACH-Σ：旭化成メディカル)
(許可を得て掲載)

近年の装置システムの特徴として，自動化を追及して血液回路や各液（透析液，置換液，ろ液）側回路がシート状に一体化することで，準備作業の簡素化や経験による手技操作ミスの低減を図ったものが販売されている。

POINT!!

● 非カフ型カテーテルの留置部位
・留置部位には内頸・大腿・鎖骨下静脈が用いられ，その第一選択は内頸静脈である。
・鎖骨下静脈へ挿入する際に起こりやすい合併症は気胸である。

● ヘモフィルタに用いられる膜素材
・セルローストリアセテート（CTA）膜，ポリスルホン（PS）膜，ポリエーテルスルホン（PES）膜，ポリメチルメタクリレート（PMMA）膜，AN69ST膜が用いられる。

● 動脈チャンバの種類
現在，使用される種類は従来からのエアートラップチャンバと空気の接触を低減させたエアーフリーチャンバがある。

① **動脈側血液回路**：非カフ型カテーテルと回路を接続して血液ポンプで引き込まれた血液をヘモフィルタに送るための回路で，動脈アクセス部，抗凝固薬注入ライン，ローリングチューブ，動脈側チャンバで構成される。
② **静脈側血液回路**：浄化された血液を体内へ戻す回路で，置換液ライン，静脈側エアートラップチャンバ，静脈アクセス部で構成される。
③ **ろ液回路**：ろ液量を設定された量のとおりに排出するための回路。
④ **透析液回路**：適切に調節された透析液量をヘモフィルタ外側に灌流させるための回路。
⑤ **置換液回路**：適切に調節された置換液量を静脈側エアートラップチャンバの置換液ラインと接続し，注入するための回路。
⑥ **加温用回路**：液加温を必要とする際に使用する回路。

持続的血液浄化装置の操作

①使用前点検と非カフ型カテーテルの操作

使用前に点検表などを用いて，持続的血液浄化装置に装備される機能点検ならびに血液回路やヘモフィルタに異常がないことを確認した後，治療条件を入力する。

挿入された非カフ型カテーテルについて，清潔操作でシリンジ（10 mL程度）を用いて脱血ならびに送血への使用が問題ないことを確認し，血液回路アクセス部と接続する。患者の体動や気道吸引などの手技でも送脱血不良をきたしうるため，さまざまなケースを想定して非カフ型カテーテルの状況を確認する。

②脱血操作

患者のバイタルサインや回路内圧力に異変がないかを慎重に確認しながら，持続的血液浄化装置の血液ポンプをゆっくりと運転（併せて抗凝固薬の投与も開始）し，回路内の生理食塩水と血液を置換する。その際，**イニシャルドロップ**[*5]が発生する可能性があるため，血圧の低下は注意が必要である。通常（成人の場合），血流量（Qb）は80〜120 mL/分で設定する（CRRTのQbは効率に関与しないため，回路内凝固抑止の観点で設定）。

③運転開始

回路内が血液に置換され血流を設定した後，患者のバイタルサインに変動がなければ透析液，置換液ならびにろ液，除水ポンプの運転を行い，治療開始となる。

持続的血液浄化装置とその役割

CRRTは長時間にわたる治療技術であるため，安全な治療を実施するには次ページの▶図22のような専用装置を用いる。循環動態が不安定な重症患者がCRRTの施行対象であるため，ベッドサイドに装置を搬送して使用する。そのため，患者に対する安全面の提供はもちろん，医療スタッフに対する負担軽減を含めた装置であることが重要である[3]。持続的血液浄化装置の選択要件は，

①高い操作性
②高い視認性
③コンパクト性
④高い各液量制御システム精度
⑤各種警報設定
⑥長時間の耐久性
⑦各種アフェレシス

にも対応できる汎用性である[4]。

用語アラカルト

*5 イニシャルドロップ
体外循環初期に血圧が低下する現象で，原因としては血液の希釈による血液粘性や血漿浸透圧の低下，血中カテコラミンレベルの低下による末梢血管抵抗の減少などが考えられる。

図22 持続的血液浄化装置の外観

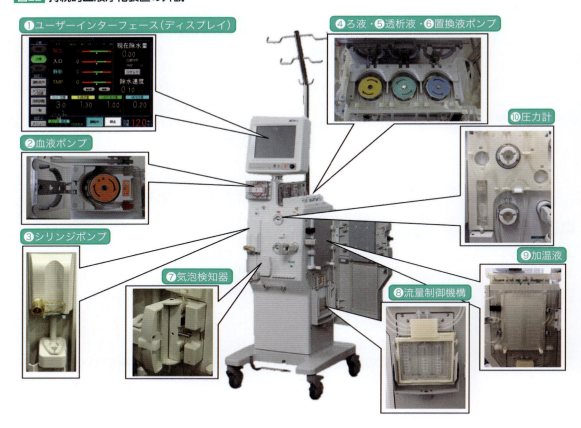

（血液浄化装置ACH-Σ：旭化成メディカル）（許可を得て掲載）

用語アラカルト
＊6 流量制御機構
患者体内の出納バランスを正確に行うため，透析液，置換液そしてろ液を正確にコントロールするための方法において，装置の特徴がある。現在主流の方式は，①ろ液，透析液，置換液を計量することで除水量を直接計算する流量制御機構，②ろ液，透析液および置換液について専用の計量容器（チャンバ）で容量計量し，流量のフィードバック制御を行う容量式フィードバック制御機構である。

❶ユーザーインターフェース（ディスプレイ）：操作者がシステムを操作する画面または設定した運転情報を表示するための画面
❷血液ポンプ：患者血液を駆動するためのポンプ
❸シリンジポンプ：抗凝固薬を注入するポンプ
❹ろ液ポンプ：制御されたろ過量を排出するためのポンプ
❺透析液ポンプ：制御された透析液量を灌流させるためのポンプ
❻置換液ポンプ：制御された置換液量を灌流させるためのポンプ
❼気泡検知器：体内に気泡の混入を阻止するための安全装置
❽流量制御機構＊6：透析液，置換液そしてろ液を容量または重量で制御することによって，正確に調節するためのシステム
❾加温器：透析液・置換液を加温するための機構
❿圧力計：回路内各部をモニタリングするための圧力計

各種モニタリング

■回路内圧モニタリング

血液回路内部の圧力は，安全な体外循環を行ううえでは必須である[5]。血液回路内に組み込まれている測定部位より下流側の箇所を反映する。

> ①**脱血圧**：患者の血管からの血液の圧力と血液ポンプによって回路内に引き込まれる圧力の差を示し，体動などの原因で非カフ型カテーテルからの十分な脱血が確保できない場合に低下する。
> ②**入口（動脈）圧**：血液と引き込まれた血液ポンプとヘモフィルタの間の圧力を測定するため，動脈チャンバ，ヘモフィルタの中空糸内が凝固することで上昇する。
> ③**送血（静脈）圧**：静脈エアートラップチャンバ，非カフ型カテーテルの送血部分など，静脈圧測定部分以降の血液流路に詰まりがあると送血圧が上昇する。
> ④**ろ過圧**：ヘモフィルタの液側の圧力に対応するため，中空糸が**ファウリング**[*7]や凝血による目詰まりを起こした場合に低下する。
> ⑤**膜間圧力差（TMP）**：膜を介する血液側と液側の圧力の差を示し，「（入口圧＋送血圧）/2－ろ過圧」で算出される。ヘモフィルタの凝血などによるろ過性能が低下した場合に上昇する。

用語アラカルト
*7 **ファウリング**
ヘモフィルタの中空糸内部を血液が通過することによって，膜表面にタンパク質が付着する現象をさす。

■抗凝固薬モニタリング

CRRTは，長時間にわたって体外循環を施行するため，抗凝固薬の投与は必須である。しかし，ICU領域では出血傾向または血栓傾向，もしくはDIC（disseminated intravascular coagulation：播種性血管内凝固症候群）のように混在する場合も存在するため，抗凝固薬の投与はモニタリングしながら投与量を調節する。凝固系異常に関する検査はもちろん必要であるが，ベッドサイドでは**活性化全血凝固時間（ACT：activated clotting time）**[*8]によるモニタリングがもっとも汎用性が高い。

用語アラカルト
*8 **活性化全血凝固時間（ACT）**
ACTは150～200秒に延長するように抗凝固薬の投与量を調整する。非分画ヘパリン，ナファモスタットメシル酸塩，アルガトロバンはACTで測定可能であるが，低分子ヘパリンはACTでは測定ができない。

\ POINT!! /

●**CRRTにおける抗凝固薬の種類**
抗凝固薬の種類は非分画ヘパリン，低分子ヘパリン，ナファモスタットメシル酸塩，アルガトロバンの4種類が体外循環に使用する薬剤として認可されている。
●**CRRTにおける抗凝固薬の第一選択**
CRRTでは，出血傾向のリスクが高いこととモニタリングが簡便なこと，さらには血中半減期が5～8分と短いことから，ナファモスタットメシル酸塩が第一選択である。

持続的血液浄化装置の保守点検

■使用前の点検

使用前（始業時）点検は，基本性能と安全確保のためにおもに外観と機器の基本性能・各種安全装置・警報装置の確認，同時に使用する消耗品の点検など，装置の使用前に毎回必ず行い，点検表に記録する[6]。

①**装置外装部**：装置本体，コード類，表示灯，ポンプカバー，重量計などに傷・破損・変形などの異常がなく，血液付着などの汚れがない。
②**装置の電源**：装置の電源プラグが医療用3Pコンセントに接続してある。
③**装置起動（装置自己診断）時**：起動時に表示灯や警報音，各ポンプ・バルブ，

圧力センサ，漏血検知器などを確認（多くの装置は自己診断機能で評価）。点検では自己診断機能や各工程での運転時に警報や報知を発していない（警報や報知が発せられた場合，装置に故障がないかを確認）。停電用バッテリーが内蔵されている場合は，充電が十分にされているか確認する。

④**ユーザーインターフェース**：液晶画面の明るさや文字などの表示。
⑤**各圧力モニタライン**：装置と血液回路の接点になる圧力モニタラインは，装置と血液が直接接触しないように感染防止の保護フィルタが確実に接続されていることを確認する。
⑥**装置の状態観察・使用の可否判定**：異音の発生などの異常を見つけた場合には，速やかな復旧が可能であるか，使用中止すべきかを判断する。

■使用後の点検

使用後（終業時）点検は，部品や性能などの問題がないことを装置使用後に毎回必ず行い，点検の結果を記録表に残す。

①**装置清掃**：必ず通電ブレーカスイッチを切り，電源コンセントを抜いてから清掃する。治療終了ごとに0.05〜0.1％次亜塩素酸ナトリウム溶液で清拭する（詳細は各装置の取扱説明書を参照）。
②**治療経過記録**：異常の有無を確認。
③**装置外装部**：傷，破損，変形などの有無を確認。
④**装置の異常**：液漏れ，異音，異臭の有無を確認。
⑤**次回の使用に備えて**：装置を清拭。
⑥**バッテリー**：内蔵されている場合は，バッテリーの充電を実施。

■定期点検

長時間連続的に治療を行う装置であるため，詳細な点検を半年に1回程度行い，点検の結果を記録に残す。
①各気泡センサ部の確認
②ピローセンサの確認
③バルブ動作の確認
④シリンジポンプの動作確認
⑤各ポンプカバーインターロックの確認
⑥各ポンプローラ動作および流速の確認
⑦各圧力センサの確認
⑧流量制御機構の動作確認

● 文 献

1) 塚本 功，山下芳久 著，山下芳久，峰島三千男 編：持続的血液浄化療法（continuous blood purification；CBP）．血液浄化療法-基礎から応用まで，日本メディカルセンター，159-167，2011．
2) 日本臨床工学技士会　透析装置安全委員会：持続的血液浄化療法 continuous blood purification therapy（CBP）装置・回路の安全基準についての提言（ver.1.01），2012．
http://www.pmda.go.jp/files/000143494.pdf
3) 塚本 功，土屋陽平 著，日比谷 信 編：急性期治療（CRRT）．CE臨床実習ルートマップ，メジカルビュー社，228-237，2016．
4) 塚本 功，山下芳久：血液浄化機器2013，持続的血液浄化装置．臨牀透析，29(7)：876-883，2013．
5) 塚本 功，村杉 浩，土屋陽平，ほか：持続的腎機能代替療法における安全かつ長時間使用できる血液回路の検討．日本急性血液浄化学会雑誌，3(1)：8-13，2012．
6) 日本臨床工学技士会　血液浄化業務指針検討委員会：血液浄化業務指針，2010．
http://www.ja-ces.or.jp/01jacet/shiryou/pdf/gyoumubetsu_gyoumushishin03.pdf

まとめのチェック

- [ ] [ ] 1 非カフ型カテーテルの留置部位を述べよ。
  ▶▶ 1 内頸静脈，大腿静脈，鎖骨下静脈。

- [ ] [ ] 2 CRRTに用いられるヘモフィルタの膜素材を述べよ。
  ▶▶ 2 セルローストリアセテート（CTA）膜，ポリスルホン（PS）膜，ポリエーテルスルホン（PES）膜，ポリメチルメタクリレート（PMMA）膜，AN69ST膜。

- [ ] [ ] 3 CRRTに用いられる抗凝固薬の第一選択を述べよ。
  ▶▶ 3 ナファモスタットメシル酸塩。

千原伸也

CRRT中のおもなトラブルと対処方法

　CRRT（continuous renal replacement therapy：持続的腎機能代替療法）の対象疾患は急性腎障害（AKI：acute kidney injury），敗血症，重症急性膵炎などの重症例であり，その病態は多様性や複雑性を有する。また，短時間高効率の慢性維持透析とは異なり，24時間持続的に施行することで有効性を発揮する[1]。しかし，裏を返すとなんらかのトラブルによる中断は治療効果のみならず，生命予後にも関連することになる。したがって，CRRT施行中のトラブルに対しては，適切かつ迅速な対応力，予見力が求められる。

CRRT回路図と各種圧モニタ

　CRRTにおけるメジャートラブルは「**脱血不良**」と「**ヘモフィルタおよび血液回路の凝固**」があげられる（▶表3）。脱血不良は生体から血液ポンプまでの陰圧系の脱血圧やピローにて検知され，ヘモフィルタおよび血液回路の凝固は**入口圧**，**静脈圧**，**ろ過圧**，**TMP**（transmembrane pressure：膜間圧力差）などの回路内圧の変化によって予見する（▶図23）。血液回路の中で凝固頻度が高いのは静脈エアトラップチャンバである。

表3 メジャートラブルと各回路内圧の関連

	脱血不良	ヘモフィルタ凝固	静脈チャンバ凝固
脱血圧	↓	→	→
入口圧	↓	↑	↑
返血圧	↓	↓ or →	↑
TMP	↓	↑	→

↑：圧上昇，↓：圧下降，→：圧著変なし，↑：トラブル項目の予見指標となる圧変化

図23 CRRT回路図

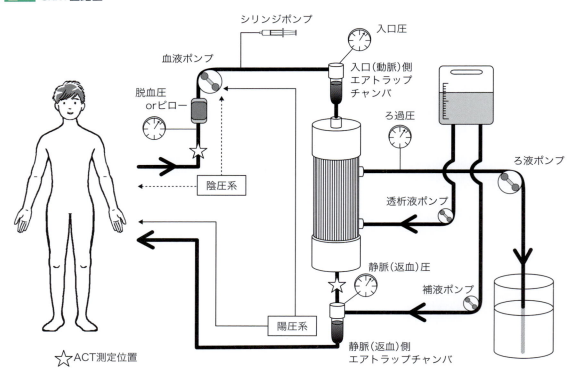

■トラブル事例

❶ CRRT施行時の患者病態の急変（生体側トラブル）

①血圧が低下した

【原因】
- 除水速度が大きい
  CRRTは循環動態が不安定な症例に用いられる。敗血症や周術期などの生体侵襲によって血管透過性が亢進し，血管内容量が減少していることが多い。したがって，過度な除水設定は，さらなる血管内容量の減少，血圧低下を引き起こす。
- CRRTの設定ミス。
- ダブルルーメンカテーテル（DLC：doble lumen catheter）の留置位置。
  CRRTのバスキュラーアクセスにはDLCを用いる。高浄化量のCRRTを施行中にDLC先端と中心静脈カテーテル先端が近位である場合，投与したカテコラミンなどの昇圧剤がCRRTで除去され，薬効が維持できない可能性がある。

【対処方法】
血圧の低下時の共通の対応としては，除水停止と輸液負荷がある。しかし，過剰な輸液負荷は心不全や肺水腫を助長する可能性もあるため，慎重に投与する必要がある。
- 除水速度が大きい → 除水を中止する
  除水速度は患者の病態を第一に考慮し，1日当たりの水分出納（点滴，栄養，尿量，便，ドレーンからの出血や排液）や下大静脈径，中心静脈圧，胸部X線における肺水腫の有無などを総合的に評価し設定する必要がある[2]。
- CRRTの設定ミス → 適切な設定に変更する
  CRRT症例における水分出納は厳重に管理する必要があるため，ダブルチェック，チェックシートなどを積極的に導入し，誤りを未然に防ぐことが重要となる。
- DLCの留置位置 → DLCの先端位置の調整
  CRRT施行前にDLC先端と中心静脈カテーテル先端の位置を画像で確認し，両カテーテルの先端が2 cm以内にある場合は，医師に報告し，DLC先端位置の調整を依頼する。

②意識レベルが低下した

【原因】
- 返血回路離脱による出血
- 出血性脳血管疾患
- 透析液/補充液の組成による電解質異常

【対処方法】
- 返血回路離脱による出血 → 血液ポンプを停止し，送脱血回路の遮断を行い，バイタルの確認をする。
  出血量を確認し，緊急補液を行う。必要があれば輸血を行う。

\ POINT!! /
● 抜針事故（出血）について
事故時には輸血の必要性を判断する。回路接続部の離脱防止のためアーロックを採用する。引っ張りを軽減するため長い回路を採用する。原因として固定不良がある。

> **POINT!!**
> 血液透析中の空気誤入について，進入路は穿刺針と回路の接続部が多い。重篤な徴候としてショックがみられ，直ちに静脈回路を遮断する。急性期を過ぎたら高圧酸素療法を検討する。酸素吸入を行う，血液ポンプを停止する，左側臥位にして頭を低くする。

- 出血性脳血管疾患 → バイタルを確認し，頭痛，嘔吐，痙攣，瞳孔径，対光反射を確認する
  緊急返血および緊急離脱の準備をする。
- 透析液/補充液の組成による電解質異常→血液浄化量を減量する。血液ガス分析装置などで電解質を測定し，必要があれば適時補正する。
  CRRT症例には電解質異常を伴わない症例が存在するため，慢性維持透析用に組成された透析液/補充液を用いることで，低カリウム血症，低リン血症，高カルシウム血症が惹起される可能性がある[3]。
- ※透析液/補充液のナトリウム濃度は140 mEq/Lと正常値と同様に組成されているため，脳-生体間の浸透圧較差による脳浮腫の発症リスクは低い。しかし，125 mEq/L以下の低ナトリウム血症に対してCRRTを施行する場合は5％ブドウ糖溶液を用いて透析液/補充液を希釈することを考慮する（ナトリウムは0.5 mEq/L/時以下で是正し，24時間以内の上昇が10 mEq/Lをこえないように浄化量を設定する）[4]。

③生体側から出血した

【原因】
- 抗凝固薬の選択
  出血傾向がないためヘパリンを抗凝固薬として選択した。
- 抗凝固薬の投与量
  回路側のACTが延長しないため抗凝固薬を増量した。
- 生体側の線溶系亢進

【対処方法】
　ヘパリン投与の場合は抗凝固薬を**ナファモスタットメシル酸塩**（NM：nafamostat mesilate）に変更し，NM投与の場合は減量することが基本的な対応になる。出血が改善しない場合は抗凝固薬を用いず，血液流量を上げて施行する[5]。アクティブな出血の場合は出血量を確認し，緊急補液や必要に応じ輸血を行う。血液回路から輸血する場合はカリウム除去のため血液浄化量を増大し，ヘモフィルタ前から輸注する。
- 抗凝固薬の選択 → ヘパリンからNMへの選択を考慮する。
  DLC挿入部からの出血，未知の出血病変などを考慮し，初回施行時はNMを第一選択とすることが望ましい。低分子ヘパリンは効果をモニタリングできないため，CRRTでの使用は困難となる。播種性血管内凝固症候群（DIC：disseminated intravascular coagulation）を合併している症例は生体側から抗凝固療法を行っていることが多く，CRRT側の抗凝固薬が相互作用とならないよう確認する。
- 抗凝固薬の投与量 → 投与量を減量する。
- 生体側の線用系亢進 → ACT，APTTなどを指標に抗凝固薬管理を行う。
  肝不全，骨髄抑制，産科DICなどの出血傾向を伴う症例に対しては，CRRT開始前に**ACT**（activated clotting time），**APTT**（activated partial thromboplastin time）のコントロール値を測定する。CRRT開始後，生体側（血液回路の抗凝固ライン上流側）にてACT，APTTを再測定し，CRRT施行による凝固機能の破綻を評価する。

> **POINT!!**
> 抗凝固薬のナファモスタットメシル酸塩は出血病変を有する患者に使用できる。また，陰性荷電膜に吸着される。

❷ 予期せぬCRRT施行中断（機器的トラブル）

①脱血不良

【原因】

脱血不良は生体および脱血回路（DLCも含む）から血液ポンプまでの，いわゆる陰圧系でのトラブルが原因となる（コンソールによってピロー，脱血圧などにより検知している）。
・脱血回路の屈曲。
・DLCの留置位置，先端位置。
・血管内脱水，DCL先端のへばりつき。

【対処方法】
・脱血回路の屈曲 → 血液回路の屈曲を確認し，解除する。
・DLCの留置位置，先端位置 → 留置位置の調整を医師に依頼する。
　改善しない場合は別の部位からのアプローチを考慮する。DLCの先端は頸静脈アプローチの場合は右心房近傍，大腿静脈アプローチの場合は大腿静脈分岐部より中枢側に留置することが望ましい。
・血管内脱水，DLC先端のへばりつき → DLCの脱血ルートをフラッシュし，へばりつきを解除する。
　輸液負荷を行っても改善しない場合はDLCの送脱血を逆に接続する（CRRTの効率は低下する[6]）。体位交換が効果的な場合もある。CRRT症例は敗血症性ショックや重症急性膵炎などの高度侵襲に伴い血管透過性が亢進しているため，脱血不良になりやすい。病態と適切な血管内容量の評価から輸液負荷を行う必要がある。

②静脈側エアトラップチャンバの凝固（▶図24）

【原因】

TMPの圧変化がなく，返血圧（静脈圧）が上昇している場合は静脈側エアトラップチャンバの凝固を疑う（▶表3）。チャンバ内の凝固は血流が滞留することで発生リスクが増大し，おもにチャンバ内のメッシュ部に好発する。
・脱血不良。
・抗凝固薬使用量が少ない。
・生体の凝固機能亢進。

【対処方法】

チャンバ内をペンライトで照らし，血栓形成による色調の変化があることを確認する[7]。チャンバ出口が完全に凝固してしまうと返血不能となるため，速やかに返血する。血液流量の増加，チャンバ内の液面レベルを下げるなど，チャンバ内の血液滞留時間を短縮させることが有効であると報告されている[8]。
・脱血不良 → 前項の「脱血不良」を参照
・抗凝固薬使用量が少ない。 → ACT，APTTを参考に抗凝固薬の投与量を調整する。

> POINT!!
> バスキュラーアクセスにおいて，透析後は静脈カテーテルをヘパロックする。カフ付きカテーテルは感染リスクを軽減する。

腎疾患

ACTは回路側で正常値の1.5〜2倍で管理する必要があるが[9]，ACTやAPTTは必ずしもCRRTの凝固と相関しないため[10]，病態やCRRT設定に応じた投与量の設定をする。

・生体側からの抗凝固療法

CRRT症例の多くは敗血症を合併しており，敗血症性DICを呈することが多い。DICでは血小板や凝固因子が消費されて出血傾向を示すが，生体内では凝固亢進状態となっており，これがCRRTにおいて静脈ドリップチャンバ内やヘモフィルタなどの凝固の原因となる。一般的な薬物療法として，生体側からヘパリンが投与されるが，トロンボモジュリン製剤の投与によるlife timeの延長も報告されている[11]。

※国内でのCRRT用血液回路においてチャンバ形状はvertical entry chamber（垂直流入型）となっているが，side entry chamber（側面流入型）のほうが滞留時間も少なく，life time延長に寄与できると報告されている[12]。

図24 静脈ドリップチャンバの血栓

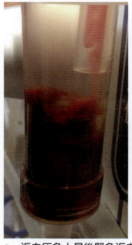 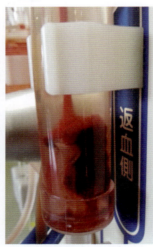

a　返血圧急上昇後緊急返血した後の静脈チャンバ

b　返血圧上昇のため返血した後の静脈チャンバ

③ヘモフィルタの凝固（▶図25）

【原因】

TMPの変動，入口圧と静脈圧の圧損の変化，ろ過圧の低下によって判断する（▶表1）。

・ヘモフィルタの素材不適合。
・ろ過流量の増大。
・生体の凝固機能亢進。

【対処方法】

ドリップチャンバ内の凝固同様に完全に凝固すると返血不能となるため，圧変動があった場合は緊急返血を考慮する。

・ヘモフィルタの素材不適合 → ヘモフィルタを変更する

吸着特性を有するPMMA，AN69STは凝固しやすいが，CTAはlife timeが長いことが報告されている[13]。

- ろ過流量の増大 → ろ過流量を下げる。
  後希釈法を用いたCHF/CHDFでは，ろ過流量を血液流量の30％以上に設定するとヘモフィルタ内での過濃縮による凝固リスクが高まる[14]。
- 生体の凝固能亢進→前項「静脈側エアトラップチャンバの凝固」(225ページ)を参照

> **POINT!!**
> 漏血を検出した際の対処法としては，膜の破損によるリークがないか調べる，脱血不良が起きていないか確認する，漏血の検出器が正しく動作しているか調べる，目視で確認できない場合は試験紙で判断する。

図25 凝固により返血不能になったヘモフィルタ

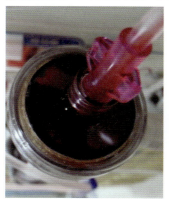

a ヘモフィルタ入口側ヘッダ部

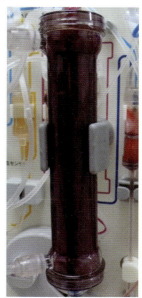

b ヘモフィルタ全体

● 文献

1) Bagshaw SM, Uchino S, Bellomo R, et al.: Septic acute kidney injury in critically ill patients: clinical characteristics and outcomes. Clin J Am Soc Nephrol, 2(3): 431-439, 2007.
2) 安藤勝信：【察知・判断・行動力でトラブル回避！ ナースが進めるIABP・PCPS・CHDF管理】CHDFのトラブル回避術．ハートナーシング，25(3): 244-256, 2012.
3) 千原伸也，今泉 均，升田好樹，ほか：敗血症性ショックに対する大量置換CHDFの新しい離脱方法の検討．日本急性血液浄化学会雑誌，5(2): 127-132, 2014.
4) 門川俊明：【水・電解質の異常にどう対処する？もう迷わない！病態把握と治療方針がバッチリ決まる考え方】Na異常を診療する．レジデントノート，17(3): 522-530, 2015.
5) 仲松晋也，塚本 功，三輪泰之，ほか：持続血液ろ過透析(CHDF)における血液流量(Qb)の凝固に及ぼす影響．ICUとCCU, 30(別冊): S162-164, 2006.
6) 武藏健裕，焼廣益秀，二宮伸治，ほか：ダブルルーメンカテーテルにおけるバスキュラーアクセス再循環増加因子の検討．医療工学雑誌，2: 17-24, 2008.
7) 三木隆弘：トラブルを起こさないための急性血液浄化実施のコツ．EMERGENCY CARE, 24(8): 750-756, 2011.
8) 小澤和由，相馬 泉，清水幹夫，ほか：低血液流量時における血液回路内凝固の予防と工夫．ICUとCCU, 25(別冊): 93-94, 2001.
9) 篠崎正博，秋澤忠男，中山敏夫：実践 急性血液浄化法，第1版第1刷，p.138-150, 総合医学社，2011.
10) De Waele JJ, Van Cauwenberghe S, Hoste E, et al.: The use of the activated clotting time for monitoring heparin therapy in critically ill patients. Intensive Care Med, 29(2): 325-328, 2003.
11) 竹内正志，中島正一，井福武志，ほか：DIC合併患者に対する，持続血液浄化回路凝固と遺伝子組み換えヒトトロンボモジュリン製剤の関連．日本急性血液浄化学会雑誌，5(1): 35-39, 2014.
12) 佐々木慎理，堀家英之，小野淳一：Continuous Blood Purificationにおいて血液チャンバー内の淀みを抑制することは回路寿命の延長につながる．ICUとCCU, 31(別冊): S159-161, 2007.
13) 塚本 功，土屋陽平，松田真太郎，ほか：持続的腎機能代替療法施行中にhemofilterの過凝固が発生した際のポリスルホン膜とセルロースリアセテート膜hemofilterの比較検討．日本急性血液浄化学会雑誌，4(1): 38-42, 2013.
14) Pillarella MR, Zydney AL: Analysis of solute clearance and flux in pre-and post-dilution hemofiltration. ASAIO trans, 34(3): 415-419, 1988.

まとめのチェック

☐☐	1	CRRT施行時に血圧が低下した。注意点と対応を述べよ。	▶▶ 1	1日当たりの輸液負荷量と排泄，排出量のチェックを行い，適切な除水設定となっているか確認する。DLCと中心静脈カテーテルの先端位置を確認し，両者の位置が近位であるならばDLCの先端位置を調整する。
☐☐	2	意識レベルが低下した。注意点と対応を述べよ。	▶▶ 2	血液回路からの出血（DLC接続部など）や頭痛，痙攣などの身体反応を確認し，前者の場合は緊急補液，後者の場合は緊急離脱を行う。また，電解質を測定し，必要であれば適時補正する。
☐☐	3	生体側から出血した。注意点と対処法を述べよ。	▶▶ 3	抗凝固薬の種類と投与量，ACT，APTTの値を確認し，抗凝固薬をNMに変更し，ACT，APTTを指標に投与量を調整する。
☐☐	4	脱血不良が頻発する。注意点と対処法を述べよ。	▶▶ 4	脱血回路の屈曲を確認し，屈曲がない場合はDLCが起因となっているため，体位変換，カテーテル内フラッシュを行い，それでも改善しない場合はDLCの位置を調整する。
☐☐	5	回路内圧が上昇した。注意点と対処法を述べよ。	▶▶ 4	各回路の屈曲を確認し，屈曲がない場合は緊急返血を行う。凝固箇所がチャンバの場合は抗凝固薬の種類と投与量を変更し，ヘモフィルタであれば膜素材を変更する。

04 肝疾患

浅部伸一・青松昭徳・松金隆夫・岩本ひとみ

浅部伸一

肝臓の構造

肝臓の位置（▶図1）

肝臓は腹腔内右上部，右季肋部から心窩部に位置し，通常はほぼ右肋骨下にある。上部は横隔膜に接している。下面には胃や大腸，腎臓などが接する。

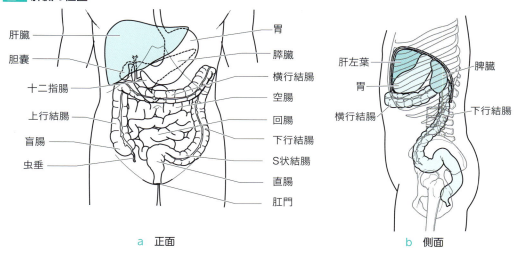

図1 肝臓の位置

a 正面　　b 側面

（坂井建雄 編：カラーイラストで学ぶ集中講義　解剖学, p.44, メディカルビュー社, 2012.）

肝臓の脈管（▶図2，3）

肝臓に関わる脈管には次のものがある。

- **動脈（artery）**：下行大動脈から分岐した腹腔動脈から総肝動脈 → 固有肝動脈を経て左肝動脈，右肝動脈となる。
- **静脈（vein）**：左肝静脈，中肝静脈，右肝静脈が下大静脈に注ぐ。
- **門脈（portal vein）**：肝臓に特徴的な血管である。胃，小腸，大腸，脾臓からの血流が左胃静脈，上腸間膜静脈，下腸間膜静脈，脾静脈などを経て門脈本管となり肝臓に流入する。
- **胆管（bile duct）**：これも肝臓に特異的な脈管である。肝内では胆管は門脈と併走しており，左肝管，右肝管が合流して総肝管となり，胆嚢管が合流して総胆管となって十二指腸乳頭部に至る。

補足

●肝臓の大きさ

肝臓の重さは体重の約50分の1，1,000〜1,500 gであり，ヒトの臓器では最大である。

補足

●肝臓の触診

患者に腹式の深呼吸をしてもらいながら，肋骨下縁から上に向かって指先で圧迫し，肝臓の下部を触診する。肋骨下縁より1〜2 cm以上下部で触知する場合は，肝臓の病的な腫大を疑う。

229

図2 肝臓の脈管

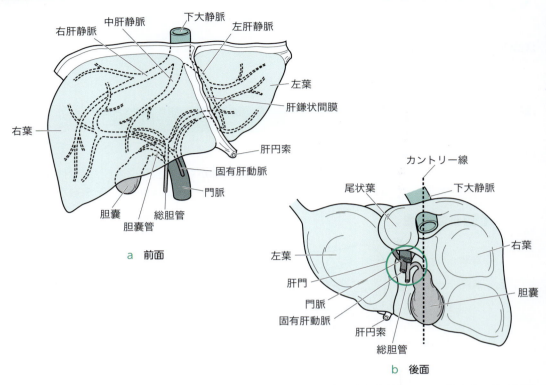

（坂井建雄 編：カラーイラストで学ぶ集中講義 解剖学, p.51, メジカルビュー社, 2012.）

図3 肝臓に関連する血管

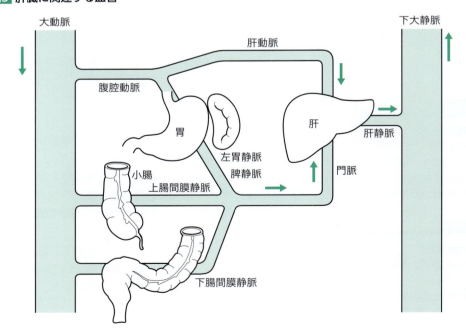

\ POINT!! /

肝動脈と門脈は併走するが，肝静脈は併走しない。胆管もほぼ門脈と併走する。肝静脈は肝区域と区域の間を走行する。

\ POINT!! /

門脈に流入する血管を確認しておこう。腎静脈は下大静脈に流入する。内腸骨静脈，総腸骨静脈は下大静脈に流入する。下腸間膜静脈は通常，脾静脈を経て門脈に流入する。

補足

●肝動脈の走行

> 下行大動脈 → 腹腔動脈 → 総肝動脈 → 固有肝動脈 → 左肝動脈，右肝動脈 → 小葉間動脈 → 毛細血管(類洞) → 中心静脈 → 小葉下静脈 → 肝静脈 → 下大静脈

肝動脈の走行にはバリエーションが多く，肝動脈の一部が上腸間膜動脈の分枝からでることもある。また，肝臓は通常，肝動脈よりも門脈からより多くの血流を受けており，70～80 ％に及ぶ。酸素，栄養補給も受けているため，肝動脈からの血流が途絶しても肝組織は梗塞には陥らない。

●門脈の走行

> 消化管の毛細血管 → 上腸間膜静脈・下腸間膜静脈 → 門脈 → 小葉間静脈 → 類洞 → 中心動脈 → 小葉下静脈 → 肝静脈 → 下大静脈

●胆管の走行

> 毛細胆管 → 小葉間胆管 → 左肝管・右肝管 → 総肝管 → 総胆管

胆嚢は胆嚢管を介して胆管につながり，胆汁を一時的に蓄積する働きをもつ。そして，食後に胆汁を十二指腸に放出し，消化を助ける作用をもつ。

●肝静脈の走行

右肝静脈は右葉の前区域と後区域の間，中肝静脈は右葉前区域と左葉内側区の間を走行する。

| 肝臓の構造 |

肝臓は解剖学的には肝鎌状間膜(かんかまじょうかんまく)*1を境にやや小型な左葉と大型の右葉に分かれており，右葉の下方には尾状葉と方形葉がある。臨床的により重要なのは，血管支配（動脈と門脈）に基づく区分であり，Cantlie線(カントリー)*2を境に左葉と右葉に分けられる。左葉は外側区と内側区，右葉は前区域と後区域に区分できる。さらに，外側区はS2とS3の亜区域に，右葉前区域はS5とS8に，右葉後区域はS6とS7に分けることができる。右葉の一部である尾状葉はS1，左葉内側区はS4である。機能的にはどの部位も変わらないが，肝切除を行う際には，この区域，

用語 アラカルト

*1 肝鎌状間膜
腹膜から伸びるヒダで，下端では胎生期の臍静脈の遺残である索状の肝円索に接着する。

*2 カントリー線
胆嚢底と肝背面の下大静脈を結ぶ線。

図4 肝区域・亜区域分類

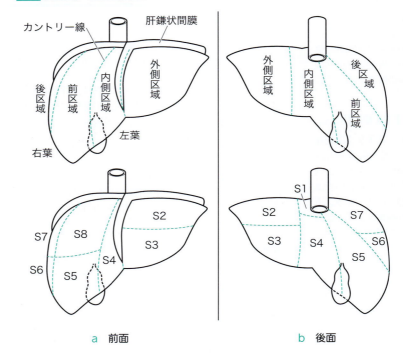

a 前面　　　　b 後面

亜区域の区分が重要になる(Couinaudの肝区域分類)(▶図4)。
　肝下面中央には肝門があり，肝動脈，門脈，胆管（肝管），リンパ管が走行している。

肝臓の組織（▶図5，6）

　肝臓の組織の基本単位は肝小葉である。肝小葉は肝細胞が集合した1〜2mmの六角柱であり，中心部に中心静脈がある。周辺部に小葉間静脈という門脈の細分枝が走行している。肝細胞は1列に並んでおり（肝細胞索），血液は門脈側から肝細胞索に沿った毛細血管（類洞）を中心静脈側に流れる。

図5 肝小葉の構造

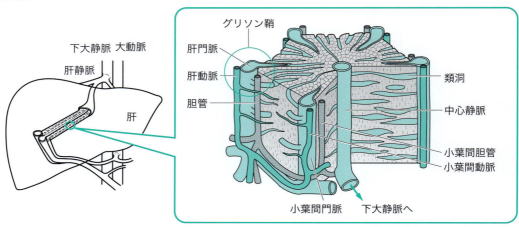

(坂井建雄 編：カラーイラストで学ぶ集中講義　解剖学，p.54, メジカルビュー社, 2012.)

図6 肝小葉の微細構造・類洞

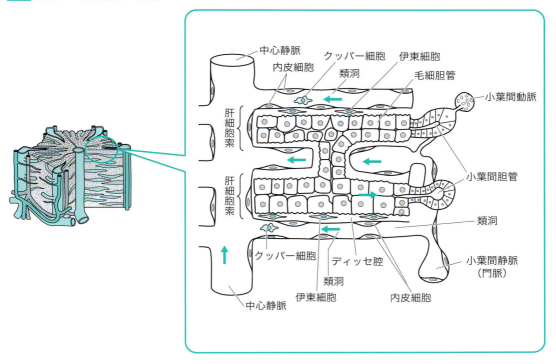

用語アラカルト

＊3 クッパー細胞
類洞に存在するマクロファージの1種。貪食作用をもち，異物・細菌や腸管からの毒素を取り込んで処理する。

＊4 伊東細胞
肝星細胞ともいわれ，ビタミンAを貯蔵している。肝臓の線維化に関与しているとされ，肝硬変の発症にも関係している。

＊5 グリソン鞘
肝小葉と肝小葉との間の小葉間結合組織。

補足

●類洞

　肝細胞索の間に走行する毛細血管であり，肝細胞との間には内皮細胞や**クッパー細胞**（Kupffer cell）＊3，**伊東細胞**＊4などが存在する。内皮細胞と肝細胞との間の空隙をディッセ腔（space of Disse）とよび，ここにはリンパが流れている。
　肝細胞索の類洞と反対側には毛細胆管があり，肝細胞が産生した胆汁がここに放出される。肝小葉周辺部に走行する門脈，肝動脈，胆管の部位を**グリソン鞘**（Glisson's capsule）＊5とよぶ（▶図5）。

補足

●肝臓に炎症が起こると

なんらかの原因で肝組織内に炎症が生じ，組織が破壊される状態を**肝炎**という。病態はさまざまであるが，グリソン鞘周囲や肝実質に炎症細胞が浸潤していることが多い。

肝炎の原因には次のようなものがある。

①ウイルス感染
- 多くの場合，ウイルスに対する免疫反応が関与している。
- A型，B型，C型，D型，E型肝炎ウイルス，EBウイルス，サイトメガロウイルスなどが原因となる。

②アルコール性肝炎
- アルコール多飲を継続したときに肝炎・肝障害が生じる。

③自己免疫性肝炎
- 自己の組織に対する過剰な免疫反応による。類縁疾患として，原発性胆汁性胆管炎（PBC：primary biliary cholangitis）などもある。

④薬物性
- 薬物による直接的な肝障害から免疫反応によるものまでさまざまな病態を示す。

⑤非アルコール性脂肪性肝炎
- 肝細胞内への脂肪蓄積から炎症を生じる。肝硬変に進行することもある。

また，肝炎の発症形式によって次のような病態がある。

- 急性肝炎

比較的短期間に生じる急性炎症であり，広範囲で重篤な肝障害を起こすこともある。原因としては，A型肝炎，B型肝炎，E型肝炎，薬物性肝障害が多いが，アルコール多飲による急性アルコール性肝炎や自己免疫性肝炎の急性発症もある。劇症化することもある。

- 慢性肝炎

6カ月以上肝炎・肝障害が持続することをいう。C型肝炎，B型肝炎が多いが，自己免疫性肝炎や原発性胆汁性胆管炎（PBC）もある。一般に自覚症状に乏しく，放置すると肝硬変，肝がんに進展することもある。

- 劇症肝炎

発症後8週間以内に高度の肝障害，肝性脳症を合併し，ときに致命的となる肝炎である。発症から脳症出現までが10日以内の急性型，11日以降の亜急性型がある。亜急性型のほうが予後が悪い。

- LOHF

発症後8週間以降に劇症化するものをLOHF（late onset hepatic failure：遅発性肝不全）といい，予後が悪い。

劇症肝炎，LOHFでは，肝不全による高度な黄疸，意識障害（脳症），出血傾向，易感染，多臓器不全，DICなどによって致命的となる。全身管理，ステロイド投与，血漿交換，肝移植などの治療が必要になる。

補足

●急性肝不全（acute liver failure）と劇症肝炎（fulminant hepatitis）

急性肝不全とは，「正常肝に肝障害が生じ，その機能が短期間に著しく低下して肝不全症候を呈する」疾患群である。わが国ではウイルス性の劇症肝炎が多かったが，薬物性中毒症例の多い欧米での概念との整合性を考慮し，肝炎以外の原因も含めて急性肝不全という病態が定義された。よって，急性肝不全と劇症肝炎とは厳密にはやや異なる病態である（▶表1）。

劇症肝炎では肝性脳症の発症が診断基準に含まれている。

表1 急性肝不全の診断基準

急性肝不全		
正常肝ないし肝予備能が正常と考えられる肝に肝障害が生じ，初発症状から8週以内に，高度の肝機能障害に基づいてプロトロンビン時間が40%以下ないしはINR値1.5以上を示すもの		
非昏睡型 肝性脳症が認められない，ないしは昏睡度がI度まで	昏睡型 昏睡II度以上の肝性脳症を呈する	
	急性型 初発症状出現から肝性脳症出現まで10日以内	亜急性型 初発症状出現から肝性脳症出現まで11日以降56日以内

（厚生労働省「難治性の肝・胆道疾患に関する調査研究」班，2015.）

肝臓の機能（▶図7）

肝臓は生体における化学工場のような臓器であり，多くの機能を有している。

図7 肝臓の機能

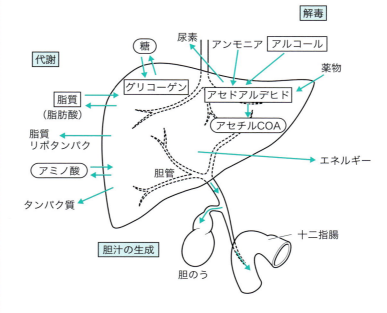

| 代謝 |

多くの栄養素を加工，貯蔵する。

■糖質の代謝・調節

腸管で吸収されたグルコースは，門脈でまず肝臓に運ばれ，肝細胞に取り込まれてグリコーゲンに変換されて貯蔵される。逆に血液中のグルコースが低下してくると，グリコーゲンは分解されグルコースが提供される。グリコーゲンが過剰になると，余った糖質は脂肪酸に変換される。

■脂質の代謝・調節

食事中に含まれる脂質は多くがリンパ管を経由して体循環に入る。直接，筋・脂肪などの組織に取り込まれる部分もあるが，一部は肝細胞に取り込まれる。肝臓では必要に応じて中性脂肪やコレステロールが合成され，血中に放出される。

■アミノ酸の代謝・調節

アミノ酸の多くもまた，肝臓で調節される。肝臓はアミノ酸を合成したり，逆に分解してエネルギー源にすることもある。

■エネルギー産生・体温産生

肝臓は生体にとって重要なエネルギー源の調節臓器でもある。また，その過程で体温の約20％を生成している。

補足

●肝臓の代謝機能が低下すると

肝硬変などで肝臓の代謝機能が低下すると，血糖のコントロールが障害される。食後に門脈中からグルコースを取り込む能力が低下するため，血糖値の低下が遅れ，食後高血糖となる。そのため，肝硬変では糖尿病を合併しやすい。一方，肝臓のグリコーゲン合成能が低下しているためグリコーゲン量が減少し，空腹時にグルコースを放出する機能も低下してしまう。そこで，空腹時には逆に低血糖を起こしやすくなる。

また，アミノ酸代謝機能の低下により，血液中のアミノ酸バランスが異常となる。

補足

●肝機能低下によるアミノ酸バランスの異常

とくに肝硬変患者では，**分岐鎖アミノ酸**[*6]が減少し，芳香族アミノ酸が増加，フィッシャー比が低下する。

用語アラカルト

*6 分岐鎖アミノ酸（BCAA：branched-chain amino acids）

2個以上の炭素鎖からなる脂肪鎖をもつアミノ酸であり，ロイシン，イソロイシン，バリンのことをいう。肝硬変の肝性脳症の治療薬として製剤化されている。芳香族アミノ酸（AAA：aromatic amino acids）は，ベンゼン環などの芳香族基をもつアミノ酸であり，チロシン，フェニルアラニン，トリプトファン，ヒスチジンなどをいう。BCAA/AAA（モル比）を**フィッシャー比**という。

胆汁の生成

肝臓では1日に600 mL〜1 Lの胆汁が生成される。破壊された赤血球から生じたビリルビンは肝臓内でグルクロン酸抱合を受け、親水性が高まったかたちで胆汁中に排泄される。胆汁中には、胆汁酸、コレステロール、リン脂質なども含まれる。

> 補足
>
> ●胆汁の生成・排泄が障害されると
>
> 急性肝不全や進行肝硬変では肝細胞による胆汁生成、ビリルビン排泄が障害される。このため、血中ビリルビンが上昇し黄疸となる。このとき、より早期から障害されるのがビリルビン排泄であり、この場合、直接ビリルビンが上昇する。そして、さらに強い肝障害が生じると血液中からの間接ビリルビンの取り込みやグルクロン酸抱合も障害され、間接ビリルビンも上昇する。そこで、急性肝不全（劇症肝炎）における肝移植適応ガイドラインにも直接/総ビリルビン比の低下が含まれている（▶表2）。
>
> 生成した胆汁の排泄障害の場合は、直接ビリルビン優位に上昇する。胆管がん、膵がん、総胆管結石の嵌頓、各種胆管炎などによる胆管閉塞が原因となる。
>
> 黄疸を診たときは、直接ビリルビンと間接ビリルビンのどちらが優位なのか、その比がどの程度なのかを把握することで病態や重症度の理解に役立てることができる。

表2 劇症肝炎の肝移植適応ガイドライン：スコアリングシステム

スコア	0	1	2
発症-昏睡（日）	0〜5	6〜11	11≦
PT（プロトロンビン時間）（%）	20<	5< ≦20	≦5
T.Bil（mg/dL）	<10	10≦ <15	15≦
D.Bil/T.Bil	0.7≦	0.5≦ <0.7	<0.5
血小板（万）	10<	5< ≦10	≦5
肝萎縮	なし	あり	

（厚生労働省「難治性の肝・胆道疾患に関する調査研究」班：2009年）

解毒作用

肝臓は生体にとって不要な物質、有毒な物質を解毒・排泄する作用をもっている。薬物のなかには肝臓で代謝されるものも多い。その多くは**シトクロムP450（CYP）**[*7]とよばれる酵素群で代謝される。

> 補足
>
> ●CYPの個人差と薬物相互作用
>
> CYPには遺伝的な差異により個人差のあるものもある。また、なかでも多くの薬物の代謝に関わっているCYPはCYP3A4であり、薬物相互作用にも注意する必要がある。CYP3A4を阻害したり逆に誘導する物質はある種の薬物の作用をそれぞれ、増強したり弱めたりする。例えば、グレープフルーツなどに含まれるフラノマクリン類はCYP3A4を阻害し、カルシウム拮抗薬などの作用を増強することが知られている。

> 補足
>
> ●ビリルビンと胆汁酸の腸肝循環
>
> ビリルビンは腸管内で腸内細菌によって還元され一部は再吸収される。また、胆汁中には胆汁酸も分泌され、脂肪の乳化を促進し、その吸収を助ける働きをする。胆汁酸は一部、変化を受けながら大半は再吸収され腸肝循環を形成している。胆汁酸は胆汁そのものの分泌にもかかわる以外に腸内細菌にも影響していると考えられており、近年、その重要性が注目されている。

> 用語アラカルト
>
> *7 シトクロムP450（cytochrome P450）
>
> 単にCYPともいう。500前後のアミノ酸からなるヘム・タンパク質で、酸化還元酵素のグループである。いろいろな細胞の小胞体内に多く存在するが、とくに肝臓に多く、異物代謝（解毒）、薬物代謝、コレステロール合成、ステロイド合成などに関与している。ヒトでは57個の遺伝子があり、異なる基質特異性をもつ。これらは、群・亜群に分類されている。

> 補足

●アルコールの代謝（▶図8）

　アルコールもおもに肝臓で代謝される。アルコールは肝臓内でアルコール脱水素酵素（ADH：alcohol dehydrogenase）によってアセトアルデヒドに，次いでアルデヒド脱水素酵素（ALDH：aldehyde dehydrogenase）によって酢酸に代謝される。これら酵素活性には遺伝的な個人差があり，飲酒後すぐに気分が不快になる人や，アルコール中毒になりやすい人などがいる。日本人にはALDHの1つ，ALDH2の活性が低いかほとんどない人が多く，飲酒するとアセトアルデヒドの作用によって顔が赤くなったり気分が悪くなったりする。また，アルコールの一部はCYPによっても代謝され，これに関係する酵素をMEOS（microsomal ethanol-oxidizing system：ミクロソームエタノール酸化系酵素）とよんでいる。

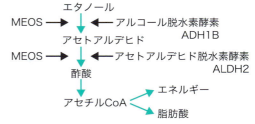

図8 アルコール（エタノール）の代謝

（MEOSは，シトクロムP450依存性モノオキシゲナーゼ）

> 補足

●アンモニアの代謝

　アンモニアもその多くが肝臓で処理される。アンモニアは尿素回路（オルニチンサイクル）とよばれる反応により尿素に変換される。アンモニアはアミノ酸の代謝に伴って生成するが，量的には腸管内での産生が多い。そのため，門脈内のアンモニア濃度は血液中で最も高く，正常であれば，肝臓で速やかに処理される（▶図9）。

　なお，▶図9のように，肝細胞内ではアンモニアイオン（NH_4^+）はグルタミン・グルタミン酸の変換反応に伴って濃度が調節され，多くは尿素に変換される。

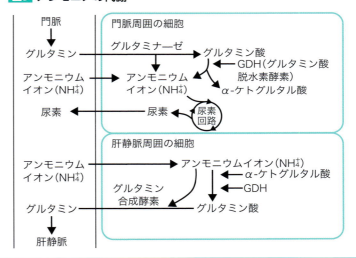

図9 アンモニアの代謝

> 用語アラカルト

＊8 血液凝固因子
血液凝固には多くの因子が関与している。代表的なものは，フィブリノーゲン，プロトロンビン，第V因子，第VII，VIII，IX，X，XI，XII因子，などである。多くが肝臓で合成される。

＊9 膠質浸透圧
血液中においておもにアルブミンによって生じる浸透圧のこと。タンパク質は原則として血管外に漏出せずに血管内に残り水を引きつける作用をもつ。

凝固因子など各種タンパク質の合成

　これは，広義にはアミノ酸代謝に含まれるが，肝臓はアミノ酸調節のみならず，生体にとって重要な各種タンパク質を合成している。これには，プロトロンビン，フィブリノーゲンなどの血液凝固因子[*8]，アルブミン，リポタンパク，トランスフェリンなどが含まれる。肝機能の低下はしばしばこれらタンパク質合成能の低下をもたらし，凝固能低下や膠質浸透圧[*9]の低下をもたらす。

> 補足

●タンパク質合成能が低下すると

　肝硬変や重度肝障害によって肝臓のタンパク質合成能が低下すると，まず，半減期の短い凝固因子が低下する。PT（prothrombin time：プロトロンビン時間）が肝予備能のよい指標となるのはそのためである。慢性期にはアルブミンが低下し，血液の膠質浸透圧が低下するため，水分を血管内に保持できず，循環血漿量が維持できずに水分が間質に流出しやすい。その結果，浮腫，腹水，血管内脱水などが起こる。

> **補足**
>
> ●門脈圧亢進によって側副血行路が発達すると
>
> 　肝硬変や特発性門脈圧亢進症では門脈圧が高くなり，門脈を介した求肝性の血流の抵抗が大きくなる。そのため，門脈からさまざまな側副血行路が発達する。左胃静脈や短胃静脈を介した側副路は，しばしば食道静脈瘤や胃静脈瘤を形成し，破裂による大出血の原因となる。脾静脈から腎静脈へのシャント血管が発達することもある。とくに門脈から体循環系へのシャント量が大きい場合，門脈から肝臓を経由せずに直接体循環に流入する血流が増えるため，血糖値のコントロールが悪くなったり，アンモニアの上昇により肝性脳症が増悪したりする。

> **補足**
>
> ●食道胃静脈瘤の治療
> ①**内視鏡的静脈瘤結紮術（EVL：endoscopic variceal ligation）**：内視鏡下でo-リングで静脈瘤を結紮する。出血時の緊急止血に有効で多用されている。根治性はやや劣る。
> ②**内視鏡的硬化療法（EIS：endoscopic injection sclerotherapy）**：内視鏡下に硬化薬を注入する。待機的な根治療法として多用されている。
> ③**バルーンタンポナーデ法**：S-B TUBEバルーンによる圧迫止血であるが，再出血率が高いことと，組織壊死の危険性があるため，内視鏡的治療までの一時的な対処法としてのみ行われることが多い。
> ④**バルーン閉塞下逆行性経静脈塞栓術（BRTO：baloon-occluded retrograde transvenous obliteration）**：食道静脈瘤と連続していない胃静脈瘤に対して待機的に行われることが多い。カテーテルを用いてシャント血管の流出路から静脈瘤部分を塞栓する。根治的治療が可能である。

\ **POINT!!** /
Child-Pugh分類は肝予備能を重視して作成されている。

\ **POINT!!** /
Child-Pugh分類の項目には入っていないが，肝硬変では，血小板，コレステロール，コリンエステラーゼの値が低下することが多い。ALP，γGTPの値は上昇することが多いが，トランスアミナーゼ（AST，ALT）の値では肝硬変の程度を判断できない。

> **補足**
>
> ●肝硬変
>
> 　肝障害が持続し，肝細胞の障害と再生が繰り返された結果，肝小葉構造など肝の組織が変化，線維が増加し，肝機能が大きく低下した状態のことをいう。
>
> 　原因としては，ウイルス性肝炎，アルコール性肝障害，自己免疫性肝炎，原発性胆汁性胆管炎，原発性硬化性胆管炎などがある。非アルコール性脂肪肝でも肝硬変に進行する病態があり，非アルコール性脂肪性肝炎（NASH：nonalcoholic steatohepatitis）とよばれており，近年，増加傾向にある。
>
> 　症状は初期にはあまりない。肝予備能が比較的保たれている段階を代償性肝硬変という。一方，肝機能障害が進行し，浮腫，腹水，肝性脳症，黄疸などの症状が出現した場合，非代償性肝硬変という。このとき，アルブミンの低下，PTの延長，ビリルビンの上昇がみられるため，肝硬変の重症度を判定するためにChild-Pugh分類が使用されている（▶表3）。

表3 Child-Pugh分類

	1点	2点	3点
血清アルブミン値(g/dL)	3.5超	2.8〜3.5	2.8未満
プロトロンビン活性値(%)	70超	40〜70	40未満
血清ビリルビン値(mg/dL)	2.0未満	2.0〜3.0	3.0超
脳症	ない	I〜II度	III度以上
腹水	ない	少量	中等量

各項目の点数を加算し，合計点で判断する　A　5〜6点　B　7〜9点　C　10〜15点

　肝硬変の治療は，まず原因となる疾患の治療を行うが，加えて肝予備能の温存と各種病態の治療を行う。
①**栄養補助療法**：タンパク質，脂質の調節，糖尿病の管理，BCAA製剤，エルカルニチン製剤
②**腹水の治療**：塩分制限，利尿薬投与，アルブミン投与，腹水穿刺
③**肝性脳症の治療**：BCAA製剤の投与，便秘の予防，二糖類・難吸収性抗菌薬の投与，タンパク制限
④**食道静脈瘤など合併症の治療**

> **補足**

　肝臓は喩えるならば，総合化学工場・貯蔵庫・金融機関である。いろいろな材料が運び込まれ，さまざまな製品に加工され出荷される。製品によっては，肝臓内に一時貯蔵される。食物を消化し吸収されたグルコースは，そのままでは高血糖をもたらし生体に悪影響を与えるため，肝臓が取り込んでグリコーゲンとして一時貯蔵する。グリコーゲンは常時入荷するわけではなく，流入がストップすることもある（絶食時）。このとき，肝臓はグリコーゲンを分解してグルコースを提供し，筋肉や脳の需要に応える。グリコーゲンが過剰になってくると，肝臓は糖を脂肪酸に変えて，脂質（中性脂肪やコレステロール）のかたちで血液中に放出する。これが体内の脂肪組織に取り込まれて，内臓脂肪や皮下脂肪として中長期的なエネルギー貯蓄の役割を果たす。逆に糖質が不足する場合には，糖質以外の物質からグルコースを産生する，糖新生を行う。糖新生はおもに肝臓で，一部腎臓で行われるが，筋組織では行われない。

　肝臓は脂質の調節も行っている。必要に応じて中性脂肪やコレステロールが産生され，リポタンパク質と結合して血液中に放出される。なんらかの理由で肝臓の中性脂肪の在庫管理が上手くいかず，中性脂肪が過剰に貯蔵されると脂肪肝になる。

> **補足**

●**免疫器官としての肝臓**

　肝臓は，実は外来病原体にさらされる器官でもある。腸管内には多くの細菌が生息し，基本的には粘膜バリアによって体内への侵入を防いでいるが，ときに腸管粘膜バリアが壊れ，細菌が体内へ侵入する。そのほとんどは腸管組織内で免疫細胞によって攻撃されるが，一部の菌体や毒素が門脈血流に乗って肝臓に達することもある。肝臓にはクッパー細胞などのマクロファージが多数存在し，これらの処理に役立っていると考えられている。ウシ・レバーの生食で病原性大腸菌による食中毒が発生したのは偶然ではないのである。

●文 献
1) 坂井建雄 編: カラーイラストで学ぶ集中講義　解剖学, メジカルビュー社, 2012.
2) 持田 智: 急性肝不全—概念，診断基準とわが国における実態—, 日本消化器病学会雑誌, 112: 813-821, 2015.
3) 厚生労働省「難治性の肝・胆道疾患に関する調査研究」班, 2009, 2015.

まとめのチェック

■肝臓の構造

☐☐ 1	肝臓の位置はどこか述べよ。	▶▶ 1 肝臓は腹腔内右上部，右季肋部から心窩部に位置し，上部は横隔膜に接している。
☐☐ 2	肝臓の重さはどれくらいか述べよ。	▶▶ 2 1,000〜1,500 gであり，おおよそ体重の2％である。
☐☐ 3	肝臓に関わる血管にはなにがあるか述べよ。	▶▶ 3 肝動脈，肝静脈，門脈がある。
☐☐ 4	肝動脈の走行を述べよ。	▶▶ 4 下行大動脈から腹腔動脈が分岐し，総肝動脈 → 固有肝動脈となる。
☐☐ 5	門脈に流入する血管はどのような血管があるか述べよ。	▶▶ 5 左胃静脈，上腸間膜静脈，下腸間膜静脈，脾静脈などがある。
☐☐ 6	右肝静脈，中肝静脈はそれぞれ肝区域のどの部分を走行するのか述べよ。	▶▶ 6 右肝静脈は右葉の前区域と後区域の間，中肝静脈は右葉前区域と左葉内側区の間を走行する。
☐☐ 7	肝左葉切除術の際に切離面に露出する血管はなにか述べよ。	▶▶ 7 中肝静脈である。
☐☐ 8	胆管の走行を述べよ。	▶▶ 8 毛細胆管 → 小葉間胆管 → 左肝管・右肝管 → 総肝管 → 総胆管
☐☐ 9	門脈と併走する脈管はなにか述べよ。	▶▶ 9 肝動脈と胆管である。
☐☐ 10	Couinaudの肝区域分類を述べよ。	▶▶ 10 カントリー線を境に左葉と右葉に分けられる。左葉は外側区(S2,S3)と内側区(S4)，右葉は前区域(S5,S8)と後区域(S6,S7)に区分できる。尾状葉はS1である。

☐☐	11	肝組織の基本単位について述べよ。	▶▶ 11 肝臓の組織の基本単位は肝細胞が集合した1〜2 mmの六角柱である肝小葉である。中心部に中心静脈が走行し，周辺部のグリソン鞘に小葉間静脈（門脈），小葉間動脈（肝動脈），小葉間胆管が走行している。
☐☐	12	類洞とはどのような構造をしているか述べよ。	▶▶ 12 肝細胞が並んだ肝細胞索の間に走行する毛細血管であり，内皮細胞と肝細胞との間の空隙をディッセ腔とよぶ。肝細胞索の類洞と反対側には毛細胆管があり，肝細胞が産生した胆汁がここに放出される。

■肝臓の機能

☐☐	1	肝炎の原因にはどのようなものがあるか述べよ。	▶▶ 1 ウイルス性，アルコール性，自己免疫性，薬物性，非アルコール性脂肪性，などがある。
☐☐	2	急性肝不全の定義について述べよ。	▶▶ 2 正常肝ないし肝予備能が正常と考えられる肝に肝障害が生じ，初発症状出現から8週以内に，高度の肝機能障害に基づいてプロトロンビン時間が40 %以下ないしはINR値1.5以上を示すもの。
☐☐	3	肝臓の機能にはどのようなものがあるか述べよ。	▶▶ 3 代謝（糖質・脂質・アミノ酸），解毒，胆汁の生成，タンパク質の合成などである。
☐☐	4	肝臓の糖代謝能力が低下するとどのような病態が生じるか述べよ。	▶▶ 4 グルコースの取り込み能力とグリコーゲン合成能が低下し，食後の高血糖と空腹時低血糖を呈する。高率に糖尿病となる。
☐☐	5	肝機能が低下したときに減少するアミノ酸はなにか述べよ。	▶▶ 5 ロイシン，イソロイン，バリンといった，分岐鎖アミノ酸（BCAA）である。
☐☐	6	胆汁中に含まれる代表的な成分はなにか述べよ。	▶▶ 6 ビリルビン，胆汁酸，コレステロールなどである。

まとめのチェック

□□ ⑦ 肝機能が低下したとき，予備能が低下したときによい指標となるのはなにか述べよ。

▶▶ ⑦ プロトロンビン時間，ビリルビンである。

□□ ⑧ 肝臓のタンパク質合成能が低下するとどのような病態が生じるか述べよ。

▶▶ ⑧ アルブミン低下による血漿膠質浸透圧の低下，それによる浮腫・腹水，血管内脱水を呈する。また，血液凝固因子低下による血液凝固能低下がみられる。

青松昭徳

血漿交換が必要となる肝疾患（ビリルビン吸着など）

| 急性肝障害について |

　肝障害（LF：liver failure）は，潜在的に肝障害のない急性の肝障害（acute LF）と，ウイルス，薬剤など，もともと慢性的な肝障害がある患者の肝障害（ACLF：acute on chronic liver failure）の2つに分類される。急性肝障害はACLFのtypeが多く，アジアではB型肝炎から発症したACLFが多い。

| 肝不全について |

　肝不全の状態になると，人体に有害な物質であるアンモニアが尿素に変わり排泄できなくなるため，血液中のアンモニアの量が増えて，**肝性昏睡**（肝性脳症ともいう）といわれる意識障害を起こす。また，血液中のビリルビンを胆汁として排泄できなくなるため，血液中のビリルビン値が高くなって黄疸（眼球や皮膚が黄色くなる）という症状をきたすなど，肝臓の代謝障害によるさまざまな症状を呈する。

補足

●慢性肝障害

大きく分けると，

　①ウイルス性，②アルコール性，③薬剤性，④自己免疫性

があり，ウイルス性のおもなものとして，

　①A型肝炎，②B型肝炎，③C型肝炎

がある。肝炎の経過により

　①急性肝炎，②慢性肝炎，③劇症肝炎

に分類される。

図10 肝障害の4つの原因

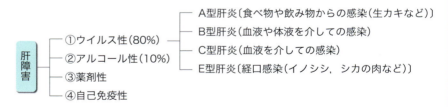

※急性肝炎が起きると，70％の人が慢性肝炎に移行する。
※A型肝炎，B型肝炎にはワクチンがある。

補足

●肝性脳症

アンモニアなどをはじめとする神経に有害な物質が体内から除去されず溜まることで，脳に障害が起こる病態である。症状程度によって次のように分類されている（▶表4）。

表4 肝性脳症のgrade分類

昏睡度	精神症状	参考事項
I	睡眠-覚醒リズムの逆転 多幸気分，ときに抑うつ状態 だらしなく，気にとめない状態	回顧的（retrospective）にしか判定できない場合が多い
II	指南力（時，場所）障害，物を取り違える（confusion） 異常行動（例：お金をまく，化粧品をゴミ箱に捨てるなど） ときに仮眠状態（普通の呼びかけで開眼し会話ができる） 無礼な言動があったりするが，医師の指示に従う態度をみせる	興奮状態がなし 尿便失禁がない 羽ばたき振戦あり
III	しばしば興奮状態またはせん妄状態を伴い，反抗的態度をみせる 嗜眠傾向（ほとんど眠っている） 外的刺激で開眼しうるが，医師の指示に従わない，または従えない（簡単な命令には応じる）	羽ばたき振戦あり （患者の協力が得られる場合） 指南力は高度に障害
IV	昏睡（完全な意識の消失） 痛み刺激に反応する	刺激に対して払いのける動作，顔をしかめるなどがみられる
V	深昏睡 痛み刺激にもまったく反応しない	

（高橋善弥太：劇症肝炎の全国集計-初発症状からみた意識障害発現までの日数と予後及び定義の検討．第12回犬山シンポジウム，A型肝炎・劇症肝炎，p.116-125，中外医学社，1982．）

| 人工肝補助療法（ALSS）について |

治療としては，健康な肝臓を移植することがもっとも有効であることはわかっているが，現状は難しい。そのため，肝臓移植を待つ間の橋渡しの治療として，人工肝補助療法（ALSS：artificial liver support system）が発達してきた。一時的なbiochemicalやclinicalパラメータの改善だけでなく，潜在的に肝臓の自己再生能力が働く可能性があると考えられている。人工肝補助療法としては，血漿交換（PE：plasma exchange），ビリルビン吸着（PBA：plasma bilirubin adsorption）があるが，**肝臓のすべての機能を代替することはできない**のが現状である。

| 肝不全のときにはなぜALSSが必要か |

通常の血液透析や持続的腎代替療法（CRRT：continuous renal replacement therapy）など，標準的な腎臓治療法によって，毒素は効率よく除去される。しかし，肝不全の場合は，蓄積された毒素のうち水溶性のものは一部だけで，大部分は血漿タンパク質，とくにアルブミンと結合している（＝アルブミン結合性毒素）。**水溶性毒素とアルブミン結合性毒素の両方を除去する必要がある**た

図11 アルブミンの移動

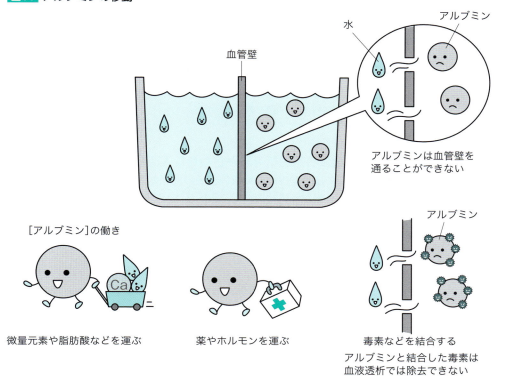

血漿交換療法(PE)の目的と適応

血漿交換療法(PE：plasma exchange)は2017年現在，劇症型肝炎，術後肝不全，急性肝不全が適応になっている。PEを行う利点は，1つは，確実な昏睡起因物質と考えられているアンモニアの除去(アンモニア値と相関せずに昏睡が出現することが知られている)，それ以外の本質的昏睡起因物質の除去がある。もう1つは，血漿成分の補充である。肝臓は血漿タンパク質の多くを合成しているが，臨床的に大きな役割を担っているものはアルブミンと凝固因子であり，それらを補充する目的として置換液には必ず血漿が用いられている。凝固因子を補充することで出血の予防になると考えられている。ACLFで，とくにHBV(hepatitis B virus：B型肝炎ウイルス)が原因のACLF症例で抗ウイルス薬の治療と併用した血漿交換は，多臓器不全でないMELD score＜30に対しては有効と考えられている。

め，肝疾患治療用透析装置には，腎臓透析装置とは異なる仕様が必要になる(▶図11)。

> **補足**
>
> ●劇症型肝炎
> 初発症状出現から8週以内にプロトロンビン時間が40%以下に低下し，昏睡II度以上の肝性脳症を生じる肝炎と定義され，この期間が10日以内の急性型と11日以降の亜急性型に分類される。

> **補足**
>
> ●MELD score
> アメリカの移植ネットワーク(UNOS：United Network for Organ Sharing)において，12歳以上の肝臓移植希望患者の重症度の判定，優先順位の決定に用いられている。PT-INR，ビリルビン，クレアチニンの値から計算される。

> **補足**
>
> ●術後肝不全への適応
>
> 　外科手術後になんらかの原因で肝細胞の機能が低下して，肝臓の働きを果たせなくなったために，種々の代謝障害によるさまざまな症状をきたした状態を術後肝不全という。日本において血漿交換を施行することができる健康保険上の術後肝不全の定義は，①総ビリルビン>5 mg/dL で，かつ上昇傾向，②PT<40 % または，③昏睡II度以上のうちどちらか1つを満たすことになっている。定義が非常に広く，必要のない症例にまで血漿交換が行われているのは問題である。

血漿交換と血液ろ過透析を組み合わせた人工肝補助療法

　治療目的としては，効率のよい凝固因子の補充と効率のよい水溶性の毒性物質の除去である。劇症肝炎において，PE と HDF（hemodiafiltration：血液ろ過透析）を組み合わせる方法は患者の状態を改善するが，なかには，肝性脳症の増悪，脳浮腫の悪化をきたす症例もあることが示され，透析量のさらなる増加を目的にhigh flow HDFが行われるようになった。high flow HDFにより，意識の改善が認められ，PEとhigh flow HDFを組み合わせる方法が一般的となってきている。さらに，最近，high flow HDFとFFP（frequent flyer program：新鮮凍結血漿）の補充においても十分有用であるとの報告も認められている。

ビリルビン吸着（PBA）の目的と適応

　ビリルビン吸着（PBA：plasma bilirubin adsorption）も血漿交換と似たような効果をもっている。ビリルビンや炎症性サイトカインを取り除くことが目的である。ビリルビン吸着単独のみでも効果はあるといわれているが，現状としては，血漿交換と併用する立ち位置となっている。

血漿交換の問題点とビリルビン吸着の利点

　FFPを使用するために潜在的な感染のリスクが上がると考えられている。また，FFPに添加されているクエン酸ナトリウム負荷による高ナトリウム血症，**低カルシウム血症**，代謝性アルカローシスといった合併症をきたす。ビリルビン吸着はFFPを用いないことで，FFP自体による輸血の合併症が起こる可能性が低いといわれている。

分子吸着再循環システム（MARS）について

　急性肝不全は，肝移植により死亡率は改善するもののドナーが得られるまでの期間が長く，移植を受ける前に亡くなることも多い。欧州では，人工的な肝臓装置として，MARS（molecular absorbent recirculating system）が用いられ

ている（▶図12）。移植までの生存率を上げる橋渡し治療として考えられているが，コストが高く複雑なために，まだまだ一般的な治療ではないのが現状である。

図12 MARS

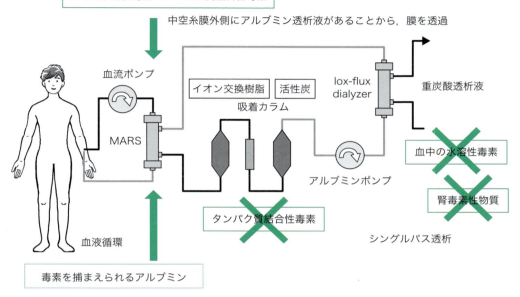

● 文 献
1) Zhou, PQ: Prognosis of acute-on-chronic liver failure patients treated with artificial liver support system. World J Gastroenterol, 21(32): 9614-9622, 2015.
2) Li LJ, Yang Q, Huang JR, et al: Effect of artificial liver support system on patients with severe viral hepatitis: a study of four hundred cases. World J Gastroenterol, 10: 2984-2988, 2004.
3) Geiger H, Klepper J, Lux P, et al: Biochemical assessment and clinical evaluation of a bilirubin adsorbent column(BR-350)in critically ill patients with intractable jaundice. Int J Artif Organs, 15: 35-39, 1992.
4) Zheng Z, Li X, Li Z, et al: Artificial and bioartificial liver support systems for acute and acute-on-chronic hepatic failure: A meta-analysis and meta-regression. Exp Ther Med, 6: 929-936, 2013.

まとめのチェック

□□ ① 血液透析でなぜ肝不全のときは毒素の除去ができないのか述べよ。　▶▶ ① 毒素がアルブミンと結合して透析膜を通過できないため。

□□ ② 人工肝補助療法にはなにがあるか述べよ。　▶▶ ② 血漿交換療法とビリルビン吸着。

□□ ③ 血漿交換は人体のどの機能を代用するか述べよ。　▶▶ ③ 肝臓の昏睡起因物質の除去，凝固因子の補充をすることによる出血の予防。

血漿交換に使用される医療機器のしくみと保守管理

単純血漿交換法（PE：plasma exchange）

■概要

単純血漿交換法は，血漿分離器を用いて血球成分と血漿成分を分離し，病因物質を含む血漿は廃棄され，新たに同量の新鮮凍結血漿を注入する体外循環治療である。▶図13に単純血漿交換法のフロー図を示す。血漿分離器に用いられる中空糸膜の材質は，ポリエチレン（親水化剤：ポリエチレン・ビニルアルコール）が用いられ，平均0.3μmの膜孔径を有している。

図13 単純血漿交換法のフロー図

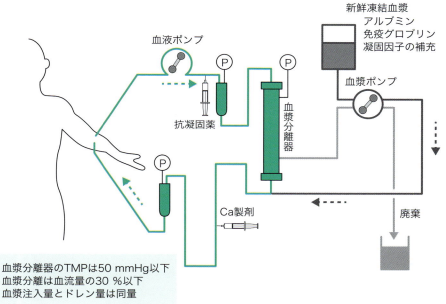

血漿分離器のTMPは50 mmHg以下
血漿分離は血流量の30％以下
血漿注入量とドレン量は同量

（文献2より一部改変）

▶図14に中空糸膜の溶質透過率を示す。アルブミン，グロブリンなどの血漿成分はほとんどが膜を透過し，血球成分は通過しない。

図14 血漿分離膜のふるい係数

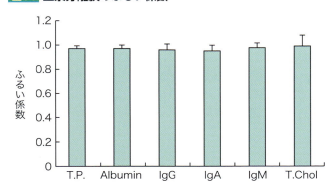

用語アラカルト
*10 バスキュラーアクセス
血液の採り出し（浄化前血液）と戻し（浄化血液）箇所をいう。バスキュラーアクセスには，自己の血管を吻合して作製する自己血管内シャント（AVF：arteriovenous fistula），人工血管を用いて血管と吻合する人工血管内シャント（AVG：arteriovenous graft），血管内へ挿入する留置カテーテル法（カフ型，非カフ型），そして直接，動脈，静脈へ穿刺する方法などがある。肝疾患では留置カテーテル法が多い。

*11 新鮮凍結血漿
全血献血や成分献血により得られたものであり，アルブミン，グロブリン，凝固因子などを含む。肝疾患に対する血漿交換では凝固因子を補充する目的でFFPが選択される。

■操作手順
①血漿分離
　患者に造設された**バスキュラーアクセス**[*10]から血液ポンプにより100 mL/分程度で血液を体外へ導き出し，血漿分離器へ送る。血漿分離器では中空糸膜が充填されており，血液が中空糸膜を通過中に血漿分離器外にある血漿ポンプによって血漿成分が中空糸外へ導き出される。血漿成分のろ過速度は，血液流量の30％（30 mL/分）以下で設定される。分離された患者血漿は廃棄され，新たに**新鮮凍結血漿**[*11]（FFP：fresh frozen plasma）（肝疾患以外ではアルブミン製剤）が代替として注入される。また，血液凝固の防止として抗凝固薬が注入される。肝疾患では出血傾向症例もみられることからナファモスタットメシル酸塩が選択され，20〜30 mg/時で持続投与される。また，出血のない症例では非分画ヘパリン（初回投与1,000〜2,000 U，持続投与量1,000〜2,000 U/時）や低分子ヘパリン（初回投与1,000〜2,000 U，持続投与量500 U/時）が用いられる。

②新鮮凍結血漿の注入および血漿処理量
　分離された血漿は廃棄され，同量の新鮮凍結血漿が新たに補充される。新鮮凍結血漿は，採血時に抗凝固薬としてクエン酸が含まれることで血漿交換時にCaがキレートされることから，Ca剤の注入や血液透析が組み込まれ，Ca濃度が調整される。またほかに特長として，Na濃度が高いことがあげられる。血漿処理量は循環血漿量の**1.0〜1.5倍**程度である。

③モニタリング
　治療中の圧力モニタリングとして，脱血圧，動脈圧（血漿分離器入口圧），血漿ろ過圧，静脈圧などがある。血漿分離時では赤血球の破壊の**溶血**[*12]に注意する。溶血を防止するための監視として**膜間圧力差**[*13]（TMP：transmembrane pressure）がある。TMPは，「動脈圧（血漿分離器入口圧）＋静脈圧（血漿分離器出口圧）／2－血漿ろ過圧」で求められる。TMP上昇が続くことで赤血球が中空糸外へ引き寄せられ血球破壊が起こる。添付文書では，その防止としてTMPは60 mmHg以下で操作することが記されている。TMPの上昇は，血漿分離割合が30％以上の場合や中空糸内凝固，バスキュラーアクセスの異常（脱血不良）などでみられる。

用語アラカルト
*12 溶血
血漿分離において，赤血球が血漿ポンプの圧力（陰圧）により中空糸外へ引き寄せられ，一定以上の圧力をこえると赤血球破壊が生じる。

*13 膜間圧力差
中空糸膜にかかる圧力を意味し，血液側／血漿側の圧力差で求められる。

POINT!!
肝疾患に対する血漿交換療法には単純血漿交換，選択的血漿交換，ビリルビン吸着，二重ろ過血漿分離交換がある。

POINT!!
肝疾患に対する血漿交換療法では術後肝不全，急性肝不全，劇症肝炎，慢性C型ウイルス肝炎などが保険適応疾患である。

選択的血漿交換法（SPE：selective plasma exchange）
■概要
　選択的血漿交換法は，単純血漿交換法で使用される血漿分離器よりも膜孔径が1オーダー小さいものを用いることで，フィブリノーゲンなどの凝固因子の

透過を抑えてIgG領域・肝疾患でのビリルビン・肝性昏睡起因物質の除去を目的としている。▶図15にSPEのフロー図を示す。

図15 選択的血漿交換法

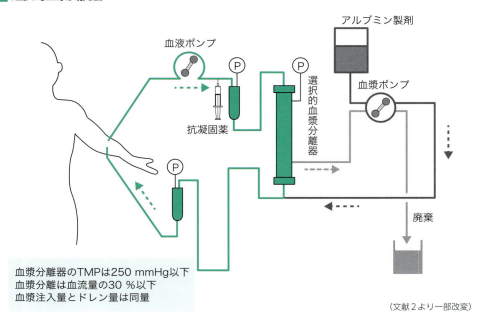

血漿分離器のTMPは250 mmHg以下
血漿分離は血流量の30％以下
血漿注入量とドレン量は同量

（文献2より一部改変）

用語アラカルト
＊14 選択的血漿分離器
膜孔径0.03μmで膜材質はエチレンビニルアルコール共重合体膜である。フィブリノーゲンや第13因子などは通過しない。

＼POINT!!／
保険適応疾患においては次のような治療法が選択される。
・術後肝不全：単純血漿交換，選択的血漿交換，ビリルビン吸着
・急性肝不全：単純血漿交換，選択的血漿交換
・劇症肝炎：単純血漿交換，選択的血漿交換，ビリルビン吸着
・慢性C型ウイルス肝炎：単純血漿交換，二重ろ過血漿分離交換
・その他、ABO血液型不適合または抗リンパ球抗体陽性の同種肝移植に対し、二重ろ過血漿分離交換が行われる。

選択的血漿交換法の流れは単純血漿交換法と同じである。**選択的血漿分離器**＊14の溶質透過を示すふるい係数（SC：sieving cofficient）を▶図16に示す。

図16 選択的血漿交換法：血漿分離器

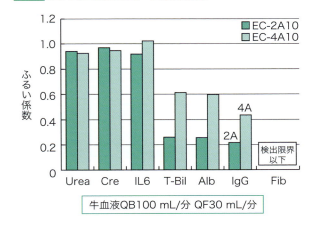

（エバキュアープラス：
川澄化学工業HPより）
（許可を得て掲載）

アルブミンでは6割、グロブリンでは4割、フィブリノーゲンは0であり、有用成分が維持される。補充する置換液は、凝固因子などが維持されることからFFPではなくアルブミン製剤が用いられる。

①操作手順

操作は血漿交換法と同じであり，はじめに血液のみ循環を行い，その後，血漿分離を開始する。一般的には血液流量は50〜150 mL/分，血漿流量は10〜50 mL/分 である。血漿分離とともに濃度調整されたアルブミン製剤を注入する。

②モニタリング

単純血漿交換と同様にTMPを監視するが，選択的血漿交換では膜孔径が小さいことから溶血が発生しにくいため，TMPの設定は250 mmHg以下での操作となる（単純血漿交換では60 mmHg以下）。その他のモニタはPEと同様である。

③血漿処理量・アルブミン濃度

アルブミン製剤は，アルブミン純度が総タンパク質の96 %以上含有の人血清アルブミン[*15]が用いられる。濃度および置換液量の設定では，大久保[1])治療前アルブミン濃度の0.75倍程度として，また置換量はIgG除去率を指標として循環血漿量の1.0〜1.5倍程度で治療を行っている。

|用語 アラカルト|
*15　人血清アルブミン
人血清アルブミンは，濃度5 %，20 %，25 %（20 mL，50 m*l*）が市販されており，希釈する場合は乳酸加リンゲル液や生理食塩液を用いる。

血漿吸着法：ビリルビン吸着（bilirubin adsorption）

■概要

分離された血漿を再度，血漿吸着カラムに通してビリルビンなどを吸着除去する治療法である。血漿吸着剤は多孔性陰イオン交換樹脂で，血漿中の直接・間接ビリルビンおよび胆汁酸を吸着除去する。

①操作手順

▶図17にフロー図を示す。血漿分離器で分離された血漿をビリルビン吸着剤カラムへ灌流し，間接ビリルビン（アルブミン結合），直接ビリルビンを吸着する。操作条件は血漿交換法と同じく，血液流量100 mL/分 で開始して一巡した後，TMPを監視しながら血漿流量を30 mL/分 まで徐々に上昇させる。

図17 ビリルビン吸着法

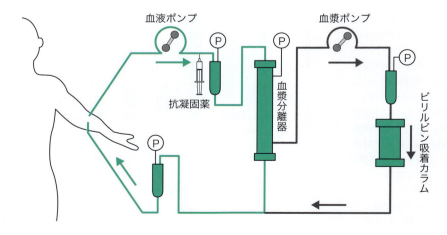

（文献2より一部改変）

②モニタリング

血漿分離器のTMPおよび吸着カラム前後の圧力差圧（100 mmHg以下），入口圧を監視する。カラム入口圧は300 mmHg以下が望ましい。

③血漿処理量

血漿処理量は循環血漿量の3～5 L程度である。

アフェレシス装置

アフェレシス装置は一般名称「多用途血液処理装置」で，血漿交換療法以外に急性血液浄化療法であるCHDF，CHF，CHDなどの治療を行える（▶表5）。

表5 多用途血液処理装置

販売	川澄化学工業			旭化成メディカル			東レ・メディカル
一般名	多用途血液処理用装置						
製品名	血液浄化装置	血漿交換装置	血液浄化装置	血液浄化装置	血液浄化装置	血液浄化装置	血液浄化装置
機能／装置	KM-9000	KM-8700EX	KPS-8800Ce	ACH-Σ	プラソートiQ21	ACH EZ	AcuFilMulti 55X-II
PE	○	○	○	○	○	○	○
DFPP	○		○	○	○	○	○
DF Thermo			○				
DHP	○	○	○	○	○	○	○
PA	○	○	○	○	○	○	○
CHDF	○	○	○	○			○
CHD	○	○	○	○			○
CHF	○	○	○	○			○
HF	○		○				
ECUM	○	○	○				
CART	○		○	○			○
LCAP				○			
操作ガイダンス表示	○	○	○	○	○	○	○
特長	圧力連動制御機構，カラーディスプレイ亀裂センサ	自動洗浄・回収機能，血液回路気密テスト，圧力連動制御機構，亀裂センサ，カラーディスプレイ	自動洗浄・回収機能，血液回路気密テスト，圧力連動制御機構，亀裂センサ，カラーディスプレイ，一体専用回路	パネル回路使用，準備から回収までビジュアルガイダンスがフルサポート	オートプライミング，12インチLCD，ガイダンス	タッチパネル液晶ディスプレイ，プライミング補助機能	液晶タッチパネル，圧力自動設定機能（返血圧）

装置外観および構成について例を示す（▶図18～22）。各種圧力計（脱血圧，デバイス入口圧，血漿成分分画器等入口圧，静脈圧など），各種ポンプ（血液，血漿，補充，透析液など），抗凝固薬注入ポンプ，置換液加温器，重量計などで構成される。

図18 多用途血液処理装置外観

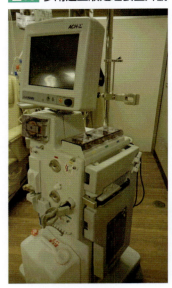

図19 各種圧力測定

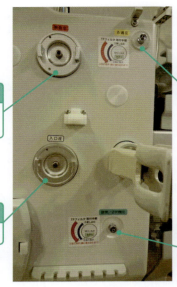

- **脱血圧**：血液取り出し状態を確認する圧力
- **入口圧**：血漿分離器の入口圧
- **血漿ろ過圧**：中空糸膜外の圧力
- **2次圧**：血漿成分分画器や吸着器の入口圧

図20 加温器

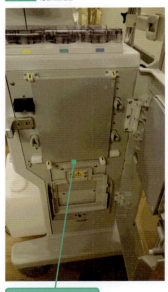

- **加温器**：置換液などを加温

図21 圧力測定ほか

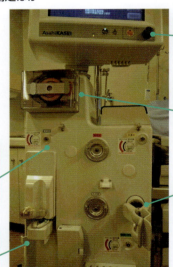

- **血液流量調整ツマミ**：血液流量調整
- **血液ポンプ**：患者の血液を体外に導き出すポンプ
- **血漿分離ホルダ**
- **静脈圧**：浄化血液が体内へ戻る部位の圧力
- **抗凝固薬注入ポンプ**：ヘパリンなど抗凝固薬を注入するポンプ

図22 ポンプ

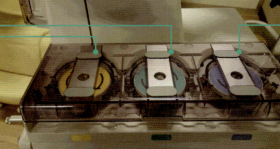

- **置換液ポンプ**：新鮮凍結血漿などを補充するポンプ，血漿分離ポンプと同流量
- **血漿分離ポンプ**：血液から血漿を分離するポンプ。血液流量の30％以下に設定
- **透析液ポンプ**：持続的緩徐的血液浄化法に用いるポンプ

各治療モードの操作は，モニタにガイダンスとして表示され，デバイス，血液回路，血漿回路を装着して，洗浄充填など順次表示され安全に遂行できるように構築されている。洗浄・充填終了後に抗凝固薬を装着し，事前確認後に治療条件を設定し治療を開始する。以下に装置の安全機能を列記する。警報発生と運転機能が停止される。

- ・脱血圧上限下限警報
- ・静脈圧上限下限警報
- ・2次膜圧上限下限警報
- ・気泡検知器1，2警報
- ・シリンジ過負荷警報
- ・透析液空検知器警報
- ・補液加温器過昇温警報
- ・3連ポンプカバー開放警報
- ・停電警報
- ・入口圧上限下限警報
- ・ろ過圧上限下限警報
- ・TMP上限下限警報
- ・漏血検知器警報
- ・補液空検知器警報
- ・透析液加温器過昇温警報
- ・血液ポンプカバー開放警報
- ・システム異常警報

装置の保守管理

■始業点検（日常点検）

　ほとんどの装置は自己診断機能が装着されており，始業時には，各ポンプの動作確認，各バルブの動作確認，漏血検知器の確認，圧力センサの確認が実施される。診断中にその警報が発生しなければ装置の異常はない。始業点検（日常点検）では，装置外観，コード類，表示類，装置の機能確認，安全装置の作動確認などがある。例として外観では，装置本体の破損，変形の有無，コード類では電源コードの接続状態，表示類では起動時での「起動中」，「起動」が順次表示されること，そして「始業点検」画面では警報音，代表灯，ディスプレイ表示などを確認する。これらの点検において表示類，自己診断機能での異常が発生した場合では使用してはならない。

■治療中での監視（治療中点検）

　添付文書では治療中点検はとくに明記されていないが，それぞれの治療方法中における血液流量，血漿流量，血漿分離器入口圧，血漿ろ過圧，TMP，血漿成分分画器入口圧，濃縮血漿流量，置換液流量，吸着カラム入口圧，静脈圧，温度などの表示および推移を確認することで異常を判断することができる。

■定期点検（6カ月点検，年次点検）

　定期点検では，各圧力などのセンサ点検や流量試験，電気的安全試験，消耗部品交換などがある。電気的安全試験では接地線，漏れ電流などの確認を行う。

おわりに

　肝疾患におけるアフェレシス治療機器のしくみと保守管理について記述した。臨床工学技士は各デバイスの特長・特性を十分理解して適切に治療を行わなければならない。

● 文献

1) 大久保 淳：選択的血漿交換法．日本アフェレシス学会, 35(3): 234-239, 2016.
2) 岩本ひとみ，松金隆夫：(公社)日本臨床工学技士会第10回血液浄化関連指定講習会テキスト．

まとめのチェック

■血漿交換に使用される医療機器のしくみと保守管理

□□ ①	単純血漿分離膜，選択的血漿分離膜の特長を述べよ。	▶▶ ① 単純血漿交換膜の膜孔径は，0.3μmでTMP 60 mmHg以上になると溶血の発生が高まる。選択的血漿分離膜の孔径は0.03μm，フィブリノーゲンのSCは0である。
□□ ②	新鮮凍結血漿の特長を述べよ。	▶▶ ② Na濃度が高い。クエン酸が含まれている。感染，アレルギー反応の可能性がある。溶解後3時間以内に使用する。
□□ ③	選択的血漿交換の目的を述べよ。	▶▶ ③ 単純血漿交換膜では血漿の有用成分まですべてが廃棄される。膜孔径の小さい分離器を用いることでフィブリノーゲンなどの凝固因子などを廃棄せずに維持することできる。したがって，代替血漿はアルブミン製剤が用いられる。
□□ ④	アルブミン製剤の特長を述べよ。	▶▶ ④ アルブミン純度が含有総タンパク質の96 %以上の人血清アルブミンとアルブミン純度が含有総タンパク質の80 %以上の加熱人血漿タンパク質製剤がある。PEでは人血清アルブミンを用いる（アルブミン濃度：5 %，20 %，25 %）。希釈には乳酸化リンゲル液や生理食塩液を用いる。
□□ ⑤	多用途血液用処理装置の安全機構について述べよ。	▶▶ ⑤ 自己診断機能が装備されている。動・静脈圧，TMP，血漿ろ過圧，2次膜圧，気泡検知，漏血検知，血液チューブ亀裂，加温器過昇温などの異常により，各種ポンプが停止する機能をもつ。

岩本ひとみ

血漿交換中のおもなトラブルと対処方法

はじめに

アフェレシス療法のうち単純血漿交換法は，患者の血液を血球成分と血漿成分に分離し，血漿成分を廃棄することによって血漿中に含まれる病因関連物質を除去する方法である。同時に凝固因子や血漿因子〔免疫グロブリン，アルブミン〕など諸因子の補充を目的として新鮮凍結血漿（FFP：fresh frozen plasma）を置換する。

一般的に本法を選択する疾患は，

①急性肝不全
②劇症肝炎
③術後肝不全
④溶血性尿毒症症候群
⑤血栓性血小板減少性紫斑病

などである。血漿を分離する方法には，中空糸の血漿分離器（膜型血漿分離器）を使用する場合と遠心分離器を用いる方法があるが，本法では前者が主流であるためこのトラブルを概説する。

また，劇症肝炎や術後肝不全にビリルビンおよび胆汁酸除去目的として，血漿ビリルビン吸着療法が行われている。この施行上のトラブルについても記す。

■トラブル事例・注意点

❶ 膜型血漿分離器と使用上の注意点

血漿分離器の材質はポリエチレン（エチレンビニルアルコール）のプラズマフロー®（旭化成メディカル社）があり，平均孔径は0.3μmで，膜面積は0.2 m²，0.5 m²，0.8 m²があり，充填量は25 mL，55 mL，80 mLである。血漿分離の際に水分移動に対し血漿成分の透過がどれほどであるかを▶図23に示す。総タン

図23 OP-05Wの血漿成分透過率（血漿1 L処理時点）

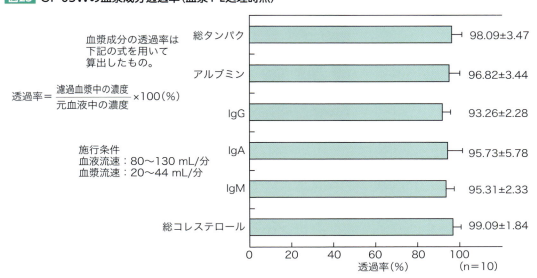

(プラズマフローOP：旭化成メディカル社)（カタログより引用）
（許可を得て掲載）

パク質，アルブミン，免疫グロブリン，総コレステロールの平均透過率は93 %以上を認めた。

また，材質がエチレン・ビニルアルコール共重合体で，孔径0.01μmと0.03μmの24種類の膜型血漿分離器エバキュアープラス®（川澄化学工業）[1]があり，選択的血漿交換として使用する。前者に比べ膜孔径が小さいため，大分子量物質を除去せずに小・中分子量物質を除去できる。それぞれのふるい係数[2]を▶図24に示すが，肝疾患の治療には肝性昏睡物質やサイトカイン除去目的で膜孔径が小さいEC-2Aの膜を使用する。

図24 エバキュアープラスのふるい係数

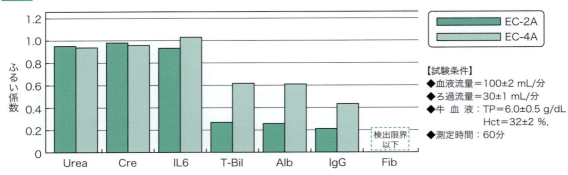

（エバキュアープラス：川澄化学工業）（カタログより引用）（許可を得て掲載）

　一般的な血漿分離器プラズマフロー®は，平均孔径が透析用ダイアライザやCHDF（continuous hemodia filtration：持続的血液ろ過透析）用ダイアフィルタの平均孔径に比べ約100倍の大きさである。いずれの膜も各種血液回路に接続できるため，取り違えて治療を行うとアルブミンなどの有用成分を大量に失う危険性があるため，十分な注意が必要である（▶図25）。

図25 ダイアライザ，血漿成分分離器，血漿分離器の孔径

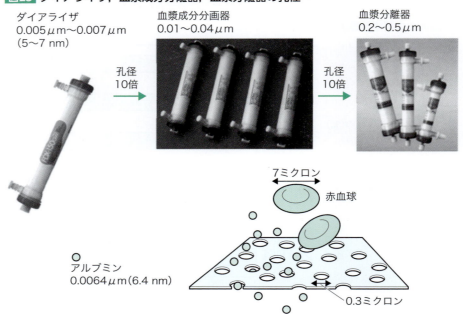

❷ 血液回路の注意点

　血液回路は装置専用のものを使用し，装置ディスプレイのガイダンスに従い装着する。

　穿刺針，血漿分離器や装置との接続はルアロック式になっているが，斜めに装着すると血液漏出の原因になる。トランスデューサ保護フィルタは，プライミング中や治療中にオーバーフローすると圧力感知ができないためよく観察する。抗凝固薬注入用のシリンジは装置に適したものを使用する。サンプルポートや注入ポートはニードルレスではないものがあるため，誤穿刺がないように針の取扱いに注意する。

❸ 新鮮凍結血漿（FFP）の取扱い上の注意点

　解凍前にバッグに破損がないかを確認する。30～37℃の恒温槽で急速解凍するが，3時間以内に使用するように計画的に行う。また，アレルギー反応，アナフィラキシー反応を生じることがあり，FFPのバッグを連結せずできる限り1バッグずつ注入する。

　FFPにはCPD（クエン酸ナトリウム・リン酸・ブドウ糖）が含まれているため，クエン酸とキレートする血中カルシウムの低下，血中ナトリウムやブドウ糖の上昇，膠質浸透圧の低下などに注意が必要である。これらの副作用対策として血漿交換と直列で血液透析やCHDFを施行する[2]。

❹ 採血圧の低下（脱血不良）

　急性血液浄化療法において患者から脱血して返血する際のバスキュラーアクセスは，おもに短期間留置ダブルルーメンカテーテルである。このカテーテルは大腿静脈あるいは右内頸静脈に挿入して使用する。頻回な脱血不良は治療の中断を余儀なくし，血漿分離器や血液回路内凝固の原因となり得るので，適切に対処すべきである（▶表6）。

表6 脱血不良の原因と対処・対策

原　因	対　処	対　策
カテーテル脱血部の血栓形成	カテーテル内血栓の吸引除去	・抗血栓性（ウロキナーゼ固定など）の製品使用 ・日常のヘパリンロック管理 ・別の部位への再挿入
カテーテル脱血先端部の血管壁へのへばりつき	カテーテルの反転操作	返血部からの脱血が可能であれば，脱・返血を逆接することも考慮する
カテーテルの折れ曲がり	折れ曲がり箇所を正す	患者の体動に注意
カテーテル脱血先端部位の血液容量不足	循環血液量の再検討	循環血液量を増やす

❺ 血漿分離器の血液リーク（▶図26）

　血漿分離器からの血液リークの発生頻度は非常に少ないと思われる。血漿側に血液色が認められるが，溶血との判断ができない場合は分離された血漿を試験管に採取し，遠心分離（1,600 rpm×3分間）を行って上清が血漿色であればリーク，ワイン色であれば溶血であると判断する。血漿分離器内の充填液は生理食塩液であるが，交換する場合も溶出物質除去目的のため生理食塩液でプライミングを行う（▶表7）。

図26 血漿分離器で発生した溶血

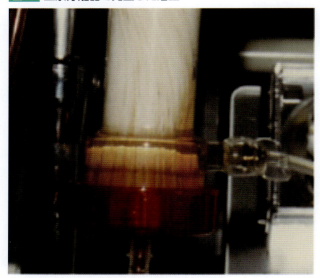

表7 血漿分離のリークの原因と対処・対策

原　因	対　処	対　策
・血漿分離器中空糸の亀裂（破れ），切断（切れ） ・血漿分離器中空糸のピンホール（孔） ・ヘッダー部脱離	生理食塩液をとおして，血液と血漿を返血し，血漿分離器を交換する	・血漿分離器を丁寧に扱っていたかを見直す ・メーカーへ報告する（状況とS/N，できれば商品を保存しておく）

❻ 血漿分離器TMP（trans membrane pressure：膜間圧力差の上昇）

　血漿分離器のTMPは，次の式で表される。

$$TMP = \left(\frac{血漿分離器血液入口圧 + 血漿分離器血液出口圧}{2} \right) - 血漿分離器ろ過液側圧$$

　血漿分離器を使用する場合は，血液流量80〜120 mL/分 に対し，血漿流量はその30％以下で行う。TMP 60 mmHg以上で継続して治療を行うと，溶血をきたす。この治療条件でTMPの観察を行う。

表8 血漿分離器のTMP上昇の原因と対処・対策

原　因	対　処	対　策
・膜の目詰まり ・膜表面ファウリング ・ヘッダー部凝血	血漿流量を落として，生理食塩液を注入し，血漿分離器の状態を確認する。さらに上昇する場合は交換する	・抗凝固薬量の検討* ・抗血小板薬など内服薬の検討（白色血栓の場合はヘパリン増量はしない）

＊凝固時間測定値（ACT：activated clotting time）は 200 sec とする。

7 血漿分離器での溶血

　血漿分離器からの溶血が認められる場合は，前述したリークではないことを確認する。溶血であれば，血漿ポンプを停止し，原因をみつける。血漿分離器のTMP値，凝固の有無，患者からの脱血状態，患者自身の赤血球の状態などを確認する。溶血した血漿は患者へ返血すべきではない。

表9 血漿分離器での溶血の原因と対処・対策

原　因	対　処	対　策
TMPが60 mmHgをこえて治療を継続 （過度な血漿流量）	・血漿ポンプ停止，脱血の状態確認，血漿分離器内凝固の有無確認，溶血した血漿は廃棄する ・血漿分離器内凝固であれば交換	血液流量の30％以下の血漿流量とする
・血漿分離器内凝固 ・ヘッダー部凝固		抗凝固薬の検討
脱血不良		〔「脱血不良」の項p.259参照〕
患者由来 （溶血性疾患，心臓弁置換術後など物理的溶血）		医師の指示

8 血漿分離器の動脈圧・静脈圧上昇

　抗凝固薬を投与しても，血液回路内の凝固を生じることがある。動・静脈圧上昇は静脈側エアトラップチャンバから返血針の状態を，動脈圧上昇は動脈側エアトラップチャンバと血漿分離器の状態を確認する。肝不全の治療の場合は，FFP注入や治療の継続により凝固因子の改善があり，抗凝固薬の投与量を検討していく必要がある。また，頻回の脱血不良は血液回路内の凝血をきたすことが多いため，注意が必要である。

表10 血漿分離器の圧力上昇の原因と対処・対策

原　因	対　処	対　策
血漿分離器内凝固 （動脈圧のみ上昇）	・血漿流量を停止し，生理食塩液を流して，動脈圧トラップチャンバから返血針までを観察し，原因箇所を特定する ・治療継続不能なら，血漿分離器や血液回路を交換する	・抗凝固薬の検討 ・抗血小板薬の検討
動脈圧・静脈圧エアートラップチャンバの凝固		
静脈側血液回路〜針先までの折れ曲がり，凝固		折れ曲がりを正しくする

❾ 血漿吸着器（ビリルビン吸着）と使用上の注意

　国内では劇症肝炎と術後肝不全において条件を満たせば保険適用となる。単純血漿交換と異なりアルブミンなどの有用成分を廃棄せず血漿中のビリルビンを選択的に除去するため，FFPなどの血漿製剤補充は不要である（▶図27）。血漿吸着器は血漿分離器で分離された血漿から物質除去を行うため，血液を直接流してはいけない。

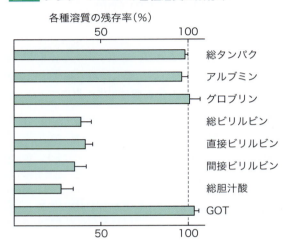

図27　プラソーバBRS®の各種溶質の残存率

（プラソーバBRS：旭化成メディカル社）（カタログより引用）（許可を得て掲載）

　吸着剤はスチレン・ジビニルベンゼン共重合体樹脂で，充填液はパイロジェンフリー・無菌水であり，プライミングボリュームは110 mLである。直接ビリルビン，間接ビリルビン，胆汁酸を選択的に吸着する。血漿分離器と血漿吸着器を併用するため，血液回路と血漿回路が必要となる。血漿吸着専用の装置を使用しディスプレイのガイダンス表示に従い，吸着器には空気を入れないように操作する。治療中は血漿流量を30 mL/分 以下に設定し，吸着器入口圧が300 mmHg（4 kPa）をこえるような場合は交換する。また，ナファモスタットメシル酸塩を使用する場合は，半減期が短いため，吸着器への血漿ポンプをなんらかのトラブルで停止すると吸着器内凝固をきたすため注意が必要である。

● 文 献

1) 峰島三千男：膜型血漿分離器エバキュアープラス®の中空糸膜構造．日本アフェレシス会誌，33：1-2, 2014.
2) 篠崎正博，ほか 編：急性血液浄化法徹底ガイド，第2版，総合医学社，2010.

まとめのチェック

□□ ① 肝不全に対する単純血漿交換でおもに使用する置換液はなにか述べよ。

▶▶ ① 患者血漿を廃棄すると同時に，欠乏している凝固因子や免疫グロブリン・アルブミンを補充する目的で新鮮凍結血漿を使用する。

□□ ② 血漿分離器で溶血を防止するために必要なことはなにか述べよ。

▶▶ ② 血漿分離器のTMPを60 mmHg以下で保つことが必要である。

□□ ③ ビリルビン・胆汁酸除去の血漿吸着器で治療条件の注意点はなにか述べよ。

▶▶ ③ ・吸着器に空気を入れないようにする。
・血漿流量を30 mL/分以下にする。
・吸着器入口圧力が300 mmHg以上にならないようにする。

05 感染症

堀北 奨・青松昭徳・山家敏彦・原田俊和

堀北 奨

感染症のメカニズム

　感染症とは，微生物に感染した結果引き起こされるさまざまな疾患の総称である。ここで覚えておいてほしいことは，**微生物がヒトにくっついているだけでは感染症にはならない**ということである。

　病原体となる「微生物」が，さまざまな「感染経路」を介して人間の体内に侵入・定着し，病原体の感染力（攻撃力）が宿主の抵抗力（免疫能）を上回ったとき「感染」が成立する。そして，その結果さまざまな症状が出現した状態のことを**感染症**とよぶ（▶図1）。感染しても，症状がでず，感染症を発症しないこともある。

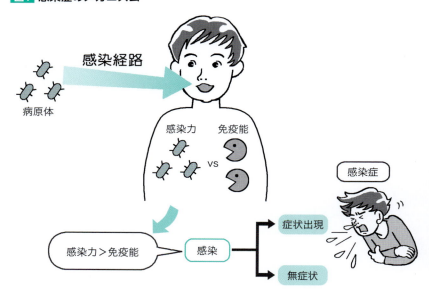

図1 感染症のメカニズム

感染源による分類

　感染の原因となる微生物をまとめて病原体とよぶ。日本で問題になるのは，おもに細菌感染症とウイルス感染症である。そのほかに，真菌感染症，寄生虫感染症，プリオン感染症などがある。

感染症の経過による分類

　「感染して症状が出現した際に感染症とよぶ」，と説明したが，このように感染して症状が出現する場合を顕性感染，感染しても症状が出現しない場合を不顕性感染とよび区別する。不顕性感染はその後自然治癒することもあるが，症状がないまま感染が続くこともある。これを潜伏感染という。

感染経路による分類

病原体がヒトに感染する経路によっても感染症を分類することができる。外界からの病原体の伝播（でんぱん）によるものは外因性感染といい，水平感染と垂直感染に大別する。

一方，普段は無害な常在菌が原因で発症する感染を内因性感染とよぶ。院内感染症，とくに様々な医療機器が留置されているような患者では，この内因性感染が問題となることが多い（▶図2）。

図2 水平感染と垂直感染

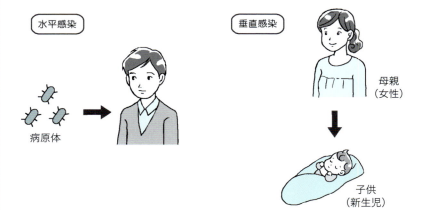

水平感染

水平感染はさらに細かく分類することが可能で，

①接触感染
②飛沫感染（ひまつ）
③空気感染
④媒介物感染

がある。水平感染を防止するためには，手洗い・うがい，マスクの着用といった感染予防策が重要な意味をなす。

垂直感染

垂直感染もさらに細かく分類することが可能で，

①経胎盤感染（けいたいばん）
②産道感染
③母乳感染

がある。

内因性感染

院内感染症，とくに臨床工学技士が関わる感染症で一番重要となるのがこの内因性感染である。

内因性感染は，通常はヒトに病原性を示さない常在微生物たちが，ヒトの免疫能の低下の結果，病原性を発揮するようになり生じる感染症の総称である。①菌交代現象，②異所性感染，③日和見感染（ひよりみ）の3つが含まれる。

①菌交代現象

　抗菌薬の投与などにより正常の微生物フローラが乱れる現象。この結果生じる感染症として、下痢症状で出現するクロストジウム感染症がある。

②異所性感染

　常在微生物が普段いる場所とは違う場所に移動して感染症を引き起こす。

③日和見感染

　免疫能が低下したヒトにおいて、常在微生物が病原性を発揮してしまう結果生じる感染症のこと。

院内感染

　医療施設で患者が新たに感染症に罹患することを院内感染とよぶ。定義として、入院後48時間以降に罹患したものをこのようによび、医療施設外で起こる市中感染と区別する。

　入院患者は免疫能が低下しており、一般的な感染のみならず日和見感染も起こしうる。また、耐性菌とよばれる通常の抗菌薬が効かない菌も蔓延っているため、難治化しやすい（▶図3）。

　さらに、入院患者は医療施設外の患者と違い、さまざまな医療機器（点滴ルートや尿道カテーテルなど）が留置されている。そのため、これらの医療機器を介して感染症が起こりやすい。

　臨床工学技士が関わる患者は大半がこの院内感染によるものであり、上記のように治療が難渋することが多い。医師、看護師とともに臨床工学技士も感染症に対する適切な知識をもつことは、患者のケアに関わる際、非常に重要になってくるであろう。

図3 院内感染は重症化しやすい

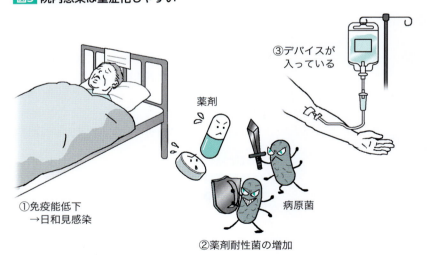

●文献
1）森尾友宏，ほか 監：病気が見える vol.6 免疫・膠原病・感染症，p.112，MEDIC MEDIA，2009.

まとめのチェック

■感染症のメカニズム

☐☐ 1	感染症とはなにか述べよ。	▶▶ 1 感染症とは，微生物に感染した結果引き起こされるさまざまな疾患の総称である。
☐☐ 2	感染と感染症の違いはなにか述べよ。	▶▶ 2 病原体となる微生物がさまざまな感染経路を介して人間に侵入・定着し，病原体の感染力が宿主の免疫能を上回ったときを感染とよぶ。そして，その結果さまざまな症状が出現した状態のことを感染症とよぶ。
☐☐ 3	感染源となりうる微生物にはどんなものがあるか述べよ。	▶▶ 3 おもに細菌とウイルスである。そのほかに，真菌，寄生虫，プリオンなどがある。
☐☐ 4	顕性感染と不顕性感染の違いはなにか述べよ。	▶▶ 4 感染して症状が出現する場合を顕性感染，感染しても症状が出現しない場合を不顕性感染とよぶ。
☐☐ 5	感染経路の種類により感染はどのように分けることができるか述べよ。	▶▶ 5 外界からの病原体の伝播によるものは外因性感染といい，水平感染と垂直感染に大別する。一方，普段は無害な常在菌が原因で発症する感染を内因性感染とよぶ。
☐☐ 6	臨床工学技士が関わる感染症として内因性感染があるが，それはどのようなものか述べよ。	▶▶ 6 内因性感染は，通常はヒトに病原性を示さない常在微生物たちがヒトの免疫能の低下の結果，病原性を発揮するようになり生じる感染症の総称である。①菌交代現象，②異所性感染，③日和見感染の3つが含まれる。
☐☐ 7	院内感染が，市中感染と異なる点はどのような点か述べよ。	▶▶ 7 入院患者は免疫能が低下していることが多く，日和見感染が起こりやすいという点，薬剤耐性菌が多く存在するという点，菌を介しやすいさまざまなデバイスが留置されているという点である。

PMXが必要となる感染症疾患

PMX-DHP

PMX-DHP（polymyxin B-immobilized fiber directhemoperfusion）とは，ポリミキシン固定化ファイバを用いて，血液吸着を行うことである。日本発の治療であり，1994年に保険適用になっている。PMXとは，「ポリミキシン固定化ファイバ」のことを意味し，DHPとは，吸着器に血液をそのままとおして，病因物質をくっつけて除去する方法のことを意味している。PMX-DHPは，おもに**エンドトキシンの除去を目的**に使用される。

エンドトキシン

エンドトキシンとは，グラム陰性桿菌の外膜に存在するリポ多糖（LPS：lipopolysaccharide）である。LPSの一部であるリピドAには毒性がある。エンドトキシンが血液中に侵入すると，発熱や血圧低下などのショックが起こる。

図4 エンドトキシンについて

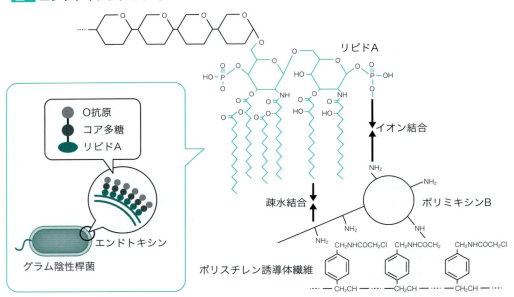

（トレミキシン：東レ・メディカル）（カタログから引用）
（許可を得て掲載）

補足

●グラム陰性桿菌

細菌はグラム染色により，グラム陽性球菌，グラム陽性桿菌，グラム陰性球菌，グラム陰性桿菌に分けられる（▶図5）。それ以外に嫌気性菌と真菌に分かれる。

図5 グラム染色と形態による分類

		形状	
		球菌	桿菌
グラム	陽性菌	グラム陽性球菌 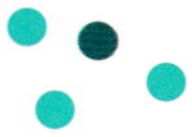	グラム陽性桿菌 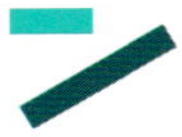
	陰性菌	グラム陰性球菌 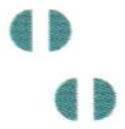	グラム陰性桿菌 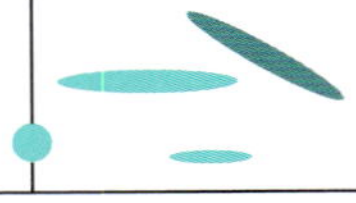

補足

●サイトカイン

細胞間で細胞の増殖や分化，細胞死や治癒といった情報伝達を行うタンパク質の総称のこと。免疫作用や抗腫瘍・抗ウイルス作用をもち，代表的なものにはインターロイキンやインターフェロン，腫瘍壊死因子などがある。サイトカインの働きを利用した治療法や，逆に，サイトカインの作用を阻害することで治癒を期待する治療法がある。

PMX-DHPの吸着の原理（▶図6）

PMX-DHPでは，ポリスチレン系不溶性不織布に，ポリミキシンBを科学的に固定している。この，ポリミキシンBにエンドトキシンのリピドAがくっつくことにより，エンドトキシンを中和して，エンドトキシンの毒素を弱めることができる。

吸着の原理は，ポリミキシンBの直鎖とリピドAの脂肪酸との疎水結合および，ポリミキシンB分子中のアミノ酸の陽性荷電とリピドA部分のリン酸イオンの陰性電化による静電結合と考えられている。

PMX-DHPカラムによる循環エンドトキシンとの高い親和性結合は，循環血液中エンドトキシンレベルを2回の標準的治療によって最大で90％減少させる可能性があるといわれている。基礎研究では，循環サイトカインレベルと腎尿細管アポトーシスを減少させることが示されており，臨床研究では，PMX-DHPは循環動態を改善し，酸素化や腎機能を改善し，死亡率を減少させることが示されている。

図6 実際の吸着の様子

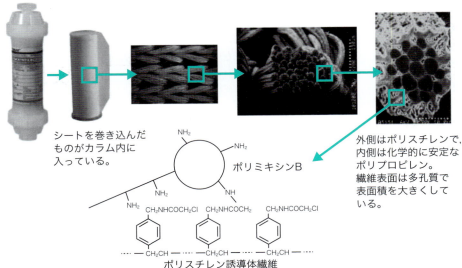

（トレミキシン：東レ・メディカル）
（カタログから引用）
（許可を得て掲載）

エンドトキシンに対し強い親和性を有する抗生物質「ポリミキシンB」がポリスチレン誘導体繊維に共有結合されている。

PMX-DHPの血圧上昇効果

　PMX-DHPによって血圧が上昇する機序としては，エンドトキシンが関与しないグラム陽性菌感染症でも血圧が上昇する報告がある。エンドトキシン吸着ではなく，血管拡張作用をもつ内因性大麻とよばれる内因性カンナビノイドを吸着することによる効果が主体ではないかと考えられている。

PMX-DHPの活性化好中球の吸着

　PMX-DHPは活性化好中球，MMP-9（matrix metalloproteinase-9）を吸着することも知られている。一般的に，白血球活性化は敗血症の増悪因子と考えられている。しかし，白血球の吸着が予後を改善しうるか否かは不明な段階である。

PMX-DHPが必要になる感染症疾患

　現時点で，PMX-DHPが敗血症の死亡率を改善するとするランダム化比較試験レベルのエビデンスはなく，血圧上昇効果についてもエビデンスは明確ではない。腹部手術を要する敗血症患者に有用な可能性があるといった段階である。

PMX-DHPの効果がない感染症疾患

　適応でも述べたとおり，グラム陰性桿菌以外の感染症には効果はないか，不明である。

■PMX-DHPの保険適用条件

> ①エンドトキシン血症，またはグラム陰性菌感染が疑われるもの。
> ②SIRS（systemic inflammatory response syndrome：全身性炎症反応症候群）の診断基準を満たすものである。
> 　（体温＞38 ℃または＜36 ℃，心拍数＞90/分，呼吸数＞20/分またはPaCO$_2$＜32 mmHg，白血球数＞12,000/mm^{3}または＜4,000/mm^{3}あるいは未熟顆粒球＞10 ％の2つ以上を満たす）
> ③昇圧薬を必要とする敗血症性ショック。ただし，肝障害が重症化したもの（総ビリルビン10 mg/dL以上かつヘパプラスチン テスト40 ％以下であるもの）を除く。

　保険上2回まで施工可能。1回のみと2回のPMX施行を比較した研究報告は，残念ながらまだない。実際の臨床では，最初の1回目から約24時間後に病態に応じて2回目を追加することが多い。

PMX-DHPの未来

　PMX-DHPについては，予後改善効果があるのかが議論されている段階であり，その検証として2つの大規模RCTである欧州のABDO-MIXと米国カナダのEUPHRATES 2が進行中である（2017年1月現在）。
　PMX-DHPを評価した唯一の大規模RCTは，EUPHAS（early use of polymyxin B hemoperfusion in abdominal septic shock）studyである。腹腔内感染由来の重症敗血症，敗血症性ショックの64例を対象とし，緊急手術後6時間以内にPMX-DHP施行群と標準治療群に無作為に割付し，割付から24時間以内にPMX-DHPを2時間施行し，さらに24時間以内に2回目のPMX-DHPを施行

補足

●ランダム化比較試験（RCT：randomized controlled trial）
評価のバイアス（偏り）を避け，客観的に治療効果を評価することを目的とした研究試験の方法。

している。このstudyでは，臨床的予後の改善に有効であると結論づけている。

ABDO-MIXはまだ出版されていないが，結果が2014年のISICEM(International Symposium of Intensive Care Emergency Medicine conference：国際救急集中治療医学会議)で発表されている。本研究は両群間で死亡率に差を示せなかった。

しかし，これらのデータをまとめて系統的レビューを行うと，重症の敗血症性ショックで死亡率を改善する可能性が示されている。

● 文献

1) Cruz DN, Antonelli M, Fumagalli R, et al.: Early use of polymyxin B hemoperfusion in abdominal septic shock: The EUPHAS randomized controlled trial. JAMA, 301: 2445-2452, 2009.
2) 小玉正智, 谷川 徹, 前川和彦, ほか: 重症敗血症に対する流血中エンドトキシン除去治療－ポリミキシン固定化カラムによる血液灌流療法－. 日外会誌, 96: 277-285, 1995.
3) 今泉 均, 升田好樹, 黒田浩光, ほか: Ⅳ急性血液浄化法の適応疾患. 急性血液浄化法徹底ガイド, 総合医学社, 130-137, 2006.
4) Vincent JL, Laterre PF, Cohen J, et al.: A pilot-controlled study of polymyxin B-immobilized hemoperfusion cartidge in patients with severe sepsis secondary to intra-abdominal infection. Shock, 23: 400-405, 2005.
5) Chang T, Tu YK, Lee CT, Chao A, Huang CH, Wang MJ, Yeh YC: Effects of Polymyxin B Hemoperfusion on Mortality in Patients With Severe Sepsis and Septic Shock: A Systemic Review, Meta-Analysis Update, and Disease Severity Subgroup Meta-Analysis. Crit Care Med, 45(8): e858-e864, 2017.

まとめのチェック

☐☐	1	PMXはなにを吸着しているか述べよ。	▸▸ 1 エンドトキシン
☐☐	2	PMXが適応となる菌の特徴について述べよ。	▸▸ 2 エンドトキシンを産生するグラム陰性桿菌。
☐☐	3	PMXの副次的な効果について述べよ。	▸▸ 3 血圧上昇，活性化した白血球の除去。

山家敏彦

PMXに使用される医療機器のしくみと保守点検

はじめに

　PMXは，polymyxin B-immobilized fiberの略語として用いられているが，日本語では「**ポリミキシンB 固定化ファイバ**」と訳される。PMXという用語は，東レ・メディカル社が，エンドトキシン吸着器であるトレミキシン®（商品名）の型番につけたものであり，ポリミキシンB 固定化ファイバの充填量ごとにPMX-20R，PMX-05R，PMX-01Rとして販売されている。ポリミキシンB 固定化ファイバによる**エンドトキシン吸着療法**は，東レ・メディカル社製「トレミキシン®PMXシリーズ」によってのみ可能であり，PMXは，「トレミキシン®PMXシリーズによるエンドトキシン吸着法」と理解してよい。

■ PMXによる吸着法様式

　吸着法では，標的となる物質をほぼ選択的に吸着・除去することが可能で，血漿タンパク製剤を補充する必要がなく病因関連物質を除去できるもっとも合目的な方法である。

　吸着法には，全血を直接吸着器に灌流させる**直接血液吸着法**と，血漿分離器で分離した血漿を吸着器に灌流し血漿中から吸着・除去する**血漿吸着法**がある。PMXによるエンドトキシン吸着法は，直接血液吸着法である。

　現在，直接血液吸着法として用いられる吸着器には，**活性炭吸着，β2ミクログロブリン（β2MG）吸着，顆粒球吸着，白血球吸着**などがあり，PMXもこれらと同様の回路構成で施行可能である[1]。

　血液回路は血液透析と同じでよい。取り付けは，ラベル文字が読める方向にカラムを垂直にし，PMXと血液回路の接続は，ラベルに表示された矢印の方向に血液が流れるように接続する。これによりPMXへの血液は，下から上へと流れるようになる（▶図7）。

図7 PMXの施行回路図

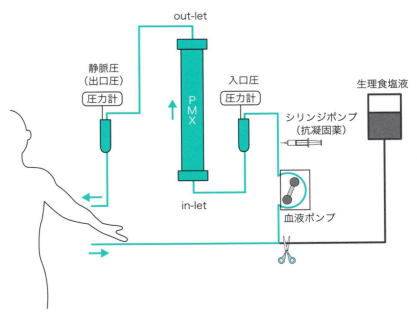

PMXへの血液灌流は，血液を下から上（反重力方向）に流す。このときラベルが読める方向で垂直に取り付ける。

■ **PMXカラムの内部構造・仕様など**

　PMXは，ポリスチレン誘導体（α-クロロアセトアミドメチル化ポリスチレン）繊維に抗生物質ポリミキシンBを共有結合によって固定化した繊維をシート状にして，中心パイプに巻き付けてカラムに充填したものである。カラム内の血液は，▶図8のように灌流する。カラム内に流入した血液は，中心パイプの側孔から抗生物質ポリミキシンB固定化シートの外周に向かって流れ，カラム出口へと導かれる。

図8 PMX内部の血液の流れ

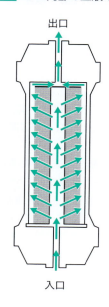

■ **トレミキシンの仕様[1]**

　▶表1にPMXシリーズの仕様を示す。PMX-20Rは成人用，PMX-05Rは小児用，PMX-01Rは低体重患児用として適応される（▶図9）。

表1 トレミキシンの仕様

	PMX-20R	PMX-05R	PMX-01R
長さ(mm)	225	133	133
最大直径(mm)	63	55	55
胴径(mm)	49	40	25
血液容量(mL)	135±5	40±3	8.0±2.5
滅菌法	高圧蒸気滅菌		
充填液	生理食塩液		
最高使用圧力(kPa)	66 kPa(500 mmHg)		

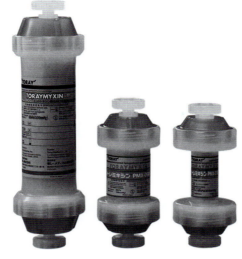

図9 各種トレミキシン

PMX-20R　PMX-05R　PMX-01R

(東レ・メディカル)
(許可を得て掲載)

■ PMXの施行に必要な装置

　PMXの操作条件を▶表2に示す。吸着法では，リガンドとの接触時間が吸着効率に影響し，一般に接触時間が短い（血液流量が速い）場合は吸着効率が低下する。このため，添付文書に記載された血液流量を厳守することはきわめて重要である。

表2 PMXの操作条件

	PMX-20R	PMX-05R	PMX-01R
洗浄時の流量	120 mL/分を上限	40 mL/分を上限	12 mL/分を上限
洗浄量	生理食塩液4,000 mL以上	生理食塩液2,000 mL以上	生理食塩液500 mL以上
プライミング	抗凝固薬加生理食塩液または5％ブドウ糖液500 mLを流す		
治療時間	原則2時間程度		
血液流量	80〜120 mL/分	20〜40 mL/分	8〜12 mL/分
返血操作	低流量で生理食塩液または5％ブドウ糖液200〜300 mL使用		・低流量で返血 ・生理食塩液または5％ブドウ糖液40〜60 mL使用
	・カラムを反転し，血液は上から下へ流す ・低体重の症例については低流量で返血し，急速な循環血液量の増加を避け，必要に応じ血液バッグに回収する		

　PMXの操作に必要な装置は，▶図7に示す血液ポンプ（使用するPMXの血液流量を制御可能なもの），抗凝固薬注入用輸液シリンジポンプ，警報機能付き圧力計である。したがって，入口圧，出口圧がモニタ可能な血液浄化装置であればPMXが施行可能であるが，PMX-05RやPMX-01Rにおいては，低速での安定した血液流量が確保可能な性能を有していなければならない。圧力計は，カラムの入口圧および出口圧の同時モニタにより，カラム内の血液凝固を把握するのがおもな目的であり，安全な体外循環を行うには圧力警報と連動した血液ポンプでなければならない。

■装置の保守点検
①血液ポンプ
　使用する血液回路ポンプセグメントに適切な**ローラポンプの圧閉**を得ることが必要である。一般に血液ポンプの圧閉は，▶図10に示す方法で調整される。1.5 mの落差圧に対しローラー部の締め付けにより水が滴下しなくなる最小の圧閉力が至適圧閉である。

②輸液シリンジポンプ
　輸液ポンプ，シリンジポンプのいずれを使用しても施行可能であるが，通常，微量な注入においても注入精度が高いことからシリンジポンプが用いられる。保守点検については，メーカー指定の方法に従うが，使用前においては，過負荷警報（閉塞アラーム）の確認を行うことが望ましい。

③圧力計
　使用前に受圧部を大気開放にした際に0 mmHgに表示されているか，圧力警報は発報するかの確認が必須である。

図10 血液ポンプの圧閉調整

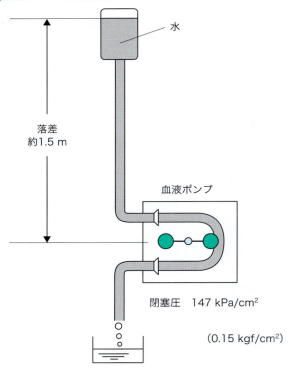

落差法による圧閉調整

● 文 献
1) 山家敏彦: 血液吸着法. 日本アフェレシス学会雑誌, 35(3): 263-272, 2016.

まとめのチェック

■PMXに使用される医療機器のしくみと保守点検

☐☐	1	PMXの施行に必要な装置3種類を述べよ。	▶▶ 1	・血液ポンプ ・輸液またはシリンジポンプ ・圧力計
☐☐	2	PMXの灌流方法として正しい方法は次のうちどれか述べよ。 ・血漿吸着法 ・直接血液吸着法 ・活性炭吸着法	▶▶ 2	直接血液吸着法
☐☐	3	PMXカラム内の繊維に共有結合している抗生物質は次のうちどれか述べよ。 ・ポリミキシンB ・ポリミキシンE ・クロラムフェニコール	▶▶ 3	ポリミキシンB
☐☐	4	PMXに灌流する血液流量で正しい記述は次のうちどれか述べよ。 ・できるだけ高流量にする。 ・できるだけ緩徐な流量にする。 ・製品ごとの指定流量にする。	▶▶ 4	製品ごとの指定流量にする。
☐☐	5	PMXに関する記述で正しいのは次のうちどれか述べよ。 ・血漿タンパク製剤が不要である。 ・吸着カラム内での血液凝固は発生しない流れになっている。 ・吸着カラムの圧力は,出口側のみをモニタする。	▶▶ 5	血漿タンパク製剤が不要である。

感染症

原田俊和

PMXのトラブルと対処方法

はじめに

　エンドトキシン吸着（PMX）のトラブルは，病態や回路内の抗凝固が不適切，脱血不良による血液ポンプ停止などで，吸着筒（カラム）内または回路内で凝血が起こり，治療中止となることである。一方，敗血症ならびに敗血症性ショックから一時的に腎機能が低下した**急性腎障害**（AKI：acute kidney injury）となり，急性腎不全へと進展することがある。その場合，尿量が低下して肺水腫・心不全や高K血症，代謝性アシドーシスの進行をきたし，**持続血液ろ過透析**（CHDF：cotinuous hemodaiafiltration）を併用する場合もある。

　本項では「PMXのトラブル」としてこの2点をあげ，注意点とともにPMX施行時のトラブルと対処方法について述べる。

■トラブル事例・注意点

❶ PMX開始前に注意すべき点

①十分な洗浄

【注意点】

　PMXカラム内には強酸（pHが約2）の充填液が入っており，十分な生食水で洗い流す必要がある。成人に用いるPMX-20Rは4 L以上の生理食塩水を必要とし，小児に用いるPMX-05Rでは2 L以上，新生児に用いるPMX-01Rで0.5 L以上の**生理食塩水で洗浄**することが添付文書には記載されている（▶図11）。

図11　各PMXカラムにおける洗浄量

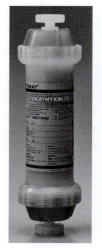
PMX-20R（135 mL）

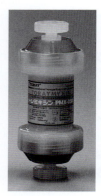
PMX-05R（40 mL）

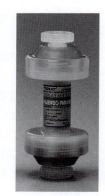
PMX-01R（8 mL）

（東レ・メディカルより許可を得て掲載）　（　）内は充填量

278

②抗凝固薬の選択と投与量

【注意点】

　抗凝固薬の選択では，通常，未分画ヘパリン（ヘパリン）またはナファモスタットメシル酸塩（NM：nafamostat mesilate）の選択肢がある。抗凝固薬の詳細については他書に譲るとして，最も注意すべき点はNM使用時である。NMは半減期が短いため，投与量が少ないと回路内凝固は進む。また，体動やバスキュラーアクセス不良で起こる脱血不良が頻繁になるとPMXカラム内の凝血や回路内凝血を引き起こす。

③浄化装置の選択

【注意点】

　PMXを行う場合は直接血液をカラム内に流すため，装置構成としては血液ポンプ，気泡検知器，カラム入口圧力計，カラム出口圧力計があればよい（▶図12）。透析装置は体外循環可能であるが，後述する圧力の変動をみるために2つの圧力計を保持していた方が安全である。そのため，アフェレシス装置やCHDF専用装置など多目的浄化装置を使用したほうがよい。筆者の施設ではCHDF専用装置として購入したTR55X（東レ・メディカル）を使用している。また，PMX使用時の回路は脱血側・返血側の回路のみ包装された専用回路を使用している。なお，カラムのセッティングはカラムのシールが読めるように入口側を下にして装着する。血液の流れは下（入口側）から上（出口側）に流れるようにする。

図12 PMXの回路図

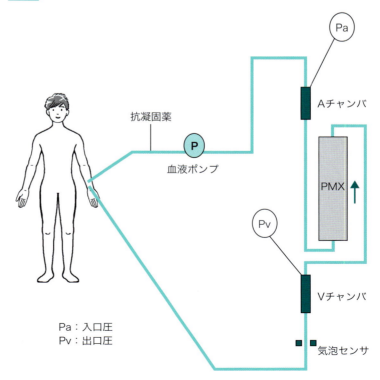

Pa：入口圧
Pv：出口圧

❷ PMX施行中に注意すべき点

①抗凝固薬使用時の活性凝固時間（ACT：activate clotting time）のモニタリング

【注意点】
　抗凝固薬として未分画ヘパリンを使用するときは，回路＆カラム洗浄後の回路内へ30〜40 U/kgのヘパリンを注入し，治療開始後，シリンジポンプを使用して20〜30 U/kg/時で持続投与する．その際，回路内のACTを150〜200秒前後に保つと，通常，回路凝固は防止できる．また，NM使用時は生理食塩水で洗浄後の回路内を500 mL生理食塩水にNMを10〜20 mg注入して，NM入り生理食塩水で回路内を洗浄し，充填する．治療を開始したらNMは0.5〜1 mg/kg/時で持続注入する．**ACTのモニタリング**は，回路返血側の採血でACTをモニタリングして200〜300秒程度であれば抗凝固としては適切と思われる．

②カラムの入口圧と出口圧のモニタリング

【注意点】
　▶図12に示すPMXカラムの入口圧（Pa）から出口圧（Pv）を引いた圧を差圧とよぶ．血流量（Qb）を80〜100 mL/分で確保したとき，差圧は20〜40 mmHg程度である．治療開始から経時的にこの差圧が大きくなり，50 mmHg以上となる場合，カラム内での凝固が考えられる．凝固した場合，その後，急激なPaの上昇となり，血液循環ができなくなり，治療中止とならざるをえない．また，開始時より，Pa，Pvともに上昇してくる場合，返血側ドリップチャンバ（Vチャンバ）の凝固が考えられる．したがって，この2つの圧力について治療中にしっかりモニタリングを行い，必要によりACTの測定や抗凝固薬の増量を検討することが対策となる．

③バスキュラーアクセスの不良

【注意点】
　通常，PMX施行時の**バスキュラーアクセス**は，アクセス用ダブルルーメンカテーテルまたはトリプルルーメンカテーテルの留置を行い，浄化施行することが多い．
　したがって，カテーテル留置直後の浄化開始となるため，脱血不良となることは少ない．しかしながら，脱水やカテーテル位置に問題があると，脱血不良は容易に起こりうる．その際，十分な輸液量やカテーテルの位置変更の処置を必要とするため，医師と十分に話し合うことが重要である．

❸ CHDFと同時併用を考える

　PMXの治療時間は添付文書上，2時間までとなっているが，近年，長時間治療の有効性も散見される．とくに6時間以上となる場合や，患者の腎機能が障害され，**腎代替療法**（RRT：renal therapy）を必要とする場合は，CHDFを併用する．CHDF併用時の接続方法にはPMXを直列に接続する方法と並列に接続するがある．次に直列と直並列の違いと，施行時の注意点を述べる．

①PMXとCHDFを直列で接続する場合

【注意点】
　直列回路では，2つの浄化装置をつなぐ方法がある（▶図13）．その場合，患者からとり出された血液はPMXの回路からCHDFの回路をとおり，通常，患者に返血される．血液の循環は上流であるPMX側の装置である血液ポンプを使用してCHDF側の血液ポンプは空運転とする．つまり，2つの浄化法をPMX側の血液ポンプで行う方法である．欠点としてPMXカラム内が凝固した場合，CHDFの回路も凝固してしまう可能性があり，返血不可能となり，約400 mL以上の失血となりうる．

図13 PMXとCHDFの直列接続の例

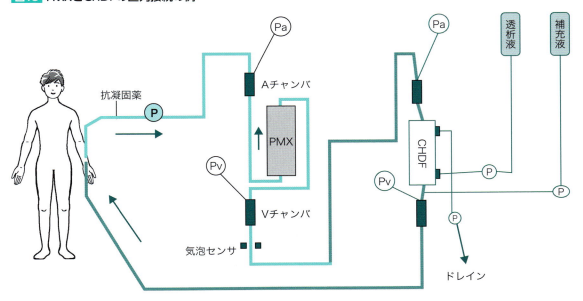

②PMXとCHDFを直並列で接続する場合

【注意点】
▶図14に示すバイパス回路を接続すると直並列回路となり，1装置で2つの浄化法を施行できる。▶図15に乳児症例の回路写真を示した。この場合もとくに問題なく施行でき，通常，筆者の施設ではこの方法をよく使用している。

図14 バイパス回路

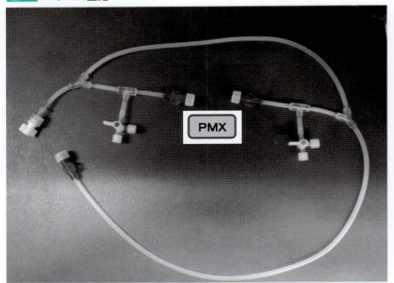

図15 PMX＋CHDFの併用（直並列）の場合

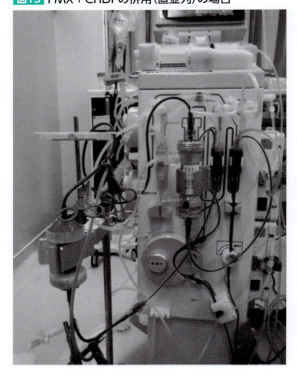

❹ PMXの長時間治療における対応

【注意点】

　前述したように，長時間治療の有用性が散見される状態[2, 3]では，とくに凝固が進みやすいため，厳密な抗凝固薬の管理ならびに各種圧力などのモニタリングが重要となる．カラム内では凝固促進の方向となれば血小板数の減少などもみられ，検査データにも注意が必要となるかもしれない．また，操作者は圧力の経時変化，とくに入口圧と返血圧の差や返血圧と入口圧の上昇で，回路内でなにが起こっているかを推察する視点が重要と思われる．圧力の変化がみられた場合，回路内の凝固促進か否かを判断して，場合によっては早目の回収をすることが失血を防ぐことになる．

おわりに

　PMXのトラブルと対応について述べたが，一番のトラブルは回路内またはカラム内凝固である．操作者は，PMXカラムが大変高価な医療材料であることを認識したうえで治療を行い，厳重なる抗凝固の管理とともに，経時的なACTの測定を行うべきである．

● 文献
1) トレミキシン®の添付文書，東レ・メディカル，2014.
2) 小林道生，ほか: 長時間PMX-DHPを施行した敗血症性ショック症例における生存群と死亡群の比較．エンドトキシン血症救命治療研究会誌，19(1): 127, 2015.
3) 安達普至: 腹腔内感染症による敗血症性ショックに対する長時間PMX-DHPの検討．エンドトキシン血症救命治療研究会誌，20(1): 109-110, 2016.

まとめのチェック

☐☐	1	PMXを準備するときに気をつける点について述べよ。	▶▶ 1	PMXカラムのサイズにより，十分な生理食塩水による洗浄が必要である。
☐☐	2	PMX施行中にモニタリングとして気をつける点について述べよ。	▶▶ 2	カラムの入口圧と出口圧の上昇や差圧に注意し，ACTをモニタしながら確実な抗凝固を行うことである。
☐☐	3	PMXとCHDFを併用する場合はどういう場合か述べよ。	▶▶ 3	AKIの合併で高K血症や高度な代謝性アシドーシスが生じたときである。

chapter 4

その他の集中治療で使用されるおもな医療機器

体外式ペースメーカのしくみと取り扱いの注意点

草浦理恵

体外式ペースメーカとは，徐脈の患者に対し心臓に電気刺激を送り心筋を興奮させて心臓を収縮させる医療機器である。徐脈による失神などの症状を防いで埋め込み型ペースメーカを入れるまでの橋渡しのために使用されることが多い。また，心臓手術後の心拍数コントロールや，急性心筋梗塞の心臓カテーテル治療時の一時的な心拍数補助のために使用される。

心臓の刺激伝導系

心臓は，自ら拍動することができる臓器である。一定の周期で拍動するために右心房にある洞結節から電気信号をだしている。この信号は，洞結節から心房全体を刺激し，房室結節をとおってヒス束（右脚，左脚）からプルキンエ線維を介して心室全体を収縮させていく。これを，心臓の刺激伝導系という（12ページの▶図7参照）。

体外式ペースメーカの適応

体外式ペースメーカの適応は，徐脈による失神などの症状がある場合である。徐脈の原因として大きく2つあり，1つは洞結節から刺激をださない**洞機能不全**である。もう1つは，心房と心室の間をつなぐ房室結節障害で，完全に刺激が伝わらない**完全房室ブロック**が適応となる。また，右冠動脈が洞結節や房室結節に酸素を供給しているため，急性心筋梗塞で右冠動脈が梗塞を起こすと刺激伝導系が機能低下し徐脈になる。そのため，心臓カテーテル治療中に体外式ペースメーカを用いることがある。さらに，心臓手術後は心臓に加えられた侵襲により一時的な徐脈や心不全となるため，体外式ペースメーカを用いて心拍数のコントロールを行う。

体外式ペースメーカの種類と構造

体外式ペースメーカは，ペースメーカ本体のほかにペースメーカリード，そしてペースメーカリードと本体をつなぐケーブルが必要となる。

体外式ペースメーカといっても，種類によって出力の設定方法や必要とするリード数，使用するリードが異なる。

心内膜リードと心外膜リード

体外式ペースメーカリードといわれる細い電線を，心臓の中（心内膜）または外（心外膜）に留置する。ペースメーカリードは，電気を流し心筋を興奮させる**ペーシングリード**の機能と，心電位から心房あるいは心室の収縮を検出する**センシングリード**の機能がある。

心内膜リードとは，橈側皮静脈や鎖骨下静脈，または大腿静脈から心臓の右

補足

●心臓の刺激伝導系
洞結節 → 房室結節 → ヒス束 → 右脚・左脚 → プルキンエ線維

補足

●体外式ペースメーカの適応
・失神などの症状のある徐脈
・急性心筋梗塞のカテーテル治療時の一時的な心拍数補助
・心臓手術後の心拍数コントロール

\ POINT!! /

心臓に接しているリード線が体外にでているため，そこにほかの医療機器や医療従事者を通じて電流が流れ，ミクロショックを起こすことがある。

心室心尖部へリードを留置させるため，経静脈リードともいわれる。静脈から右心房をへて右心室へリードを血流に乗せて移動させるために，多くは先端にバルーン（図1a）がついていて，右心室内へ留置しやすくしている。リードの先端にあるセンシングやペーシングを行うための電極（図1b）は右心室内に浮遊しているため，心室の電位を感知したり刺激したりするのには不安定な状態である。

心外膜リード（心筋リード：▶図2）は，心臓手術後に心拍数をコントロールするために心筋へ直接針で固定する。心臓に直接侵襲を与えるため留置後の炎症反応が起こりやすくなる。また，不必要になった際に非侵襲的に抜去しやすいようになっているため固定がされていない。そのため，どちらのリードもペースメーカの設定は安全域を広くとって設定を行う必要がある。

図1 経静脈リード

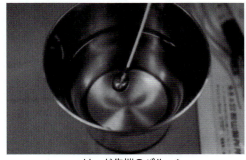
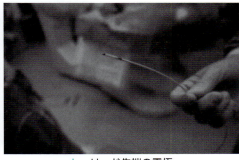

a　リード先端のバルーン　　　　　　　　　b　リード先端の電極

図2 心外膜（心筋）リード

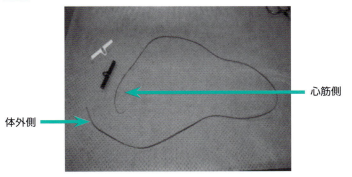

図3 心外膜（心筋）リードの挿入

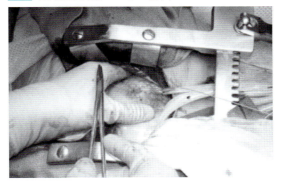

体外式ペースメーカのしくみと取り扱いの注意点

287

> **補足**
> ●オームの法則
>
> 電圧＝抵抗×電流
> 電流＝電圧/抵抗

\ POINT!! /
体外式ペースメーカの出力点検は心筋の接触抵抗を模擬して500Ωの負荷抵抗を接続して行う。

電流制御と電圧制御

　ペースメーカは刺激のための出力が調整できるが、これには刺激電流を設定する**電流制御型**と刺激電圧を設定する**電圧制御型**がある。リードの接続部の接触不良や組織と電極の不安定な接触、組織の炎症によっても抵抗値は変化する。電圧制御では電極の抵抗が上がってきても電圧が一定のため電流が下がり刺激できなくなることがあるが、電流制御では抵抗が上がると電流が流れにくくなり、電流を増やすため電圧を上げようとするので刺激が維持されやすいとされる。出力設定の単位が電圧制御型ではV（▶図4）、電流制御型ではmA（▶図5）となっているので設定時に注意する。

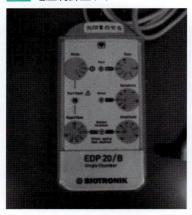

図4 電圧制御型（V）
（EDP20/B：BIOTRONIK）

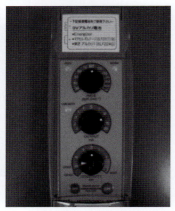

図5 電流制御型（mA）
（5348：Med trastic）

シングルチャンバとデュアルチャンバ

　ペースメーカリードは留置する場所によって心房リードまたは心室リードとよばれる。そして、体外式ペースメーカには、ペースメーカリード（多くは心室リード）を1本使用するシングルチャンバと2本（心房リードと心室リード）使用するデュアルチャンバがある。心内膜リードを使用する場合は、シングルチャンバを使用し、心外膜（心筋）リードを使用する場合は、シングルまたはデュアルチャンバを使用する。デュアルチャンバは、心房と心室のタイミングを調整することで、一回拍出量を増大させる目的がある。

体外式ペースメーカのモード

　モードとは、ペースメーカが作動する様式のことで、3文字のコードで表される。これを、**ICHD**（inter-socity comission for heart disease resources）**コード**という（▶表1）。1文字目は、刺激する（ペーシング）部位を表す。2文字目は、自己心拍を感知（センシング）する部位を表す。体外式ペースメーカでは、リードと接続した一方を刺激または感知する意味で「S」（single）と表記しているものもある。そして、3文字目は自己心拍を感知したときのペースメーカの反応を表し、体外式ペースメーカでは「I」と「O」がある。「I」（inhibited）は抑制、つまり自己心拍があれば刺激しないことを意味する。また、「O」（none）は抑制も同期もしないことを意味する。シングルチャンバの体外式ペースメーカで設定できるモードは、VVI（AAI）またはVOO（AOO）である。VVIとは、心室の心拍を感知すれば心室での刺激を抑制し、心室で自己心拍がなければ心室を刺激

して心臓の収縮を促すことを表している。また，デュアルチャンバでは，DDD，DOOなどがある。

例えばVVIはペーシングとセンシングを兼ねたリードが心室に入っており，心室で心拍を検出した場合には刺激を抑制するが，心室で一定の心拍が検出されなかった場合には心室を刺激する。

補足

表1 体外式ペースメーカのICHDコード

1文字目	2文字目	3文字目
ペーシング部位	センシング部位	自己心拍を感知したときのペースメーカの反応
V：ventricle（心室） A：atrium（心房） S：single（どちらか一方） D：double（心室と心房の両方）	V：ventricle（心室） A：atrium（心房） S：single（どちらか一方） O：none（なし） D：double（心室と心房の両方）	O：none（なし） I：inhibited（抑制） T：triggered（同期） ※埋込型ペースメーカのみ D：double（抑制と同期の両方）

体外式ペースメーカにおけるおもなトラブルと対処方法

体外式ペースメーカは，心臓を動かすための信号をだしているためトラブルが発生すると失神，めまいなどの脳神経症状を引き起こす可能性がある。また，そのまま心停止となり生命の危機となる可能性があるため，トラブル発生時には直ちに対処が必要である。異常を発見した場合はすぐに患者を座らせるか横にし，二次被害を起こさないよう早急に対処を行うべきである。

■トラブル事例

❶ ペーシング不全

体外式ペースメーカが電気信号をだしていない場合と刺激しているが届いていない，あるいは心筋が反応していない場合がある。それぞれ対応が異なるが，ペーシング不全が起こると患者は徐脈または心停止となるため，いずれにしても早急に対処が必要である。ここではペーシング不全の3つのケースをあげる。

①電池消耗または本体の故障

【対処方法】

まずは，患者を椅子またはベッドに寄りかからせ，徐脈による失神やめまいによる転倒を防ぐ。体外式ペースメーカ本体の動作ランプの点灯がない場合は，電源スイッチや設定を確認する。電池消耗が疑わしい場合には電池を交換し，本体が動作するか確認する。

体外式ペースメーカは，電池電圧が下がってくるとlow batteryランプを点灯させ電池交換を促す。low batteryランプの点検も重要だが，定期的に電池

を交換しておく．多くの機種では，コンデンサに電力をためておいて電池交換の間も電気信号をだせるが，刺激が止まることがあるので，患者を臥位にしてから電池の交換を行う．

②リードやケーブルの接触不良や断線

【対処方法】

　体外式ペースメーカは，電気信号を発生させることで生命維持を行う医療機器である．しかし，「リード → ケーブル → 本体」と接続箇所が多いため，接続部の接触不良によりペーシング不全を起こすことがある．また，リードやケーブルの断線を起こすこともあり，この場合は，リードやケーブルの交換が必要となる．

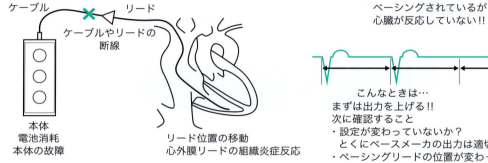

図6　ペーシング不全

③リード位置の移動や心外膜リードの組織炎症反応による抵抗値上昇

【対処方法】

　心内膜リードは，右心室内に浮遊しているため心筋と電極との接触抵抗が変化し，ペーシング不全を起こすことがある．また，心外膜リードは心筋に直接針で電極を固定するため，心筋組織が炎症を起こし，心筋が電気に反応しにくくなりペーシング不全を起こすことがある．どちらの場合もまずは出力を上げることで対応する．

❷ センシング不全

　センシング不全は，感知すべき心電位以外のものを感知してしまう**オーバーセンス**と，心電位が感知されない**アンダーセンス**がある．センシング不全では刺激が過度に抑制され徐脈あるいは心停止に至ったり，心室の生理的な動きと刺激が競合し致死性不整脈である心室頻拍や心室細動を起こしたりすることもあるため，速やかに設定変更が必要である．次のどのケースでも，まずはペースメーカ本体と心電図モニタを見比べて，自己のQRS波形に対しペースメーカ本体がどのように動作しているのかを確認する．

①外部からの電磁波干渉

【対処方法】

　病院内で起こりうるのは，電気メスなどの医療機器由来のノイズである．体外式ペースメーカに依存している患者の場合は，電気メスを用いた処置や手術を行う間，一時的にVVI → VOO（固定レートでペーシング）へ変更する．

②リードやケーブルの接触不良や部分断線

【対処方法】

　センシング不全で一番多い事象である．体外式ペースメーカは，「リード → ケーブル → 本体」と接続箇所が多いため，接続部の接触不良によりノイズが乗りオーバーセンスを起こすことがある．また，リードやケーブルの部分断線でも同様の状態となる．場合によっては，ケーブルの交換や感度の再設定が必要となる．

図7　センシング不全

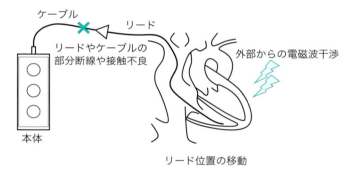

図8　オーバーセンシング

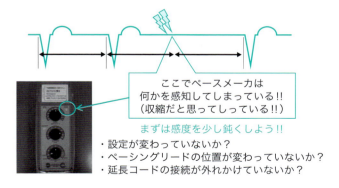

図9 アンダーセンシング

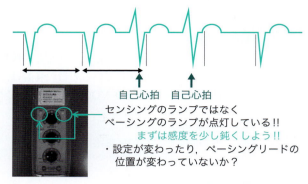

＊不適切な位置でペーシングするとVT（心室頻拍）やVF（心室細動）を誘発するおそれがあるので注意が必要である。

③リード位置の移動

【対処方法】

　留置したリード位置の移動によりアンダーセンスすることがある。アンダーセンスの場合は，そのまま放置すると自己心拍と関係のないところで電気信号をだしてしまい，T波上で電気刺激されるとR on Tとなり心室細動を誘発することがある。そのため，まずは，本体で感度を鋭く変更し，心室電位が感知できるかを確認し感度設定を変更する必要がある。頸静脈リードの場合は透視下で位置の確認をすることもできる。

● 文 献
1) 庄田守男, 小林義典, 新田 隆, 訳: イラストで学ぶ心臓ペースメーカー　Step by Step, 医学書院, 2007.

まとめのチェック

☐☐	1	心臓の刺激伝導系の経路を述べよ。	▶▶ 1	洞結節 → 房室結節 → ヒス束 → 右脚・左脚 → プルキンエ線維
☐☐	2	体外式ペースメーカの適応となる疾患を述べよ。	▶▶ 2	・失神などの症状のある徐脈 ・急性心筋梗塞のカテーテル治療時の一時的な心拍数補助 ・心臓手術後の心拍数コントロール
☐☐	3	体外式ペースメーカのモードを述べよ。	▶▶ 3	ICHDコードで表される。 【例】VVI：心室で自己心拍がなければ心室を刺激する。 　　　VOO：設定された心拍。心室を刺激する。

体外式ペースメーカのしくみと取り扱いの注意点

02 除細動器のしくみと取り扱いの注意点

岩本典生

除細動器

心筋は通常，洞結節からでる電気刺激信号によって同時に収縮・拡張を行い，統一的なリズムで拍動しているが，なんらかの原因で統一性を失い，個々の心筋がばらばらに動くと心臓は血液を拍出することができなくなる。これが致死性のある心室性不整脈の心室細動である。心室細動となった心臓に瞬間的に高電流を流すことで，すべての心筋を一旦同時に収縮させ，元のリズムを取り戻させるのが除細動器である（▶図1）。

適応は心室細動だけでなく，

- 心室頻拍
- 緊急性のない上室性不整脈の心房細動
- 心房粗動
- 心房頻拍

にも有効である。上室性不整脈の場合は，T波直上での通電によって起きる心室細動の誘発防止のために，絶対不応期であるR波に同期させて除細動をかける。

図1 除細動器

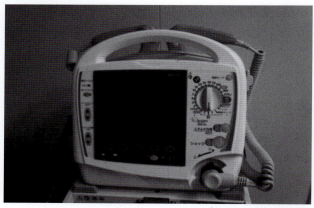

（TEC-5631：日本光電）

■構造・構成

除細動器は，電源回路（バッテリー充電回路含む）・高電圧発生回路・刺激用高電圧充電回路・刺激電流放電回路・刺激電極などから構成されている。R波同期などを行うこともあるので，同期装置や心電図モニタなども追加される。除細動器特有の高電圧発生回路では，発信回路で矩形波を発生させ，これを高圧トランスに入力することで高電圧の矩形波を出力させる。この高電圧の矩形波をダイオードで整流して直流の高電圧に変換して，刺激用高電圧充電のためのコンデンサに蓄える。必要な刺激エネルギーを蓄え，放電回路を経て刺激電

補足

- **洞調律**：洞結節から発生した電気的興奮から正しく心房，房室結節，心室に伝わり，一定のリズムで繰り返される調律。
- **心室細動（Vf）**：心室が不規則に興奮し痙攣している状態。全身に血液を送り出せない状態。
- **心室頻拍（VT）**：洞調律と異なった収縮が高頻度に出現する状態。
- **心房細動（Af）**：心房が不規則に興奮（350〜600回/分）し痙攣している状態。房室結節へ無秩序に興奮が伝導するため，心室の興奮が不規則になった状態。
- **心房粗動（AFL）**：心房が不規則に興奮（250〜350回/分）し痙攣している状態。規則的な興奮がみられ，心房の興奮がすべて伝導せずに2：1や3：1で心室が興奮する。また，心房の興奮すべてが伝導し，頻拍になることもある。
- **心房頻拍（AT）**：心房が不規則に興奮（150〜250回/分）し痙攣している状態。高頻度の興奮が房室結節，心室に伝導し，興奮している状態。

補足
●なぜ除細動に交流電流ではなく直流電流を使用するのか？

心筋への刺激は一度で行わないと除細動できず、交流では心筋がバラバラに刺激され、むしろ除細動を誘発してしまう。

補足
●なぜ高電圧を使用するのか？

除細動を行うには心筋に通電させることがとても重要である。人体の抵抗は500Ωになるので、体内に通電させて心筋に電流を流すためには数千Vの電圧が必要となる。

補足
●出力フローティング

電極から出力エネルギーが接地に流れ、本体との接触者の感電を防止するために、電極を接地された本体外装間は電気的に絶縁されている。

補足
- **整流回路**：ダイオードを介して、交流電流から直流電流に変換する。
- **高圧トランス**：コイルの巻き数の差を大きくすることで十数Vを数千Vに昇圧する。
- **コンデンサ**：単相性で10～40μF、二相性で100～200μFの静電容量で充電を行う。
- **コイル**：数mHのインダクタンスでダンピングを行い、出力電流の急峻な立ち上がりを補正する。

極によって患者に放電する。

除細動器の出力形式には単相性と二相性があり、単相性の除細動器ではコンデンサに蓄えた電流を放電回路でコイルを介してダンピングを行うので、電流が体内に一方向にしか流れない（▶図2, 4）。一方の二相性は放電の途中で電流の向きを変えることにより電流が体内で反転するように流れる（▶図3, 5）。これにより、二相性は単相性に比べて少ないエネルギーで除細動が行え、またエネルギーが小さいため、バッテリーやコンデンサが小さくなり、除細動器が小型化されるようになった。二相性刺激により簡単に持ち運べるAEDが実現したのである。

図2 除細動器回路図（単相性）

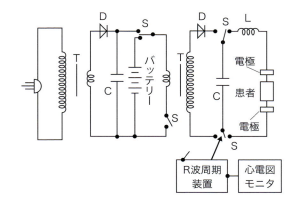

図3 除細動器回路図（二相性）

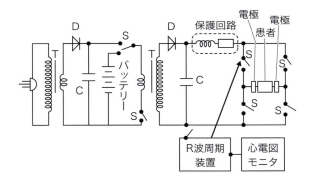

図4 出力波形（単相性）

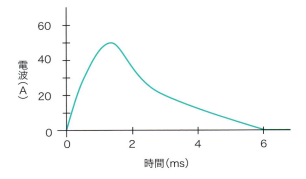

除細動器のしくみと取り扱いの注意点

補足

●保護回路

コイルと抵抗を直列に設置することで，過大電流をコイルによりダンピングし，抵抗で制限することで放電時に出力回路を破損するのを防止する回路のこと。

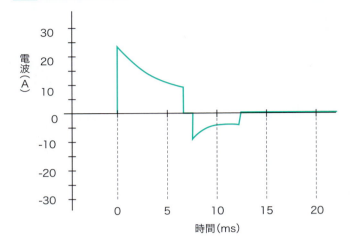

図5 出力波形（二相性）

■取扱い方法

除細動器の操作手順は▶表1に示すとおりである。③の出力設定では方式によって適切な設定を行い，除細動を行う（▶図6，▶表2）。R波同期をして除細動を行うときは④のR波同期スイッチをONにし，同期ランプが点灯していることを確認する。

表1 心室除細動に対する操作手順

①胸壁表面が濡れている場合は拭き取る
②電極にペーストを塗布する
③出力のエネルギー設定をする
④R波同期スイッチのOFFを確認する
⑤充電ボタンを押す
⑥充電完了を確認する
⑦充電電極を胸壁に押し付ける
⑧患者に触れないよう周囲に伝える
⑨通電ボタンを押す
⑩心電図モニタを確認する
⑪不成功の場合，再試行する（出力設定は▶表2参照）

図6 除細動器の通電方式と通電電極の面積

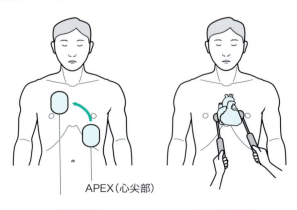

a 体外通電　　b 直接通電

	成人	小児
体外通電用	50 cm^2	15 cm^2
直接通電用	32 cm^2	9 cm^2

表2 AHA心肺蘇生ガイドラインに基づく通電エネルギー設定の目安

			非同期通電		R波同期通電	
			心室細動・心室頻拍（無脈性）		心房細動	心房粗動
			体外通電	直接通電		
成人	二相性出力	初回	120～200 J	20～60 J	120～200 J	50～100 J
		2回目以降	200 J以上		適宜増	適宜増
	単相性出力	初回	200 J		200 J	50～100 J
		2回目以降	適宜増		適宜増	適宜増
小児		初回	体重(kg)×2～4 J	20～50 J		
		2回目以降	体重(kg)×4 J			

■ 注意点

　除細動器は患者の生命維持に深く関わっており，確実に動作させることが重要である。一方で，高エネルギーを出力するので，操作者は事故防止のため細心の注意を払う必要がある。放電により火花が発生することがあるので，可燃性麻酔ガスや高濃度酸素内での使用には注意しなければならない。また，除細動保護対策がされていないモニタや生体計測装置などは，除細動放電後になんらかの異常が起こる場合がある。事前にどの機器が対象になっているのかを確認しておこう。除細動器のトラブル・原因・対策については▶表3に示す。

補足

● なぜペーストが必要なのか？

　除細動を行うには，体内に通電させることが重要である。皮膚の接触抵抗は数千～数万Ωあるため，体内に電流を流すことが難しく，また抵抗が高いため皮膚で熱エネルギーに変換され，熱傷の原因になってしまう。そこで，ペーストを塗ることで接触抵抗がなくなり，体内に通電しやすくなる。

表3 除細動器のトラブル・原因・対策

トラブル	原因	対策
除細動無効	電極に塗るペーストが不足	ペーストを十分に塗る
	電極の圧迫が不十分	圧迫を強くする
	出力不足	出力設定を上げる
電極の短絡	電極間へのペーストの接続	電極からはみ出したペーストを拭き取る
	汗などによる通電部の濡れ	通電部を乾いたタオルなどで拭き取る
熱傷	皮膚表面の抵抗が高いため，熱エネルギーとして消費される	電極にペーストを十分塗り，強く押し付ける／小児用電極を使用する際は出力に注意する
電撃	通電経路に触っていて感電する	電極表面，患者の体表面，除細動器の金属部分に触れない
機器破損	患者に使用している医用電子機器の高電圧パルスによる異常	除細動保護マーク付きの機器を使用する／除細動保護マークのない機器は本体から患者コードを外す
出力されない	R波同期スイッチがON	同期スイッチをOFFにする
	断線	他の電極パドルを使用する
	機器異常	別の除細動器を使用する

除細動器のしくみと取り扱いの注意点

● 文献
1) 見目恭一 編：臨床工学技士 イエロー・ノート 臨床編，メジカルビュー社，2013.
2) 渡辺 敏 編：ME機器保守管理マニュアル 改訂第3版，南江堂，2009.
3) ME技術講習会テキスト編集委員会 編：MEの基礎知識と安全管理，改訂第6版，南江堂，2014.

まとめのチェック

☐☐	1	絶対的適応と相対的適応とはなにか述べよ。	▶▶ 1 絶対的適応はVf，VT。相対的適応はAf，AFL，AT。
☐☐	2	R波同期放電が必要な疾患はなにか述べよ。	▶▶ 2 上室性不整脈。
☐☐	3	最大出力，エネルギー，通電時間はどれくらいか述べよ。	▶▶ 3 出力5 kV，エネルギー360 J，通電時間は単相性2〜5 ms，二相性5〜20 ms。
☐☐	4	なぜ高電圧が必要なのか述べよ。	▶▶ 4 人体の抵抗は500 Ωになるので，体内に通電させて心筋に電流を流すためには数千Vの電圧が必要となる。
☐☐	5	通電方式と電極面積はどれくらいか述べよ。	▶▶ 5 ・体外：成人50 cm^2　小児15 cm^2 ・直接：成人32 cm^2　小児 9 cm^2
☐☐	6	非同期時の通電出力はどれくらいか述べよ。	▶▶ 6 ・成人：体外通電　単相性　初回200 J 　　　　　　　　　　　　2回目以降 適宜増 　　　　　　　　　二相性　初回120〜200 J 　　　　　　　　　　　　2回目以降 200 J以上 　　　　　直接通電　20〜60 J ・小児：初回　　　体重(kg)×2〜4 J 　　　　2回目以降　体重(kg)×4 J
☐☐	7	使用上，起きやすいトラブルはなにか述べよ。	▶▶ 6 臨床で急にVfやVTとなったときに，慌てて除細動を行おうと，ペーストを塗り忘れてしまうことがある。そのため，除細動が行えなかったり，熱傷となってしまったりすることがある。ペーストは皮膚の接触抵抗をなくすのにとても重要である。

生体情報モニタのしくみと取り扱いの注意点

酒井基広

はじめに

　生体情報モニタは，患者の生体情報（バイタルサイン）をモニタするものであり，手術室，集中治療室はもとより，一般病棟においても使用されており，診療を行ううえにおいて欠かせないものである。とくに，集中治療室においては治療を行うに当たり，重要な情報源である。得られたデータから患者の状態を分析し治療にフィードバックするものであり，そのデータの正確性が問われることになる。

目的

　生体情報モニタを用いる意義は，心電図，心拍数，血圧，体温，動脈血酸素飽和度（SpO_2）などのバイタルサインを長時間かつ連続的に監視し，患者の状態を把握することにある。また，それぞれのバイタルサインの数値データや波形に対し，基準値を設定することで（アラーム設定），モニタ値がその設定の範囲を逸脱した場合に，アラームが発生し，患者のなんらかの異常をいち早く知らせることが可能となる。

種類

ベッドサイドモニタ

　集中治療室においてベッドごとに設置されており，患者と1対1の関係にある。心電図を中心とし，そこから読み取れる心拍数や観血的血圧波形，非観血的血圧，呼吸曲線，体温，動脈血酸素飽和度，呼気炭酸ガスなど複数のバイタルサインをモニタリングしている。

セントラルモニタ

　患者ごとの生体情報をナースステーションなどで一元管理するためのものである。心電図などの波形情報や数値情報を一括表示させることで集中管理が可能となる。また，患者ごとの各パラメータの基準値に対してアラームを設定することで，患者の異常をいち早く医療スタッフに伝えることができるものである（▶図1）。

図1 セントラルモニタの表示例

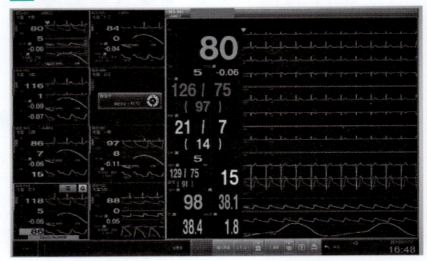

（日本光電）（許可を得て掲載）

　各ベッドサイドモニタとセントラルモニタ間の信号伝達方式は，有線式と無線式に分けられるが，モニタリングするパラメータ数の増加とともに伝送データ量が増えたことと，通信の信頼性を担保するため，ほとんどが有線式である。現在では，通信はデジタル化されており，ネットワークを構築している（▶図2）。

図2 集中治療室におけるモニタリングシステム

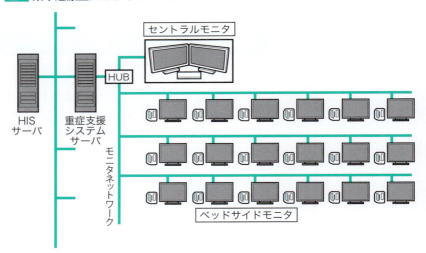

構成および機能

生体情報モニタの構造は，大きく分けると，

①患者から生体信号を電気信号として取り出す電極
②A/D変換を行うプリアンプの入力部
③電気信号から必要な成分を取り出して増幅する増幅部
④各種解析を行う信号処理部
⑤画面表示や記録を行う表示・記録部
⑥外部機器にデータを出力する外部出力部

からなる（▶図3）。

図3 ベッドサイドモニタのブロック図

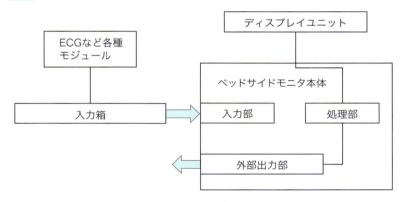

各ブロックで構成されている。信号伝送の方式（⇨）は有線式となっている。

入力部

　一般の心電図モニタリングでは3個のディスポ電極を用い，電極リード線を介し，入力ボックスに接続される。最近の心電図モニタでは5個の電極を用いて心電図をモニタリングしており，心電計と同様に10個の電極を装着し，標準12誘導をモニタリングすることも可能となっている。また，観血的血圧モニタリングでは，血管内に留置されたカテーテルと血圧トラスデューサをヘパリン加生理食塩水で満した硬質チューブで接続することで，物理的圧力信号を電気信号に変換し入力している。

信号処理部

　心電図であれば電極からの信号はA/D変換器によりデジタル信号となり，フィルタ処理される。その間に基線動揺（ドリフト）や，商用交流雑音（ハム）などの雑音が除去される。この信号の波形を画面に表示するとともに，心拍数を計測する。

ディスプレイユニットおよび記録部

　心電図波形や計測された心拍数，血圧波形や計測された血圧値などを表示するものであるが，記憶している数値データのリストおよびトレンドグラフなど

も表示する。また，各種アラームが発生した場合には，随時，画面にメッセージを表示する。現在はカラー液晶が主流となっており，パラメータごとに色分けされて，画面解像度や斜めからの視認性も向上している。また，画面がタッチパネル式の入力パネルになっているものが多く，基本的な入力はキーボードを必要としない。

ベッドサイドモニタの記録器は，ほとんどがサーマルアレイ式のもので，波形だけでなく患者情報や各種測定パラメータの数値，あるいはトレンドグラフなどを1つの記録器で記録している。また，ネットワークが構築されている場合は，ネットワーク上のプリンタや，セントラルモニタに接続されている記録器でも記録ができる。

| 外部出力部 |

外部機器およびネットワークとの接続が可能で，セントラルモニタとネットワーク接続されている。ベッドサイドモニタのデータはセントラルモニタでデータ管理され，必要に応じて波形データや解析結果の2次的加工を行い，それらのデータを長時間ファイリングしておくことが可能である。さらに，そのファイリングシステムをネットワークに接続して，重症支援システムや電子カルテとのリンクが可能である。

| パラメータ |

心電図，観血的血圧，非観血血圧，呼吸，体温，動脈血酸素飽和度，呼気炭酸ガスなどがモニタリングできる代表的なパラメータである。

| アラーム機能 |

計測値は上・下限を設定することによりアラームを検出し，画面に表示する。また，心電図はパターンマッチング方式による不整脈検出を行い，不整脈アラームを表示するとともに，リコール波形として装置内部のメモリに一定時間記憶させることができる。

| データ管理機能 |

心電図波形や血圧波形より得られた数値データは，装置内部のメモリに一定時間記憶され，この数値データを用い心拍数，血圧値などのリストおよびトレンドグラフを作成する。

おもなパラメータのモニタリングの実際

| 心電図 |

生体情報モニタにおける最も基本的なパラメータである。心電図は心筋細胞の電気的な活動を電圧の波形としてとらえたもので，われわれが観察しなければならないもっとも基本的なバイタルサインの1つである。治療中は患者になんらかの操作を加えたり，患者自身の体動などにより，心電図になんらかの影響が及ぼされる。また，集中治療室では多種多様なME機器が使用されているが，それらの機器からの影響を少なからず受ける。心電図モニタにはそれらのartifact（アーチファクト）を最小限に抑えるよう工夫がなされているが，このアーチファクトはディスポ電極の取扱や貼り方に起因する場合が多く，その取扱には注意を要する。

■心電図波形の変化

心電図の変化は頻脈性不整脈（心房性期外収縮，心房細動，心室性期外収縮，心室頻拍，心室細動など），徐脈性不整脈（洞停止，I度房室ブロック，II度房室ブロック，完全房室ブロックなど）としてとらえることができるが，STの変化も見逃してはならない。

■心拍数の変化

一般的に，心電図のQRS波からR波を検出し心拍数として表示している。心拍数の変化も非常に重要な情報であり，疼痛，呼吸苦，緊張，脱水，体温上昇など交感神経系が活性化することにより心拍数が上昇する。また，薬物による交感神経の遮断や低体温などにより，心拍数の減少が出現する。

血圧モニタリング

■パラメータの種類

血圧は非観血血圧，観血血圧それぞれをモニタリングできるが，観血的血圧のモニタリングにおいては動脈圧だけでなく，低圧系として肺動脈，中心静脈圧や頭蓋内圧（ICP：intracranial pressure）のモニタリングも重要な情報源である。

■測定に影響を及ぼす因子

観血的血圧モニタリングでは，動脈圧モニタリングも低圧系の圧モニタリングも原理は同一であり，血管などに留置されカテーテルと血圧トラスデューサをヘパリン加生理食塩水で満たされた硬質チューブで接続することで，物理的圧力信号を電気信号に変換している。

そのため，血圧測定ラインの物理的な特性が血圧波形に影響を及ぼすことがある。ラインが長い場合など，共振することがあり，血圧が高めに表示されることになる。できるだけ硬質で内径が太く，短いラインを用いることで影響を最小限に抑えることができる。また，ライン内の気泡の影響は大きく，測定系を準備する段階でできる限り気泡を除去しておく必要がある。留置カテーテルなどの測定系の状態も波形に影響を及ぼすことがある。カテーテルやラインがキンクしていたり，カテーテル先端が血栓などで閉塞しかけていると脈圧が小さくなり，血圧が低く表示される。

低圧系では，とくに胸腔内にカテーテルが留置されている肺動脈圧や中心静脈圧の場合，呼吸性に変動する胸腔内圧の影響を受けることになる。

ディスプレイに表示される血圧値は血圧波形より計測されたものであり，正確な波形表示が重要であるが，上記のように測定系の影響を受けやすいため，数値だけを情報にするのではなく，波形を十分に観察し血圧値を評価する必要

がある（▶図4）。肺動脈圧，中心静脈圧などは呼気終末時の圧で評価する必要があるが，患者が人工呼吸器に装着されているか否かで，波形の変動がまったく逆になるので注意が必要である。また，圧トランスデューサの位置（高さ）も非常に重要であり，常に心臓の高さと同一にしておく必要がある。

動脈圧の場合，非観血的動脈圧の値も重要な情報となる。

図4 動脈圧波形の例

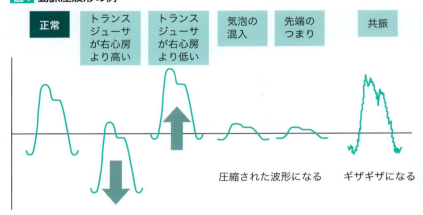

アラームの問題点

　モニタすることの大きな目的の1つにアラーム設定をし，モニタ値がその設定の範囲を逸脱した場合にアラームが発生し，患者のなんらかの異常をわれわれに知らせる，という患者の安全を保つという重要な役目がある。もちろん，アラームが正しく発生することが前提であり，誤アラームが多発するようなシステムではかえって危険であることが指摘されている。

セントラルモニタのシステムとしての問題点

　生体情報モニタは，セントラルモニタを含めたシステムとして集中治療室においては，診療を行ううえで欠かすことのできないものとなっている。しかし，本来医療の安全性を高めるものであるはずのものが，システムとして考えた場合，大きな問題点を内包している。セントラルモニタのアラームは，一度に多種類のアラームが発生し，その処理がオーバーフローしてしまい，エラーが引き起こされるというものは意外に少なく，時間軸に沿って多数の誤アラームが頻発し，持続するという状況が多い。この状況の最大の問題点は，アラーム不感症を引き起こす危険性が常に潜在しているということである。

　現状の生体情報モニタは心電図を中心に，SpO_2，各種血圧など多種類のパラメータをモニタしているにもかかわらず，アラームは心電図，SpO_2などそれぞれのパラメータごと単独に機能している。これは，パラメータが増えることにより，誤アラームの絶対数も増えることになる。このような状態は，人間の特性から考えると望ましくない学習を促進することになる。誤アラームが増えるとアラームが発生しても多くの場合において対応を必要としないことから，知覚したかどうかも記憶されない状態になったり，「こじつけ解釈（story building strategy）」や，「アラーム不感症（"cry wolf" syndrome）」を引き起こし，例えアラームを知覚し認知しても，なにもしなくなってしまう，ということが

起きる可能性がある。したがって、スタッフに正しく対処してもらうためには、いかに誤アラームを少なくするかが重要な課題となる。

統合アラームシステムの構築

例えば、心電図モニタリングにおいても、誤アラームを最小にする対策は必要であるが、それぞれのパラメータごとのアラームシステムでは限界であり、各パラメータを統合したアラームシステムの構築が考えられる。体動により、心電図の不整脈アラームシステムがVfと認識しても、パルスオキシメトリや、観血血圧モニタリングで正常脈波を認識できれば、少なくともVfのアラームを発生させる必要はないのではと考える。

保守点検

生体情報モニタにかかわらず医療機器のメンテナンスは、機器の初期性能を保ち、患者および使用者の安全を確保し、危険を防止することである。基本的に、一般的な生体計測用ME機器の保守点検に準じて行う。外観や電源コードの確認はもちろんであるが、各パラメータ用の中継ケーブルやディスポ電極、センサ、記録用紙などの付属品や消耗品のチェックも始業・終業点検時に行う。電気的性能チェックは、JIS規格に準じて行うことが望ましい。

機能点検では、各パラメータのチェッカ（波形発生装置）を用いて、各種警報機能の精度、警報の音量や光量のチェック、表示部の表示精度や輝度、直線性、掃引速度などのチェックが必要である。また、タッチパネルの動作の確認が必要で、必要に応じて校正をしなければならない。

まとめのチェック

☐☐ 1	生体情報モニタとはどのようなものか述べよ。	▶▶ 1 患者の生体情報（バイタルサイン）をモニタするもの。手術室，集中治療室，一般病棟においても使用されている。
☐☐ 2	生体情報モニタを用いる理由について述べよ。	▶▶ 2 心電図，心拍数，血圧，体温，動脈血酸素飽和度（SpO₂）などのバイタルサインを長時間かつ連続的に監視し，患者の状態を把握するために必要なものであるから。
☐☐ 3	生体情報モニタの種類について述べよ。	▶▶ 3 ベッドサイドモニタとセントラルモニタの2種類がある。
☐☐ 4	生体情報モニタの構成と機能について述べよ。	▶▶ 4 「入力部」「信号処理部」「ディスプレイユニットおよび記録部」「外部出力部」などからなり，心電図，観血的血圧，非観血血圧，呼吸，体温，動脈血酸素飽和度，呼気炭酸ガスなどがモニタリングできる代表的な「パラメータ」や「アラーム機能」「データ管理機能」などが備わっている。
☐☐ 5	アラームの問題点について述べよ。	▶▶ 5 誤アラームが増え，「こじつけ解釈」「アラーム不感症」を引き起こす可能性があるので，誤アラームをいかに少なくするかが重要な問題である。

04 輸液ポンプ・シリンジポンプのしくみと取り扱いの注意点

松山法道

輸液ポンプは，微量であっても一定量を正確かつ持続的に送液する医療機器である。医療施設においてよく目にするので，使用機会，保守頻度は多い。ポンプは正確さと安全対策を兼ね備えており，その機能を安定して維持させることは臨床工学技士の業務の1つである。

輸液ポンプ(▶図1)，シリンジポンプ(▶図2)とは

JIS T 0601-2-24：2005[*1]「医用電気機器-第2-24部：輸液ポンプ及び輸液コントローラの安全に関する個別要求事項 Medical electrical equipment Part 2-24：Particular requirements for the safety of infusion pumps and controllers」によって規格がなされており，発生させた陽圧によって患者への液体の流れを制御する機器である。陽圧の発生には，ローラー方式，ペリスタティックフィンガ方式，シリンジ方式の3つがあげられる。制御方法には，液体の体積を用いるボルメトリック型，滴数を用いる点滴型があり，体積を用いるがシリンジ型は別に定められている。

図1 輸液ポンプ

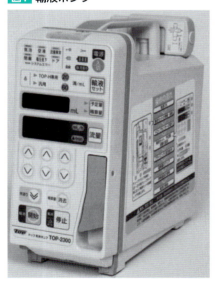
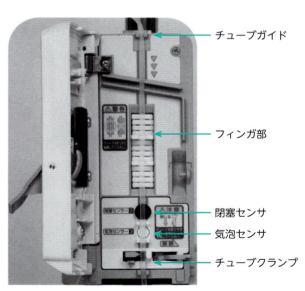

(TOP-2300：トップ) (許可を得て掲載)

用語アラカルト

[*1] JIS T 0601-2-24:2005
JIS (日本工業規格) とは，工業標準化法 (昭和24年) による国家規格である。国際規格IEC 60601-2-24:1998，Medical electrical equipment Part 2-24：Particular requirements for the safety of infusion pumps and controllers を基につくられている。併用する使い捨て部品 (とくに輸液ラインまたはシリンジ) についてはISO 7886-2：1996 (Sterile hypodermic syringes for single use) の第2部：(Part 2：Syringes for use with power-driven syringe pumps) がある。

図2 シリンジポンプ

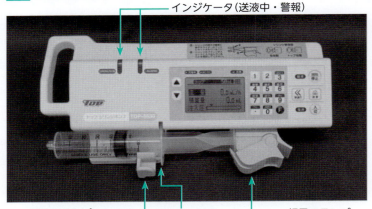

インジケータ(送液中・警報)
外筒クランプ
外筒フランジ検出レバー
押子クランプ
(TOP-5530：トップ)
(許可を得て掲載)

補足

● 送液の原理
　チューブをしごいて内容物を移動させる。圧閉ともいう。歯磨きチューブを指で挟んで中身を押し出すイメージである。

① ローラ方式(▶図3)
　単体の輸液用としては近年は見かけない。体外循環装置に付属する脱血ポンプなどがある。ローラがチューブを押さえたまま移動すると内容物が移動する仕組み。

図3 ローラポンプ

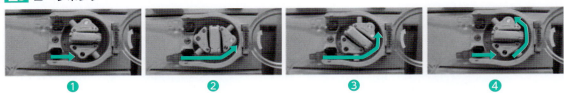

❶　❷　❸　❹

② ペリスタティックフィンガ方式(▶図4)
　ペリスタティックは蠕動運動，フィンガは指である。平らな場所においた歯磨きチューブに4本の指を乗せ，人差し指，中指，薬指，小指と順に押さえつけると小指側のチューブ出口から内容物が吐出するイメージである。チューブを完全に押しつぶさないミッドプレス方式や長時間同じ部分をしごくことによりクセがつくと流量が減ってしまうため，チューブの復元を促す3Dプレス方式などもこれに含まれる(▶図5)。

図4 ペリスタティックフィンガ方式

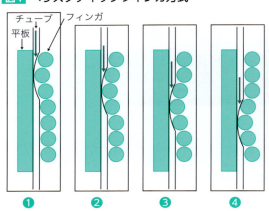

❶　❷　❸　❹

図5 ミッドプレス方式と3Dプレス方式の外観

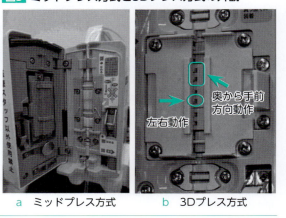

a　ミッドプレス方式　　b　3Dプレス方式

308

> 補足

③シリンジ方式

シリンジの外筒を固定し，内筒を押すことにより内容物を押し出す。予防接種に用いる注射器の操作を機械化したもの（▶図6）。

図6 シリンジ型

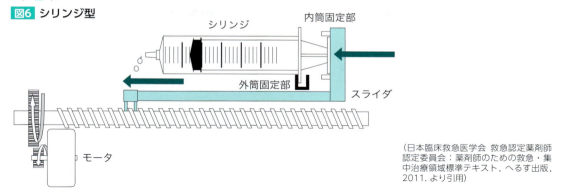

（日本臨床救急医学会 救急認定薬剤師認定委員会：薬剤師のための救急・集中治療領域標準テキスト，へるす出版，2011.より引用）

おもな安全対策

現在販売されている輸液ポンプの安全機構については，平成15年3月18日厚生労働省医薬局長通知[*2]の「輸液ポンプ等に関する医療事故防止対策について」による。機器の構造，機能の項目として，チューブやシリンジの適切な装着の補助，フリーフローの防止，誤入力対策，視認性の向上，故障防止，バッテリーの安全対策，気泡および閉塞圧の感度調整機能，開始忘れ警告，キーロック機能などが具体的に指示された。さらに使用時に関する項目として，装着手順・注意喚起の明示，フローセンサの併用を推奨，使用中・使用後の清掃・点検の周知，バッテリー交換の徹底などについても記載があった。これらの対策は，実際のインシデント報告などをもとにしており，対策がなされた意味と重要性を理解してほしい。

> 用語アラカルト
>
> [*2] 通知
>
> 医療における法令には，医療法がある。法令は国会で，政令は内閣，施行規則は各省の大臣が発する。さらに細かく具体的な規則や周知については各省の局長，課長からの通知がある。医療機器安全管理者などの責務を負った場合は，医療機器の安全対策や規則の改正などについて発せられることがあるので情報収集と周知に努める。
>
> **法令と通知**
>
>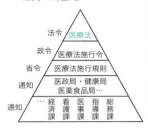

> 補足

●安全機構
①滴下センサ（▶図7）

ドリップチャンバを点滴検出プローブで挟むと近赤外線発光部と受光素子の間を滴が落ちるとき，光の遮断が起こる。これを検出し管理に役立てる。滴数により流量を制御したり，空液や流量に応じた予測滴数の監視を行い異常があれば警報で知らせる。このセンサは1滴の大きさを検知することができない。界面活性剤の含有や，水に対して比重，粘度，浸透圧等が大きく違う薬液では，1滴の容量が変化することにより投与誤差を生じるので注意が必要である。

図7 ドリップチャンバと滴下センサ

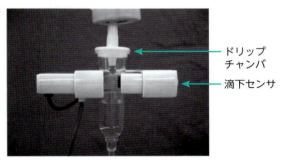

← ドリップチャンバ
← 滴下センサ

補足

②閉塞検出（▶図8）

チューブのつまりを監視する機能。輸液ポンプでは圧力の実測ではなく，チューブの膨らみによる磁石の移動をホール素子で検出する。既知のチューブ内圧とホール素子の出力電圧の関係から，閉塞圧に換算する。シリンジポンプではシリンジ内圧をスライダ部にかかる金属ひずみを荷重として検知する。荷重値とA/D値に変換された閉塞圧設定値との関係により閉塞警報で知らせる。

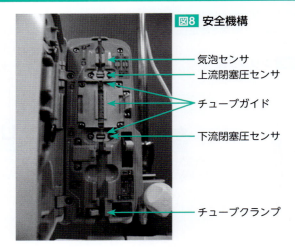

図8 安全機構
- 気泡センサ
- 上流閉塞圧センサ
- チューブガイド
- 下流閉塞圧センサ
- チューブクランプ

③気泡検出（▶図9）

超音波センサを用いてチューブを送信部と受信部が挟み，気層か液相かを検知する。

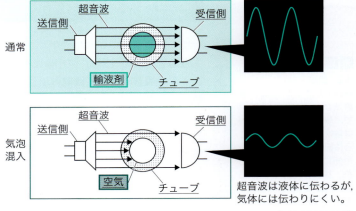

図9 気泡検出

超音波は液体に伝わるが，気体には伝わりにくい。

（TOP-2300：トップ）（許可を得て掲載）

④シリンジサイズ検出・残量検出

シリンジ径は，シリンジをポンプに装着し，シリンジクランプをセットしたときの位置で検出する。シリンジ径と容積から内筒先端から外筒までの位置がわかるので，シリンジ内筒の移動をトレースするスライダ部の位置センサ（ポテンションメータ）により残量を検知する。距離から残量が少量になったことを警報で知らせる。

⑤キープ・オープン・レート（KOR）またはキープ・ベイン・オープン・レート（KVO）

輸液が完了しても血管内の留置針やカテーテル内の滞留を防ぎ凝固させないために，低流量で送液する機能。

⑥フリーフロー防止（▶図10）〔「フリーフロー」の項（311ページ）参照〕

輸液ポンプのドアを開けると最下部のクランプが閉じ，落差による送液が起こらないしくみ。クランプのみではなく，近年ではポンプから外した際にもクレンメなどが閉じる専用回路のものもある。

図10 アンチフリーフロー

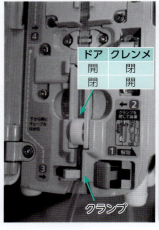

ドア	クレンメ
開	閉
閉	開

クランプ

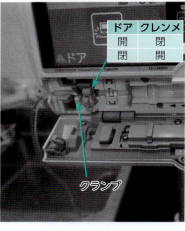

ドア	クレンメ
開	閉
閉	開

クランプ

使用時に注意すべき事項

①フリーフロー

自然滴下のこと。末端を開放したまま，点滴チューブを薬液バッグなどに接続すると薬液が一気に流出する。一般的にポンプを用いずに点滴する際は，投与時間（【例】500 mLを30分かけて）に合わせて，ドリップチャンバで観察できる時間当たりの滴数をクレンメの締め具合によるチューブの狭窄加減で調整している。トラブルが起き，患者にチューブが接続されたまま，チューブをポンプから外した際，クレンメなどで止めていないとフリーフローが生じ，カテコラミン投与中などは循環動態に大いに影響を与える。「2003医療事故防止対策通知対応機器」では，ドアを開けたときにクランプまたはクレンメが閉まるようになっている。

②サイフォニング

穿刺部位より高い位置にシリンジがある場合，内筒が固定されていないと落差により注入されることをさす。逆にシリンジが極端に低い位置にある場合も血管から血液が逆流することがある。フリーフローの考え方に類似している。

③輸液セットの滴数規格

輸液ポンプ用チューブに付属するドリップチャンバで確認できる滴数が1 mL当たり何滴に相当するかの規格。現行では20滴と60滴（微量輸液用）があり，平成17年11月24日付医政総務発第1124001号・薬食安発第1124003号厚生労働省医政局総務課長・医薬食品局安全対策課長通知「輸液ポンプの承認基準の制定等に伴う医療機関等の対応について」により統一化された。

④ボーラス投与と早送り機能

チューブに接続した三方活栓の側管などから一気に注入することをワンショットと表現するが，JIS T 0601-2-24：2005ではボーラス（BOLUS）とは短時間に送られる個々の液量としている。ポンプには投与量を設定して一気に送液するボーラス投与機能と，ボタンを押している間，一定高流量を送液する早送り機能とを区別しているものもある。カテコラミンなどとほかの薬剤を三方活栓で混ぜて投与することがあるが，「側注禁」の注意喚起がある場合に安易に早送りをするとカテコラミンが一気に投与され，循環動態に影響することがあるので注意する（▶図11）。

図11 側注禁

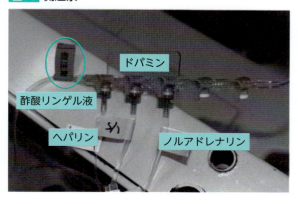

知っておくべき禁忌・禁止されている事項

多くの添付文書に記載されている事項として,

> ①純正品以外の輸液セットを使用しないこと。とくに容量制御の場合。
> ②放射線機器,MRI管理区域内,高気圧酸素治療装置内では使用しないこと。
> ③重量式輸液を併用しないこと。ポンプと自然滴下を併用すると,自然滴下側から投与されなかったり,空になった自然滴下側チューブから空気を引き込むことがある。
> ④極端な陰圧,陽圧が発生する回路には使用しないこと。

つまりメーカーは,人工的に極端な陰圧や陽圧が発生する体外循環回路への接続を禁じている。

保守点検

使用前には,外観,フィンガ動作,閉塞センサ,クランプ,表示とブザー,気泡センサ,ドアセンサなどに異常がないかを確認する。POST(power on self test:自己診断機能)がついている場合は必ずパスしたものを使用する。

定期的に閉塞圧,気泡センサ,流量精度,バッテリー動作時間,シリンジ径認識,残量センサなどをチェックする。筆者の施設では年1回,専用のチェッカなどを用いた点検を行っている(▶図12)。

図12 点検用機材

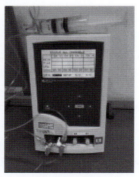
ポンプチェッカ

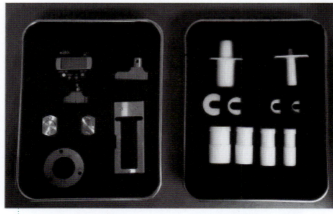
輸液ポンプ用治具セット　　シリンジポンプ用治具セット

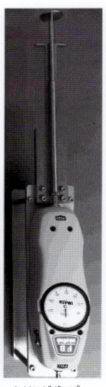
シリンジポンプ
閉塞圧チェック用

その他の機能を特化したポンプ

①TCI（target controlled infusion）機能

目標血中濃度を設定すると内蔵されたソフトウェアをもとに投与流量を自動的に調整する機能。**ガンマ計算**[*3]で投与できるものやディプリバン製剤用がある。

用語アラカルト

*3 ガンマ計算
臨床では「ドパミン5γ」と耳にするが，γ（ガンマ）はμg/kg/分と同義語で使われている。プレドパ®注600という製剤があるが，ドパミン600 mgを含む容量200 mLの製剤である。指示どおりに5μg/kg/分，輸液ポンプで投与するとしたら，体重60 kgであればポンプの流量設定は次のような計算から導かれる。

> プレドパ®注600のドパミン濃度は，600 mg/200 mL＝3 mg/mLである。体重60 kgに5μg/kg/分を投与するには，1時間当たりのドパミン必要量は60（kg）×5（μg）×60（分）＝18,000（μg）＝18（mg）である。プレドパ®注600はドパミンを1 mL当たり3 mg含むので，18 mg/3 mg＝6から，輸液ポンプの流量は6 mL/時ということになる。

②PCA（patient controlled analgesia）機能

疼痛緩和療法などにおいて，患者自身がナースコール様のスイッチを押して麻薬などを投与できる。時間当たりの最大投与量・最大流量，投与間隔などの制限を設け，過剰投与を防ぐことができる。

③経腸栄養ポンプ（▶図13）

十二指腸などに留置したカテーテルを介して栄養剤などを注入するポンプ。誤って血管内投与できないようにポンプチューブのコネクタ部は血管用と形状を変えている。

図13 経腸栄養ポンプ

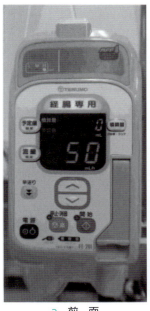
a 前面

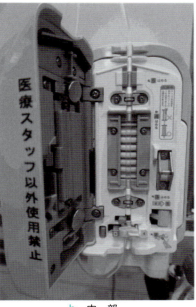
b 内部

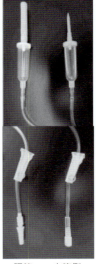
c 輸液チューブとの接続部の違い

(FE201：テルモ)(TS-PA601GY4：テルモ)(TB-PU300L：テルモ)
(許可を得て掲載)

④インスリンポンプ（▶図14）

インスリンを持続または間欠的に投与する携帯型ポンプ。生活スタイルに合わせて投与時刻や投与量などをパターン入力することができる。皮下の間質液のグルコース値を測定しアラートを発する機能なども装備している。

図14 インスリンポンプ

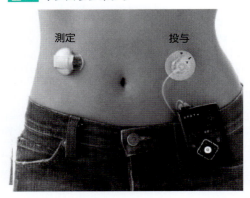

（パラダイム インスリンポンプ：Medtronic社）（許可を得て掲載）

使用の実際

集中治療室ではCRRT（continuous renal replacement therapy：持続的腎代替療法）が施行されるが，抗凝固にフサン®（ナファモスタットメシル酸塩製剤）がよく用いられる。医師からの指示がフサン® 20 mg/時であれば，50 mLのシリンジに溶解液を準備する。フサン® 50 mgが含まれるバイアル5本を5 %ブドウ糖注射液50 mLに溶解し作成する。このとき，フサン®の濃度は（50×5）mg/50 mLより5 mg/mLである。シリンジポンプの設定はmL/時であるから，投与量20 mg/時を含有濃度5 mg/mLで除すると単位のmgが約分され4 mL/時と算出できる。血液回路の脱血ポンプの後に4 mL/時で投与する。われわれの施設では脱血側のドリップチャンバ内に投与するため血液との混合を考えた方法であるが，シリンジ交換の頻度や製剤の安定性，水分制限などを考慮し，濃度を2倍に，投与速度を半分にして用いることもある。

●文献

1) JIS T 0601-2-24:2005 医用電気機器－第 2-24 部: 輸液ポンプ及び輸液コントローラの安全に関する個別要求事項.
2) 平成15年3月18日厚生労働省医薬局長通知 「輸液ポンプ等に関する医療事故防止対策について」
3) テルフュージョン®シリンジポンプ型式TE-331S/2S エキスパートユーザーズマニュアルメンテナンスマニュアル,テルモ.
4) 平成17年11月24日付医政総務発第1124001号・薬食安発第1124003号厚生労働省医政局総務課長・医薬食品局安全対策課長通知 「輸液ポンプの承認基準の制定等に伴う医療機関等の対応について」
5) トップ輸液ポンプTOP-2300 添付文書.
6) トップ輸液ポンプTOP-5530 添付文書.
7) テルフュージョン® TCIポンプTE－371 添付文書.
8) 輸液ポンプ OT-777 添付文書.
9) テルフィード®栄養ポンプFE－201 添付文書.
10) ミニメド 620Gシステムユーザガイド,日本メドトロニック.

まとめのチェック

☐☐ 1 滴数制御方式で注意しておくことはなにか述べよ。

▶▶ 1 薬液の粘度により滴下時間が長くなり誤差を生じることがある。

☐☐ 2 ポンプが装備するセンサと原理にはどのようなものがあるか述べよ。

▶▶ 2
- **滴下センサ**：空液・滴数を検出する。空気は赤外線や近赤外線の通過，薬液は遮断する。
- **閉塞検出**：磁石とホール素子を用いてチューブの膨らみを検出している。ポンプよりも上流が閉塞すればチューブが縮み，下流が閉塞すればチューブは膨らむ。膨らみ具合を圧力に換算し，決められた閾値により警報を発する。シリンジポンプでは内筒にかかる閾値以上の荷重をひずみセンサなどで検知する。
- **気泡検出**：超音波センサ。超音波は薬液中を伝搬しやすいが空気は減衰しやすい。超音波の減衰を監視している。
- **シリンジサイズ検出・残量検出**：ポテンションメータ（可変抵抗）を用いて分圧抵抗により位置に換算するしくみ。

05 心電計のしくみと取り扱いの注意点

本塚　旭

\ POINT !! /

●心電計のおもな性能
　心電計の周波数帯域は0.05～100 Hz, 時定数は3.2秒以上, 標準感度は1 mV/10 mm, 標準紙送り速度は25 mm/秒である。

心電計とは

心電計

　心臓の活動によって発生する心筋の活動電位を電極によって検出し記録したものを心電図といい, その心電図を記録するための医療機器を心電計とよぶ。用途によってさまざまな種類の心電計があるが, 一般に**標準12誘導心電図**を記録する心電計をさす(▶図1)。

　集中治療の現場には状態の不安定な患者やさまざまなリスクをもつ患者も多く, 胸部症状がでたときや心電図モニタで不整脈が疑われたときなどにも, ベッドサイドで直ちに使用することができる。集中治療部には心電計を常備することが日本集中治療医学会の指針によって定められている。

図1　心電計

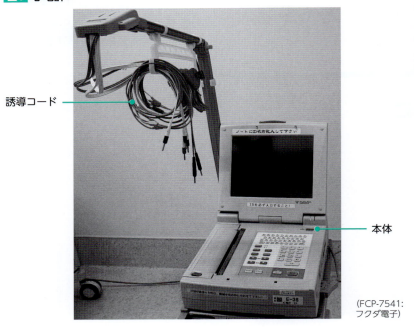

誘導コード

本体

(FCP-7541: フクダ電子)

補足

●心電計の種類
　標準12誘導心電計のほかに, ベッドサイドで連続的に不整脈の発生や心拍数, 波形の変化を観察する心電図モニタや, 不整脈や狭心症の検査のために24時間連続で記録を行うホルター心電計, 原因不明の失神などの検査のために自覚症状出現時の記録を行うイベントレコーダや植込み型心電計などがある。また, 心臓電気生理学的検査(EPS: electrophysiological study)では心臓内に電極カテーテルを挿入し, 心内心電図の記録を行う。

標準12誘導法

心電図の標準12誘導法は双極肢誘導（Ⅰ，Ⅱ，Ⅲ）と単極肢誘導（aV_R，aV_L，aV_F），および単極胸部誘導（V_1～V_6）の12誘導からなり，4つの四肢電極と6つの胸部電極を用いて導出する（▶表1，▶図2）。誘導とは，体表から心臓を見る方向と言い換えることができる。さまざまな方向から心臓の状態を記録することによって，不整脈の診断や心筋虚血部位の推定などができる。

表1 電極の装着部位

記号	色	装着部位
R	赤	右手
L	黄	左手
F	緑	左足
N	黒	右足

誘導	色	装着部位
V_1	赤	第4肋間胸骨右縁
V_2	黄	第4肋間胸骨左縁
V_3	緑	V_2とV_4の中間点
V_4	茶	第5肋間と左鎖骨中線の交点
V_5	黒	V_4と同じ高さの左前腋窩線上の点
V_6	紫	V_4と同じ高さの左中腋窩線上の点

POINT!!

双極肢誘導は2つの電極間の電位差を表したもので，Ⅰ誘導は右手と左手，Ⅱ誘導は右手と左足，Ⅲ誘導は左手と左足の電位差を表す。単極肢誘導は各電極とゴールドバーガーの結合電極，胸部誘導は各電極とウィルソンの結合電極の間の電位差を表したものである。

補足

●胸部電極の装着部位の見つけ方

最初に胸骨角を見つけるとよい。胸骨角の真横にある肋間が第2肋間になる。そこから下がって第4肋間を見つける。第1肋間はわかりにくいことが多い。

補足

●右側胸部誘導

他の電極の位置は変えず，胸部誘導のV_3・V_4・V_5・V_6電極を対称の右側に移し，V_3R・V_4R・V_5R・V_6Rとしたものを右側胸部誘導とよぶ。標準12誘導だけでは判断できない右室梗塞などの評価に用いられる。

図2 胸部電極の位置

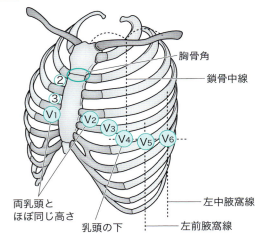

（白山武司 ほか編：人体のメカニズムから学ぶ臨床工学 循環器治療学，p.23，メジカルビュー社，2017．）

心電計の構成

心電計は本体と誘導コードからなり，患者に装着した電極に誘導コードを接続して記録をする。電極は再使用型電極（▶図3）を用いるのが一般的だが，集中治療の現場ではディスポーザブル型電極もよく使用される（▶図4）。再使用型は電極と皮膚の接触抵抗を抑えるために心電図用クリーム（▶図3）などを使用して装着する。

ディスポーザブル型は電極を身体に装着したままにしておくことができるため，虚血性心疾患で頻回に心電図検査を行う場合などに有用である。電極の位置が検査ごとに変わらずにすむため，手技による計測の誤差を防ぐことができる。X線透過型の電極もあり，装着したまま胸部X線撮影も可能である。

図3 再使用型電極と心電図用クリーム

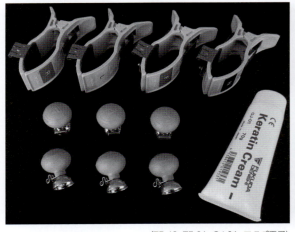

(TE-43, TE-01, OJ-01: フクダ電子)

図4 ディスポーザブル型電極（四肢用）

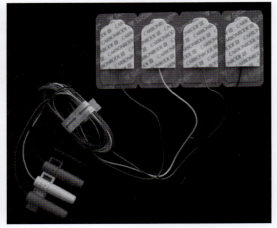

(TEY-160DX4-1.0D: フクダ電子)

> **補足**
> ●ディスポーザブル電極の注意点
> 電極を身体に装着したままにしておくことができるが，心電図の記録ごとに必ず位置を確認すること。心臓超音波検査などによって電極がずれている場合がある。

心電計の使用方法

心電図検査の手順

標準的な心電図検査の手順を次に示す。集中治療の現場では緊急に検査が必要になることもあるため，心電計の準備や検査方法などを熟知していなければならない。

①心電計の準備
バッテリーを搭載した心電計が多いが，AC電源に接続して使用することが望ましい。心電計の電源を入れ，患者IDなどの患者情報を入力する。

②電極の装着
電極に適切な誘導コードが接続されているか確認をする。患者の体位を仰臥位とし，アルコール綿で電極を装着する部位の脂肪分などを拭き取る。電極を装着する部位に心電図用クリームをよく塗ってから電極を装着する。胸部は隣のクリームと接触しないように気をつける。

③心電図の記録
患者に心電図を記録することを伝え，力を抜き身体を動かさないようにしてもらう。他のスタッフにも声掛けをし，業務の手を止めて患者から離れるようにする。心電計に表示される波形を見て，電極の付け間違いやノイズなどがないことを確認し，心電図を記録する。

④片づけ
患者から電極をはずし，身体と電極に付着したクリームを完全に拭き取る。

> **補足**
> ●アルコール綿による脂肪分の拭き取り
> アルコールの脱脂効果によって，アルコール綿で体表の脂肪分や汚れを拭き取ることができる。この前処理によって安定した心電図波形を記録しやすくなる。ただし，アルコールに過敏に反応し，皮膚の発赤を起こしやすい人がいるため，患者に確認をしてから使用する。

誘導コードはきれいにまとめておく。心電計は所定の位置に戻し，バッテリー充電のためにAC電源に接続しておく。

心電計のトラブル

心電図検査は簡便であるが，誤った記録は誤った診断につながる可能性があることを理解しておかなくてはならない。また集中治療の現場では，トラブル発生時にも直ちに原因の把握と適切な対処ができることが求められる。

①電極装着部位の間違い

四肢電極の左右を間違えたり，胸部電極の肋間の位置を間違えたりすることが多い。また，電極の装着部位が正しくても，電極と誘導コードの接続を間違えることもある。心電計が電極装着部位の間違いを検知することはできないので，検査者が確実に装着しなくてはならない。電極の色分けなどによって間違いを減らす工夫や，間違えて装着しても，波形を見て判断できる知識と経験も必要である。

> **補足**
>
> ●電極装着部位の間違い
>
> 四肢電極の左右を間違えるとI誘導の極性は反対になり，II誘導とIII誘導，aVR誘導とaVL誘導がそれぞれ入れ替わる。I誘導でP波が陰性になることはごくまれなため（左房調律など），左右の間違いの可能性を考慮する。過去の12誘導心電図などと比較してみてもよい。

> **補足**
>
> ●アーチファクト
>
> 心電図に混入する雑音の総称。筋電図の混入や交流障害，電極の接触不良，呼吸や体動による基線の動揺，静電気の影響，他の機器からの電磁干渉によるノイズなどがある。

②アーチファクト

心電図波形に影響を及ぼすアーチファクトはさまざまな原因で発生する（▶図5）。考えられる原因を1つずつ除去して対応するが，完全に除去することが難しい場合には，心電計の**フィルタ機能**を使用してアーチファクトを抑えてもよい。ただし，フィルタ機能の使用が心電図成分にも影響を与える可能性があることを理解しておかなくてはならない。

図5 アーチファクトの例

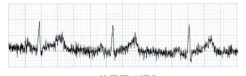

a 筋電図の混入

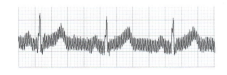

b 交流障害

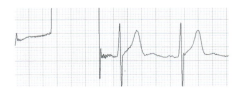

c 電極の接触不良

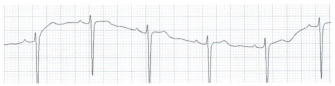

d 基線の動揺

（芝 紀代子 編：臨床検査技師 グリーン・ノート 臨床編 2nd edition, p.252, メジカルビュー社, 2013.）

心電計の保守点検

日常点検

心電計をいつでも使用できるよう日常的に確認を行い，次回の使用に支障がでないようにしなくてはならない（▶表2）。また，前回の使用時に問題があった場合は必ず対応をしておくこと。

表2 日常点検項目の例

①所定の位置でAC電源に接続され，バッテリーの充電が行われているか。
②電極や本体が清掃され，誘導コードがきちんとまとめられているか。
③ディスポーザブル型電極や記録紙，心電図用クリームの残量が十分にあるか。

定期点検

定期点検は日常点検よりも詳細な点検や消耗部品の交換などによって機器の性能を確認するとともに，次回点検までの性能の維持を確保するために行われる。点検の内容や消耗部品の交換は，**取扱説明書や添付文書の内容に従って行う**。代表的な内容として電気的安全性点検や外観点検，機能点検などがある（▶表3）。また，これらの点検が確実に行われるために，あらかじめ計画を立案して点検計画書を作成し，これに沿って実施しなければならない。

表3 定期点検項目の例

電気的安全性点検	・保護接地線抵抗の測定 ・各種漏れ電流の測定
外観点検	・装置外装に汚れや破損がないか ・電源コードや誘導コードに破損がないか ・ディスプレイなどの表示部に破損がないか ・警告文やその他の表示が読めるか
機能点検	・電源投入時に異常がないか ・日付，時刻が正しいか ・画面表示に問題がないか ・各種ボタンが正常に動作するか ・各種機能が正常に動作するか ・記録が正常に行えるか ・バッテリー駆動で使用することができるか

● 文献

1) 日本生体医工学会ME技術教育委員会 監：MEの基礎知識と安全管理 改訂第6版，南江堂，2014．
2) 日本集中治療医学会 集中治療部設置基準検討委員会：集中治療部設置のための指針 －2002年3月－，2002．(http://www.jsicm.org/pdf/ICU-kijun.pdf)
3) 添田信之 編：カテーテルスタッフのための カテ室の機器 使い方完全マニュアル，メジカルビュー社，2012．
4) 日本臨床検査技師会 監：JAMT技術教本シリーズ 循環機能検査技術教本，じほう，2015．
5) 芝 紀代子 編：臨床検査技師 グリーン・ノート 臨床編，2nd edition，メジカルビュー社，2013．
6) 日本臨床工学技士会 医療機器管理指針策定委員会：医療機器安全管理指針，第1版，2013．(http://www.ja-ces.or.jp/ce/wp-content/uploads/2013/03/089a9b030c6a90b3045f15891d2d9fce.pdf)

まとめのチェック

☐☐	1	心電図の標準12誘導法の誘導の種類を述べよ。	▶▶ 1 ・双極肢誘導(I, II, III) ・単極肢誘導(aV_R, aV_L, aV_F) ・単極胸部誘導(V1〜V6)の12誘導
☐☐	2	心電図の構成と，12誘導心電図を記録するために必要なものを述べよ。	▶▶ 2 本体，誘導コード。記録時には電極と心電図用クリームを使用する。
☐☐	3	心電図波形に影響を及ぼすアーチファクトにはどのようなものがあるか述べよ。	▶▶ 3 筋電図の混入，交流障害，電極の接触不良，基線の動揺
☐☐	4	心電計の日常点検のおもな項目を述べよ。	▶▶ 4 ・所定の位置でAC電源に接続され，バッテリーの充電が行われているか。 ・電極や本体が清掃され，誘導コードがきちんとまとめられているか。 ・ディスポーザブル型電極や記録紙，心電図用クリームの残量が十分にあるか。

心電計のしくみと取り扱いの注意点

06 NO吸入療法装置のしくみと取り扱いの注意点

佐々木 恵・高山 綾

NO吸入療法(一酸化窒素吸入療法)

薬物治療や呼吸療法でも改善しない肺高血圧を伴う重症呼吸不全に対して効果をもたらす治療法である。NOは体循環に影響を与えないとされ、とくに新生児領域では効果をもたらしている。

安全にNO(一酸化窒素)[*1]吸入療法を施行するためには、NICU(neonatal intensive care unit：新生児特定集中治療室)[*2]やICU(intensive care unit：集中治療室)[*3]での施行や、血液ガスの経時的評価や吸入NO、NO_2(二酸化窒素)[*4]の持続的モニタリングが必要である。

効果

■肺に選択的な血管拡張作用

> 肺胞から血管平滑筋に到達 → 平滑筋が弛緩 → 肺血管が拡張 → 肺血流が増加 → 酸素化改善(▶図1)
> ※吸入されたNOはヘモグロビンに吸着され不活化するため、全身血管に作用しない。
> ※NOは、換気がある肺胞にのみ到達し、その領域の血管を拡張するが、換気のない肺胞(=虚脱した肺胞)には到達しない。結果として、換気血流不均等(90ページ)を改善し、低酸素血症を改善する。

図1 肺血管拡張による酸素化改善

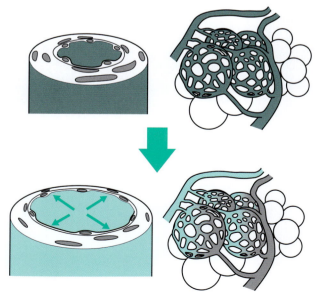

(アイノベント®：エア・ウォーター社 資料より抜粋引用改変)

用語アラカルト

***1 NO(一酸化窒素)**
血管拡張作用がある。血中に吸入されると、ヘモグロビン結合のFe^{2+}をFe^{3+}に酸化させる → メトヘモグロビン

***2 NICU(新生児特定集中治療室)**
早産児、低出生体重児やなんらかの疾患のある新生児を集中的に管理・治療する治療室のこと。

***3 ICU(集中治療室)**
呼吸、循環、代謝、その他の急性機能不全の患者を24時間体制で管理・治療する治療室。

***4 NO_2(二酸化窒素)**
NOは大気中にて速やかに酸化されNO_2になる。水に溶けにくく、容易に肺胞まで到達し、徐々に硝酸(HNO_3)や亜硝酸(HNO_2)になる。
$3NO_2 + H_2O$(温水) → $2HNO_3 + NO$、$2NO_2 + H_2O$(冷水) → $HNO_3 + HNO_2$
25〜75 ppm：軽度の呼吸困難

用語アラカルト

＊5 新生児遷延性肺高血圧症(PPHN)

通常は，出生後に肺血管抵抗が低下し肺血流が流れるが，なんらかの原因で出生後も肺血管抵抗が高いままの状態になる。これをPPHNという。動脈管・卵円孔を通り左右短絡血流があるため，低酸素血症，チアノーゼを生じる。

＼POINT!!／

血中metHb濃度が2.5％をこえる場合はメトヘモグロビン血症となり，酸素結合・運搬能力が失われる。

| 適応 |

■**新生児の肺高血圧を伴う低酸素呼吸不全**
・新生児遷延性肺高血圧症（PPHN：persistent pulmonary hypertension of the newborn）＊5，先天性心疾患およびその術後の異常肺高血圧症。
・慢性呼吸障害の急性増悪。
・心臓手術の周術期における肺高血圧症。

| 副作用 |

・メトヘモグロビン血症
・血小板機能障害
・徐脈
・重篤なビリルビン血症
・気胸

※NO吸入療法中は定期的に血中metHb濃度を測定する。

| NO吸入療法のしくみ |

NOボンベを装備するNO吸入装置を用いて，人工呼吸器と併用して実施する（▶図2）。

図2 NO吸入装置

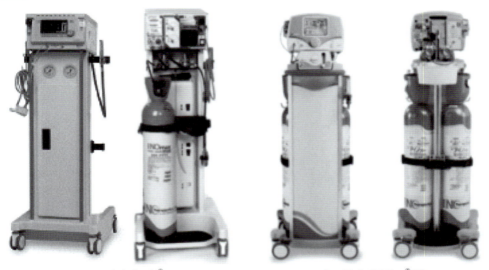

a　アイノベント®　　　　　　　　b　アイノフロー®DS

（アイノベント®，アイノフロー®DS：エア・ウォーター社）（許可を得て掲載）

> 補足

●先天性心疾患
新生児期に手術，呼吸管理が必要となる代表的な疾患は，次のとおりである。
- 動脈管開存症（PDA：patent ductus arteriosus）
- 心房中隔欠損症（ASD：atria septal defect）
- 心室中隔欠損症（VSD：ventricular septal defect）
- 心内膜欠損症（ECD：endocardial cushion defect）
- 総肺静脈還流異常症（TAPVD：total anomalous pulmonary venous connection）

●肺高血圧症
平均肺動脈圧：25 mmHg以上

●メトヘモグロビン血症
メトヘモグロビンが1〜2％以上に増加した状態。酸素結合・運搬能力が失われる。
2％未満：正常
15〜20％：チアノーゼ
40％＜：頭痛，めまい
50％＜：意識消失，不整脈，痙攣発作，昏睡
70％＜：死亡

■NOボンベ
アイノフロー®吸入用800 ppm：中・四国エア・ウォーター

【用途・用量】
＊新生児の肺高血圧を伴う低酸素呼吸不全
- 出生後7日以内に吸入を開始し，吸入期間は4日間までとする。
- 吸入濃度20 ppmで開始し，開始後4時間は20 ppmを維持する。酸素化の改善に伴い，5 ppmに減量する。

＊心臓手術の周術期における肺高血圧
小児：吸入濃度10 ppmで開始し，20 ppmまで増量可能。
成人：吸入濃度20 ppmで開始し，40 ppmまで増量可能。
吸入期間は7日間程度までとする。酸素化の改善に伴い，5 ppmに減量する。

＊離脱
吸入濃度を1 ppmまで徐々に減量し，血行動態や酸素化が安定していることを確認し慎重に投与を終了する。
投与を急に終了すると，肺動脈圧の上昇または酸素化が悪化する場合がある。

■NO投与装置
アイノベント®，アイノフロー®DS：中・四国エア・ウォーター

人工呼吸器回路の加温加湿器上流にインジェクタモジュールを組み込み，吸気流量を測定する。測定された吸気流量の変化に合わせてNOを供給するため，呼吸の変化にかかわらず，一定濃度のNOを供給することができる。また，サンプリングコネクタから，吸気ガス中のNO，NO_2，O_2濃度を測定し，安全性を確保している。
NO測定値が100 ppmをこえた場合は，NO供給の自動遮断機能がある。

\ POINT!! /

気管内吸引時などNO投与を止めるときには肺動脈圧の上昇には注意する。

\ POINT!! /

●サンプリングコネクタ
人工呼吸器吸気側回路の患者口元Yピース手前15〜30 cmに接続する（▶図3）。
＊呼気に影響されないために15 cm以上Yピースより離し，NO_2濃度モニタリングの正確性確保のため30 cm以内の位置とする。

図3 アイノベントと人工呼吸器接続方法

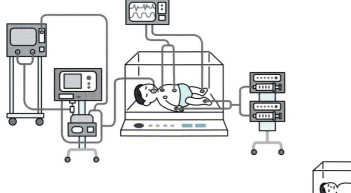
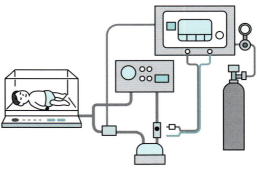

（アイノベント®：エア・ウォーター社 資料より改変引用）

①構造（▶図4）

図4 アイノベント本体正面

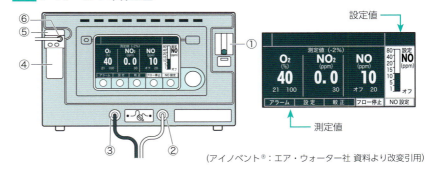

（アイノベント®：エア・ウォーター社 資料より改変引用）

①手動インジケータ　　　　：手動NO投与システムが作動していることを示すインジケータ
②NOチューブコネクタ　　：NO供給チューブコネクタ
③IMケーブルコネクタ　　：吸気流量測定ケーブルコネクタ
④液体トラップ　　　　　　：サンプリングガスに含まれる水分をトラップするボトル
⑤フィルタカートリッジ　　：バクテリアフィルタ
⑥サンプルラインコネクタ：吸気ガスサンプリングチューブコネクタ

図5 吸気流量と最高投与可能濃度

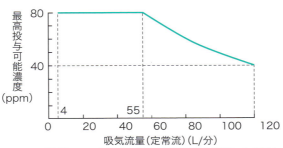

（アイノフロー® 吸入用 800 ppm
：エア・ウォーター社 資料より引用）
（許可を得て掲載）

NO吸入濃度（0～80 ppm）を設定する。

表1 アイノベント®アラーム設定

NO	高NO濃度(ppm)，低NO濃度(ppm)
NO_2	高NO_2濃度(ppm)，低NO_2濃度(ppm)
O_2	高O_2濃度(vol%)，低O_2濃度(vol%)

(エア・ウォーター：アイノベント® 資料から引用)

③手動NO投与システム（▶図6）
- 手動でNOを投与する際に使用する。手動用回路に組み換わる。
- 酸素流量を15 L/分に設定する。
- 手動式肺人工蘇生器を数回絞り，バッグ内の残存ガスを抜いて患者に接続する。

\ POINT!! /
バッグ内のNOはNO₂になっているため，必ず残存ガスを抜くこと。

図6 手動NO投与システムの接続

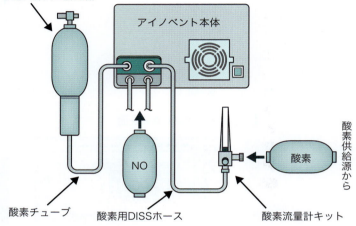

(アイノベント®：エア・ウォーター社 資料より抜粋) (許可を得て掲載)

④NO吸入装置使用上の注意点
- 吸気中NO，NO_2濃度，PaO_2，血中metHb濃度をモニタすること。
- 血中metHb濃度が2.5 %をこえる場合は，NO濃度減量または投与を中止すること。
- 吸気中NO_2濃度は，可能な限り0.5 ppm未満を維持すること。こえた場合は，NO吸入装置を点検すること。

NO吸入装置の日常点検

■使用前点検
医療機器の基本性能や安全の確保のため，使用前に実施する。

①NOボンベの固定に緩みがないこと，高圧ホースコネクタのOリングに摩耗損傷がないことを確認し，リークテストを実施する（▶図7）。

図7 アイノベント背面

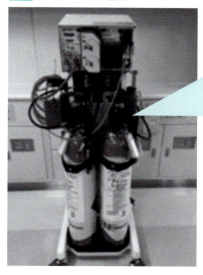
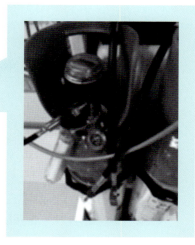

（アイノベント®：エア・ウォーター社）

②NO，NO$_2$，O$_2$センサ較正およびシステムパージを行う。

＊NO$_2$の吸入を防ぐため，本体使用開始前の5分以内にシステムパージを実施し，装置内をNOで置換すること。5分経過した場合は再度実施すること。

③手動NO投与システム検査を行う。

■使用中点検

患者装着中に実施する。設定値および測定値を確認し安全使用を確認する。
・NO，NO$_2$，O$_2$測定値を確認する。
・NOボンベの残圧を確認し，必要に応じて交換する。
・人工呼吸器の設定および測定値，患者の状態を確認する。

■使用後点検

使用後の清掃や消毒，消耗品を交換し，次回使用に備える点検。
・本体の清掃を行う。
・消耗品を交換する。

■NO吸入装置の保守点検（▶図8）

【月1回】
・使用前点検を実施する。
・較正ガスを用いたNO, NO$_2$較正を実施する。
　NO較正ガス（INOcal NO）：45 ppm
　NO$_2$較正ガス（INOcal NO$_2$）：10 ppm

補足

●システムパージ
　装置内をNOで置換すること。

図8 INOcal NO, INOcal NO₂

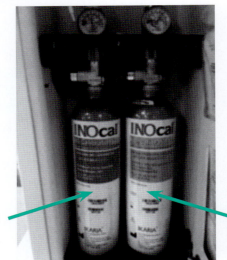

INOcal NO　　　　　　　　　　　　　　INOcal NO₂
(INOcal NO 45ppm, INOcal NO₂ 10ppm：エア・ウォーター社)

【年1回】
・バッテリー検査
・必要に応じてメーカーに委託し，点検を実施すること。

おわりに

　NO吸入療法は2008年に薬剤として承認され，2010年に保険診療が可能となり2015年に適応が拡大された。新生児領域のみならず成人にも拡大し，使用も増えていくだろう。より安全なNO吸入療法のためには，NO投与装置の保守管理が不可欠である。

● 文献
1) 沼田克雄 編：クリニカルエンジニアリング別冊　人工呼吸療法，改訂第3版，学研メディカル秀潤社，2001.
2) 3学会合同呼吸療法認定士委員会，新呼吸療法テキスト，アトムス，2012.
3) 五石圭司：肺高血圧の治療，女子保健情報，62: 57-61, 2010.

まとめのチェック

☐☐ 1	NO吸入療法の適応を述べよ。	▶▶ 1 新生児の肺高血圧を伴う低酸素呼吸不全，先天性心疾患およびその術後の異常肺高血圧症，慢性呼吸障害の急性増悪，心臓手術の周術期における肺高血圧症。
☐☐ 2	NO吸入療法の副作用について述べよ。	▶▶ 2 メトヘモグロビン血症，血小板機能障害，徐脈，重篤なビリルビン血症，気胸。
☐☐ 3	NO吸入療法の実施場所について述べよ。	▶▶ 3 NICUやICU。
☐☐ 4	NO吸入療法中の注意点について述べよ。	▶▶ 4 血液ガスの経時的評価や吸入NO，NO_2，PaO_2，血中metHb濃度の持続的モニタリング。

INDEX

あ

- アイソレーション電源……………50
- アイソレーションモニタ…………51
- アイノフロー®DS ……………… 323
- アイノベント®
  ……………… 323, 325, 326, 327
- アウトブレイク……………………40
- アウトレット………… 64, 66, 138
  - ──バルブ………………………65
- アクセスポイント…………………57
- アーチファクト………………… 319
- 圧規定換気…………………………93
- 圧縮空気供給装置…………………67
- 圧波形…………………………… 181
- 圧負荷…………………… 111, 143
- 圧閉…………………… 276, 308
- 圧力
  - ──計………………… 218, 276
  - ──測定……………………… 254
  - ──モニタライン…………… 220
- アフェレシス装置……………… 253
- アラーム………………………… 304
- アルコール……………………… 237
  - ──性肝炎…………………… 234
  - ──綿………………………… 318
- アルドステロン…………… 18, 202
- アルブミン……………………… 245
  - ──結合性毒素……………… 244
  - ──濃度……………………… 252
- アンギオテンシン……………… 202
  - ──Ⅱ……………………………18
- 安静時の呼吸………………………84
- 安全機構………………… 309, 310
- アンダーセンシング…………… 292
- アンダーセンス………………… 290
- アンチフリーフロー…………… 310
- アンモニア……………………… 237

い

- イオン結合法…………………… 162
- 異所性感染……………………… 266
- 一次止血…………………… 28, 29
- 一回換気量………………… 93, 97
- 一酸化窒素………………… 64, 322
  - ──吸入療法………………… 322
- 一般非常電源………………………49
- 伊東細胞………………………… 233
- イニシャルドロップ…………… 216
- イヌリンクリアランス………… 199
- 医用
  - ──室…………………………45
  - ──接地方式…………………45
  - ──テレメータ… 54, 55, 56, 57
  - ──電気機器…………………45

- 入口圧……… 219, 222, 275, 278
- 医療・介護関連肺炎 …………… 117
- 医療ガス………… 64, 96, 137, 138
  - ──安全管理委員会……………70
  - ──配管……………… 64, 65, 66
  - ──モニタ………………………68
- 医療機器……………………………75
- インスリンポンプ……………… 314
- 院内感染………………… 40, 266
- 院内肺炎………………………… 117
- インフルエンザ桿菌…………… 119

う

- ウイルス感染…………………… 234
- 植込み型除細動器……………… 148
- ウエットラング………………… 161
- 右脚ブロック…………………… 146
- 右心不全………………………… 111
- 運動負荷試験…………………… 129

え

- エアトラップチャンバ………… 225
- 永久的ペースメーカ植え込み… 146
- 栄養補助療法…………………… 238
- エタノール……………………… 237
- エネルギー産生………………… 235
- エバキュアープラス…………… 258
- エリスロポエチン……………… 204
- 遠位尿細管……………………… 201
- 遠隔警報器…………………………68
- 炎症性肺傷害…………………… 103
- 遠心ポンプ…… 159, 160, 166, 169
- エンドトキシン………………… 268
  - ──吸着……………………… 278
  - ──吸着療法………………… 273
- エントラップメント…………… 189

お

- 横隔膜………………………………3
- オーグメンテーション圧
  ………… 176, 177, 187, 188
- オートモード…………………… 177
- オーバーセンシング…………… 291
- オーバーセンス………………… 290
- オームの法則…………………… 288
- 屋内基地局…………………………61

か

- 外因系凝固反応……………………30
- 外因性感染……………………… 265
- 外観点検………………………… 320
- 外呼吸………………………………2
- 外部還流型……………………… 161
- 外肋間筋……………………………3
- 回路内圧………………………… 222

- ──モニタリング……………… 219
- 回路内凝血……………………… 278
- 加温
  - ──加湿器………… 98, 135
  - ──加湿方式…………………96
  - ──器………………… 218, 254
  - ──用回路…………………… 216
- 化学受容体……………………………6
- 化学的消化…………………………20
- 下気道………………………………80
- 拡散…………………………………86
  - ──障害…………………………89
- 喀痰培養………………………… 119
- 拡張
  - ──型心筋症………………… 155
  - ──期…………………… 9, 184
  - ──障害……………………… 141
- ガス
  - ──交換……………… 2, 86, 161
  - ──交換膜…………………… 161
  - ──調節……………………… 161
  - ──配管…………………………65
  - ──ボンベ………………… 68, 69
- 片側接地配線方式…………………50
- 活性化好中球…………………… 270
- 活性化全血凝固時間……… 75, 219
- 活性凝固時間…………………… 278
- 活性炭吸着……………………… 273
- カテーテルアブレーション…… 147
- 過電流警報器………………………50
- カニューレ……………… 159, 165
- 過敏性肺炎……………………… 123
- カフ……………………………… 102
- 顆粒球吸着……………………… 273
- カルシウム……………………… 205
- 肝
  - ──亜区域…………………… 232
  - ──鎌状間膜………………… 231
  - ──区域……………………… 232
  - ──硬変……………………… 238
  - ──静脈の走行……………… 231
  - ──小葉……………………… 232
  - ──性昏睡…………………… 243
  - ──星細胞…………………… 233
  - ──性脳症…… 238, 243, 244
  - ──動脈の走行……………… 231
  - ──不全……………………… 243
- 換気……………………………… 2, 84
  - ──圧……………………………97
  - ──血流不均等…………………90
  - ──障害…………………………86
- 観血血圧………………………… 303
- 冠疾患集中治療室…………………76
- 冠疾患治療室………………………45
- 間質性陰影……………………… 118
- 間質性肺炎……………………… 122

患者環境……………………48
患者装着部…………………47
冠循環………………………10
冠静脈洞…………………150
間接接触感染………………41
感染………………………116
　　──経路別予防策………41
　　──源……………………264
　　──症………32, 264, 270
　　──症のメカニズム……264
　　──巣……………………35
完全房室ブロック……148, 286
肝臓
　　──の位置……………229
　　──の大きさ…………229
　　──の触診……………229
　　──の組織……………232
　　──の代謝機能………235
　　──の脈管………229, 230
乾燥ガス……………………99
感電事故……………………46
冠動脈…………………10, 149
ガンマ計算………………313
冠攣縮性狭心症…………151

き

気圧性外傷………………103
期外収縮…………………146
器械の死腔……………96, 99
気管
　　──チューブ…………134
　　──軟骨…………………81
　　──膜性壁………………81
気管支………………………4
　　──喘息…………129, 130
　　──透亮像……………118
　　──の特徴………………81
　　──分岐角度……………81
起坐呼吸…………………110
気道…………………… 4, 156
　　──抵抗……………97, 99
　　──内圧……………93, 96
　　──粘膜………………101
機能的消化…………………20
機能点検…………………320
気泡検出…………………310
気泡検知器………………218
脚ブロック………………146
吸引圧供給装置……………67
吸気…………………………92
　　──時間…………………97
　　──終了基準……………94
　　──弁………………92, 94
　　──流量……………93, 97
急性肝炎…………………234

急性肝障害………………243
急性冠症候群………………10
急性肝不全…………234, 257
急性呼吸促迫症候群……155
急性心筋炎………………155
急性心筋梗塞……10, 150, 154
急性腎障害………………278
急性心不全…………110, 114
急性腎不全………………205
急性肺塞栓症……………156
急性閉塞性化膿性胆管炎…22
胸郭…………………………78
凝血…………………170, 278
凝固作用……………………30
狭窄症……………………143
胸鎖乳突筋…………………4
狭心症……………………150
胸部電極…………………317
胸膜…………………………78
　　──腔……………………78
業務指針………………72, 73
共有結合法………………162
巨核球………………………28
虚血性心疾患………………10
近位尿細管………………201
緊急心肺蘇生……………154
菌交代現象………………266

く

空気感染……………42, 265
空気誤入…………………224
矩形波状…………………190
クッパー細胞……………233
駆動制御…………………178
クラミジア………………120
クラミドフィラ…………120
グラム陰性桿菌…………269
グラム染色………………269
クリアランス……………210
グリソン鞘………………233
クレアチニン……………200
　　──クリアランス……200
クロストリジウム・ディフィシル
　　………………………40

け

経静脈リード……………287
携帯電話…………… 54, 59, 60
　　──の電波環境…………60
経胎盤感染………………265
経腸栄養ポンプ…………313
経皮的……………………153
　　──冠動脈ステント留置術…150
　　──心肺補助装置……153

　　──大動脈バルーンポンピング
　　………………………155
劇症型心筋炎……………155
劇症肝炎……234, 236, 245, 257
血圧上昇効果……………270
血圧モニタリング………303
血液
　　──回路の凝固………222
　　──凝固………………275
　　──凝固因子…………237
　　──空気関門……………82
　　──透析………………208
　　──分布異常性ショック…34
　　──ポンプ………218, 276
　　──リーク……………260
　　──ろ過透析…………246
結核…………………………43
血球…………………………25
血漿…………………………25
　　──吸着器……………262
　　──吸着法………252, 273
　　──交換……243, 244, 246, 257
　　──交換療法…………245
　　──処理量……………252
　　──成分透過率………257
　　──成分分離器………258
　　──の成分………………25
　　──分離…………250, 260
　　──分離器………258, 260, 261
　　──分離膜……………249
血小板…………………25, 28
　　──活性化………………29
血性抗体価………………120
血清シスタチンC………200
血栓性血小板減少性紫斑病…257
欠乏症………………………23
解毒作用…………………236
牽引性気管支拡張像……125
顕性感染…………………264

こ

コイル……………………295
高圧トランス……………295
高圧ホースコネクタ……326
好塩基球……………………27
高K血症…………………205
交感神経…………………145
抗凝固薬……………219, 278
　　──モニタリング……219
抗凝固療法………………154
抗菌薬………………………32
抗血栓コーティング……162
抗血栓処理………………161
膠原病……………………123
好酸球………………………27

333

膠質浸透圧……………………237	──化………………………153	──穿孔……………………33
合成空気…………………………64	──解離曲線………………87	消化腺……………………………20
抗生物質ポリミキシンB………274	──化改善…………………322	浄化装置………………………278
拘束性換気障害…………………122	──化障害…………………97	上気道……………………………80
拘束性ショック…………………34	──ガス……………………166	脂溶性ビタミン…………………23
好中球……………………………27	──の運搬…………………86	小児集中治療室…………………76
高電圧……………………………295	産道感染………………………265	小分子物質……………………210
後天性心疾患……………………142	サンプリングコネクタ………324	静脈圧………………219, 222, 261
高度治療室………………………76	残量検出………………………310	静脈側血液回路………………216
高度の出血傾向…………………156		静脈ドリップチャンバ………226
後負荷……………………………111	**し**	小葉………………………………82
後腹膜臓器………………………14		──間隔壁…………………82
高分解能CT……………………129	自家用発電設備…………………49	食道胃静脈瘤…………………238
抗利尿ホルモン…………………203	糸球体……………………16, 196	食道静脈瘤……………………238
交流無停電電源…………………49	──ろ過膜…………………199	除細動…………………………295
誤嚥性肺炎………………………120	──ろ過量…………………199	──器…………294, 295, 297
呼気………………………………92	死腔…………………………………4	シリンジ
──感度……………………94	刺激伝導系…………12, 145, 286	──型………………………309
──弁…………………92, 94	自己免疫性肝炎…………………234	──サイズ検出……………310
呼吸	脂質異常症………………………154	──方式……………………309
──回路…………96, 98, 135	脂質プール………………………150	──ポンプ
──中枢……………………6	システムパージ………………327	…………218, 307, 308, 312
──のコントロール………6	シストリックアンローディング 184	心外膜リード………286, 287, 290
──不全……………………88	持続血液ろ過透析……………278	心筋リード……………………287
──不全の分類……………88	持続的血液浄化装置	シングルチャンバ……………288
──補助……………………154	…………………74, 216, 219	心原性ショック………… 34, 110
──補助筋………………4, 84	持続的腎機能代替療法… 215, 222	人工肝補助療法……… 244, 246
個人防護具………………………41	市中感染………………………266	人工呼吸………………………101
誤設定防止………………………95	市中肺炎………………………117	──管理……………………32
骨芽細胞…………………………205	疾病管理予防センター…………40	──関連肺炎予防バンドル… 120
骨髄………………………………26	疾病対策センター………………40	──器…………92, 94, 133
コンデンサ………………………295	自動能……………………………145	──器関連肺炎……117, 120
コントローラ……………………131	シトクロムP450………………236	──器接続方法……………325
コンプライアンス………………97	斜角筋………………………………4	──器の電源………………137
コンプレッサ……………………64	遮断弁……………………… 68, 138	人工肺…………………………161
──方式……………………178	シャットオフバルブ……… 68, 138	人工鼻…………………………98, 99
	シャント…………………… 89, 142	腎後性腎不全…………………194
さ	集合管…………………… 200, 201	心室
	収縮期………………………9, 184	──細動………………148, 294
採血圧……………………………259	収縮性心膜炎……………………141	──誘発電流………………46
再使用型電極……………………318	重症急性呼吸器症候群…………155	──除細動…………………296
最小感知電流……………………46	重症度分類………………………117	──性期外収縮……………146
サイトカイン………… 210, 269	修正MRC………………………127	──中隔……………………141
サイフォニング…………………311	集団免疫…………………………43	──中隔欠損症……………142
細胞分化…………………………26	集中治療室………………… 45, 322	──頻拍………………148, 294
細胞分裂…………………………26	受信アンテナシステム…………56	心周期…………………………180
細葉………………………………82	術後肝不全………………246, 257	浸潤影…………………… 106, 118
左脚………………………………145	出力波形………………………295	腎髄質…………………… 194, 195
──ブロック………………146	出力フローティング…………295	腎性高血圧……………………204
サージカルマスク………………42	手動NO投与システム………326	新生児
左心不全…………………………110	──検査……………………327	──集中治療室……………45
酸塩基平衡………………………201	シュレーダ方式……………64, 65	──遷延性肺高血圧症……323
産業科学医療……………………57	循環血液量減少性ショック……34	──特定集中治療室… 76, 322
残気量……………………………85	循環補助………………………154	腎性貧血………………………205
三尖弁……………………………143	準集中治療室……………………76	腎前性腎不全…………………197
酸素………………………… 27, 64	消化管……………………………20	新鮮凍結血漿…………………250

心臓拡張期⋯⋯⋯⋯⋯⋯⋯ 173	接触感染⋯⋯⋯⋯⋯⋯⋯⋯ 265	──弁狭窄症⋯⋯⋯⋯⋯ 143
心臓収縮期⋯⋯⋯⋯⋯⋯⋯ 173	──予防⋯⋯⋯⋯⋯⋯⋯ 41	体内水分量⋯⋯⋯⋯⋯⋯ 202
腎臓の萎縮⋯⋯⋯⋯⋯⋯⋯ 193	絶対湿度⋯⋯⋯⋯⋯⋯⋯⋯ 99	立ち上がり時間⋯⋯⋯⋯⋯48
腎臓の形態⋯⋯⋯⋯⋯⋯⋯ 194	線維性骨格⋯⋯⋯⋯⋯⋯⋯ 145	脱血⋯⋯⋯⋯⋯⋯⋯⋯⋯ 153
腎代替療法⋯⋯⋯⋯⋯⋯⋯ 281	線維素溶解系⋯⋯⋯⋯⋯⋯ 30	──圧⋯⋯⋯⋯⋯⋯⋯ 219
心タンポナーデ⋯⋯⋯⋯⋯ 141	センシング不全⋯⋯⋯ 290, 291	──操作⋯⋯⋯⋯⋯⋯ 216
心電計⋯⋯⋯ 317, 318, 319, 320	センシングリード⋯⋯⋯⋯ 286	──不良⋯⋯⋯⋯ 222, 259
心電図⋯⋯⋯⋯⋯⋯⋯⋯⋯ 302	喘息⋯⋯⋯⋯⋯ 127, 130, 132	多用途血液処理装置⋯⋯ 253, 254
──検査⋯⋯⋯⋯⋯⋯⋯ 318	──重症度⋯⋯⋯⋯⋯ 130	胆管の走行⋯⋯⋯⋯⋯⋯ 231
──波形⋯⋯⋯⋯⋯⋯⋯ 303	選択的血漿交換法⋯⋯ 250, 251	単球⋯⋯⋯⋯⋯⋯⋯⋯⋯ 27
──用クリーム⋯⋯⋯⋯⋯ 318	選択的血漿分離器⋯⋯⋯⋯ 251	単極胸部誘導⋯⋯⋯⋯⋯ 317
心内膜リード⋯⋯⋯⋯⋯⋯ 286	先天性心疾患⋯⋯⋯⋯ 142, 324	単極肢誘導⋯⋯⋯⋯⋯⋯ 317
じん肺⋯⋯⋯⋯⋯⋯⋯⋯⋯ 123	セントラルモニタ	胆汁⋯⋯⋯⋯⋯⋯⋯⋯⋯ 236
心拍出量⋯⋯⋯⋯⋯⋯⋯⋯ 110	⋯⋯ 56, 299, 300, 302, 304	──酸⋯⋯⋯⋯⋯⋯⋯ 236
心拍数⋯⋯⋯⋯⋯⋯⋯⋯⋯ 303	前負荷⋯⋯⋯⋯⋯⋯⋯⋯ 111	単純血漿交換法⋯⋯⋯⋯ 249
腎皮質⋯⋯⋯⋯⋯⋯⋯ 194, 195	潜伏感染⋯⋯⋯⋯⋯⋯⋯ 264	単相性⋯⋯⋯⋯⋯⋯⋯⋯ 295
心不全⋯⋯⋯⋯⋯⋯⋯ 110, 111	繊毛細胞⋯⋯⋯⋯⋯⋯⋯ 101	断続性雑音⋯⋯⋯⋯⋯⋯ 118
──治療⋯⋯⋯⋯⋯⋯⋯ 11	線溶系⋯⋯⋯⋯⋯⋯⋯⋯ 30	タンパク質合成能⋯⋯⋯⋯ 237
──の原因⋯⋯⋯⋯⋯⋯ 113	──カスケード⋯⋯⋯⋯ 30	短絡⋯⋯⋯⋯⋯⋯⋯⋯⋯ 142
──の症状⋯⋯⋯⋯⋯⋯ 112		
──の病態⋯⋯⋯⋯⋯⋯ 112	**そ**	**ち**
──の誘因⋯⋯⋯⋯⋯⋯ 113	送液⋯⋯⋯⋯⋯⋯⋯⋯⋯ 308	置換液回路⋯⋯⋯⋯⋯⋯ 216
腎不全⋯⋯⋯⋯⋯⋯⋯ 200, 205	臓側胸膜⋯⋯⋯⋯⋯⋯⋯ 78	置換液ポンプ⋯⋯⋯⋯⋯ 218
心房	臓器障害⋯⋯⋯⋯⋯⋯⋯ 35	蓄電池設備⋯⋯⋯⋯⋯⋯⋯49
──細動⋯⋯⋯⋯ 147, 148, 294	臓器不全⋯⋯⋯⋯⋯⋯⋯ 37	窒息⋯⋯⋯⋯⋯⋯⋯⋯⋯ 156
──性期外収縮⋯⋯⋯⋯ 146	双極肢誘導⋯⋯⋯⋯⋯⋯ 317	中等度以上の大動脈弁閉鎖不全症
──粗動⋯⋯⋯⋯⋯⋯⋯ 294	送血⋯⋯⋯⋯⋯⋯⋯⋯⋯ 153	⋯⋯⋯⋯⋯⋯⋯⋯⋯ 156
──中隔⋯⋯⋯⋯⋯⋯⋯ 141	──圧⋯⋯⋯⋯⋯⋯⋯ 219	中分子物質⋯⋯⋯⋯⋯⋯ 210
──中隔欠損症⋯⋯⋯⋯ 142	──ポンプ⋯⋯⋯⋯⋯ 159	腸肝循環⋯⋯⋯⋯⋯⋯⋯ 236
──頻拍⋯⋯⋯⋯⋯⋯⋯ 294	造血幹細胞⋯⋯⋯⋯⋯⋯ 26	長期管理薬⋯⋯⋯⋯⋯⋯ 131
心膜⋯⋯⋯⋯⋯⋯⋯⋯⋯ 141	操作パネル⋯⋯⋯⋯⋯⋯ 177	直接血液吸着法⋯⋯⋯⋯ 273
──液⋯⋯⋯⋯⋯⋯⋯ 141	相対湿度⋯⋯⋯⋯⋯⋯⋯ 99	直接接触感染⋯⋯⋯⋯⋯ 41
腎葉⋯⋯⋯⋯⋯⋯⋯⋯⋯ 194	僧帽弁⋯⋯⋯⋯⋯⋯⋯⋯ 143	直接通電⋯⋯⋯⋯⋯⋯⋯ 296
	──閉鎖不全症⋯⋯⋯⋯ 143	直並列回路⋯⋯⋯⋯⋯⋯ 282
す	側注禁⋯⋯⋯⋯⋯⋯⋯⋯ 311	直流電流⋯⋯⋯⋯⋯⋯⋯ 295
垂直感染⋯⋯⋯⋯⋯⋯⋯ 265	側副血行路⋯⋯⋯⋯⋯⋯ 238	地絡⋯⋯⋯⋯⋯⋯⋯⋯⋯⋯50
水痘・帯状疱疹ウイルス ⋯⋯⋯43	組織炎症反応⋯⋯⋯⋯⋯ 290	治療用空気⋯⋯⋯⋯⋯⋯⋯64
水平感染⋯⋯⋯⋯⋯⋯⋯ 265		
水溶性毒素⋯⋯⋯⋯⋯⋯ 244	**た**	**つ**
ステッピングモータ⋯⋯ 179, 180	第3世代⋯⋯⋯⋯⋯⋯⋯⋯60	通知⋯⋯⋯⋯⋯⋯⋯⋯⋯ 309
ステント治療⋯⋯⋯⋯⋯ 150	──携帯電話⋯⋯⋯⋯⋯61	通電エネルギー⋯⋯⋯⋯ 297
ステント留置術⋯⋯⋯⋯ 151	ダイアストリックオーグメンテー	
スパイログラム⋯⋯⋯⋯⋯84	ション⋯⋯⋯⋯⋯⋯ 184	**て**
スマートフォン⋯⋯⋯⋯⋯59	ダイアライザ⋯⋯⋯⋯⋯ 258	低カルシウム血症⋯⋯⋯⋯ 246
	体温産生⋯⋯⋯⋯⋯⋯⋯ 235	低酸素呼吸不全⋯⋯⋯ 323, 324
せ	体外	低心拍出症候群⋯⋯⋯⋯ 155
成人の呼吸⋯⋯⋯⋯⋯⋯⋯84	──式ペースメーカ⋯ 286, 289	ディスプレイ⋯⋯⋯⋯⋯ 218
生体情報モニタ⋯⋯⋯⋯ 299	──式膜型人工肺⋯⋯ 73, 153	──ユニット⋯⋯⋯⋯ 301
生物的消化⋯⋯⋯⋯⋯⋯⋯20	──通電⋯⋯⋯⋯⋯⋯ 296	ディスポーザブル型電極⋯⋯ 318
生命維持管理装置⋯⋯⋯⋯73	代謝機能⋯⋯⋯⋯⋯⋯⋯ 16	定置式超低温液化ガス⋯⋯ 138
生理食塩水⋯⋯⋯⋯⋯⋯ 278	体循環⋯⋯⋯⋯⋯⋯⋯ 8, 83	──供給システム⋯⋯⋯66
整流回路⋯⋯⋯⋯⋯⋯⋯ 295	大動脈	テーブルタップ⋯⋯⋯⋯⋯52
セーフティディスク⋯⋯ 179, 184	──バルーンポンピング	手押しポンピングシリンジ⋯⋯ 188
絶縁監視装置⋯⋯⋯⋯⋯⋯51	⋯⋯⋯⋯⋯⋯⋯ 173, 176	滴下センサ⋯⋯⋯⋯⋯⋯ 309
赤血球⋯⋯⋯⋯ 5, 25, 27, 204	──弁⋯⋯⋯⋯⋯⋯⋯ 143	出口圧⋯⋯⋯⋯⋯⋯ 275, 278

335

デュアルチャンバ……………… 288
テレコンテレメータ……………… 56
電圧制御……………………… 288
電気
　──的安全性点検…………… 320
　──的除細動………………… 148
　──メス……………………… 187
電撃事故………………………… 46
電磁波干渉…………………… 291
電波
　──環境協議会……………… 54
　──管理責任者…………… 61, 62
　──管理担当者……………… 62
　──利用安全管理委員会… 61, 62
　──利用機器………………… 54
テンポラリーペースメーカ…… 148
電流監視装置…………………… 50
電流制御……………………… 288

と

透過…………………………… 180
洞機能不全…………………… 286
洞結節………………………… 145
統合アラームシステム………… 305
透析液回路…………………… 216
透析液ポンプ………………… 218
洞調律………………………… 294
等電位接地………………… 45, 48
洞不全症候群……… 12, 146, 147
動脈圧…………………… 219, 261
　──波形…………………… 304
動脈側血液回路……………… 216
動脈チャンバ………………… 216
特発性間質性肺炎……… 122, 124
特発性器質化肺炎…………… 125
特発性肺線維症……………… 125
特発性非特異性間質性肺炎… 125
特別非常電源………………… 49
塗抹検査……………………… 119
トリガー信号………………… 183
ドリップチャンバ……………… 309
努力呼吸……………………… 84
努力呼出曲線………………… 85
努力肺活量…………………… 85
トレミキシン…………… 274, 275
貪食…………………… 27, 116

な

内因系凝固反応………………… 30
内因性感染…………………… 265
内呼吸………………………… 2
内視鏡的硬化療法…………… 238
内視鏡的静脈瘤結紮術……… 238
内肋間筋……………………… 3
ナットクラッカー現象………… 16

ナットクラッカー症候群……… 196
ナファモスタットメシル酸塩… 224
生ワクチン…………………… 43
難治性不整脈………………… 155

に

二酸化窒素…………………… 322
二次止血………………… 28, 29
二次性高血圧………………… 205
二相性…………………… 295, 296
ニューマチック回路…………… 94
ニューモシスチス肺炎………… 120
尿……………………………… 200
　──中抗原………………… 119
　──毒症…………………… 205
　──の生成……………… 16, 199
　──量……………………… 199
尿細管………………………… 197
　──糸球体フィードバック… 203
　──での再吸収……………… 17
　──での分泌………………… 17

ね

ネフロン……………………… 195
年齢性変化…………………… 85

の

脳卒中治療室………………… 76
ノロウイルス…………………… 40

は

肺炎…………………… 36, 116
　──桿菌…………………… 119
　──球菌…………………… 119
バイオフィルム……………… 102
媒介物感染…………………… 265
配管端末器………………… 64, 138
肺
　──間質…………………… 116, 122
　──機能検査………………… 84
　──気量分画…………… 84, 85
　──区域…………………… 79
　──血流分布………………… 83
　──高血圧症……………… 324
　──サーファクタント……… 103
　──実質…………………… 116
　──循環………………… 8, 83
　──静脈…………………… 147
　──小葉…………………… 82
　──動脈弁………………… 143
　──胞…………………… 4, 80
　──胞換気式………………… 97
　──胞低換気………………… 88
　──保護戦略……………… 108
　──葉……………………… 79

敗血症…………………… 32, 34, 210
　──性ショック………… 32, 34
排泄機能……………………… 16
配線用器具…………………… 51
バイトブロック……………… 101
バイパス回路…………… 170, 282
バイパス手術…………… 150, 151
破骨細胞……………………… 205
麻疹…………………………… 43
バスキュラーアクセス… 250, 278
バソプレシン…………… 18, 203
白血球…………………… 25, 27
　──吸着…………………… 273
抜針事故……………………… 223
バッテリー…………………… 181
パラトルモン………………… 205
バルーン
　──内圧波形
　　………… 176, 177, 184, 190
　──形成術………………… 151
　──サイズ………………… 182
　──タンポナーデ法……… 238
　──閉塞下逆行性経静脈塞栓術
　　………………………… 238
　──ラプチャー…………… 189
パルスオキシメータ…………… 32

ひ

非アルコール性脂肪性肝炎…… 234
非カフ型カテーテル…… 215, 216
光センサ……………………… 181
非観血血圧…………………… 303
糜粥…………………………… 21
非常電源………………… 45, 48
　──コンセント……………… 49
非侵襲的陽圧換気…………… 114
微生物………………………… 264
非接地配線方式………… 45, 50
ビタミンD3…………………… 205
非定型肺炎…………………… 119
非同期通電…………………… 297
人血清アルブミン…………… 252
泌尿器系……………………… 14
飛沫感染………………… 42, 265
非薬物療法…………………… 11
病原体……………………… 264
標準12誘導心電図 ………… 316
標準12誘導法……………… 317
標準予防策……………… 40, 41
日和見感染…………………… 266
ビリルビン…………………… 236
　──吸着… 243, 244, 252, 262
　──吸着法………………… 252
ピン方式………………… 64, 65, 66

ふ

ファウリング･････････････････ 219
不安定狭心症･････････････････ 10
フィッシャー比･･･････････････ 235
フィルタ機能･････････････････ 319
副交感神経･･･････････････････ 145
腹水･････････････････････････ 238
副伝導路･････････････････････ 147
不顕性感染･･･････････････････ 264
浮腫･････････････････････････ 200
不透過･･･････････････････････ 180
プラズマリーク･･･････････ 161, 169
プラソーバBRS®･････････････ 262
プラトー圧･･･････････････････ 97
フリーフロー･････････････ 310, 311
ふるい係数･･･････････････ 249, 258
フルオートモード･････････････ 177
プレッシャーサポート換気･････ 94
ブレンダ部･･･････････････････ 94
フローティング形･････････････ 47
フローボリューム曲線･････････ 85
プロスタサイクリン･･･････････ 204
分圧･････････････････････････ 86
分解酵素･････････････････････ 21
分解物･･･････････････････････ 21
分岐鎖アミノ酸･･･････････････ 235
分子吸着再循環システム･･･････ 246

へ

閉鎖不全症･･･････････････････ 143
閉塞検出･････････････････････ 310
閉塞性動脈硬化症･････････････ 156
壁側胸膜･････････････････････ 78
ペーシング不全･･･････････････ 290
ペーシングリード･････････････ 286
ペースト･････････････････････ 297
ベッドサイドモニタ･･････ 299, 301
ヘパリン起因性血小板減少症･･･ 212
ヘモフィルタ
　　　 215, 216, 222, 226, 227
ヘリウムガス･････････････････ 178
　　──タンク･････････････････ 181
ヘリウムリークアラーム･･･････ 189
ペリスタティックフィンガ方式
　　････････････････････････ 308
ベローズ･････････････････････ 180
　　──方式･･･････････････････ 178
ヘンレループ･････････････････ 195

ほ

傍糸球体装置･････････････････ 202
房室結節･････････････････････ 145
房室ブロック････････ 12, 146, 147
放射線肺炎･･･････････････････ 124

飽和水蒸気量･････････････････ 99
ボーラス･････････････････････ 311
保護回路･････････････････････ 296
保護接地･････････････････････ 45
保守点検･････････････････････ 305
補助循環･････････････････ 166, 170
　　──装置･･･････････････････ 162
補助人工心臓･････････････････ 154
ホスピタルグレード･･･････ 51, 52
発作時治療薬･････････････････ 131
母乳感染･････････････････････ 265
骨の構造･････････････････････ 26
ポリミキシンB 固定化ファイバ
　　････････････････････････ 273
ポンプ･･･････････････････････ 254
　　──チェッカ･･･････････････ 312

ま

マイコプラズマ･･･････････････ 119
膜型血漿分離器･･･････････････ 257
膜型人工肺･･･････････････････ 161
膜間圧力差･･････････ 219, 250, 260
膜様部･･･････････････････････ 81
マクロショック･･･････････････ 46
麻疹･････････････････････････ 43
マニフォールド･･･････････････ 138
　　──システム･･･････････････ 67
慢性
　　──肝炎･･･････････････････ 234
　　──肝障害･････････････････ 243
　　──腎臓病･････････････････ 205
　　──閉塞性肺疾患･････････ 127

み

ミクロショック･･･････････････ 46
　　──対策･･･････････････････ 48
ミッドプレス方式･････････････ 308

む

無気肺損傷･･･････････････････ 103
無線
　　──LAN･････････････････ 54, 57
　　──LANの電波環境････････ 58
　　──チャンネル管理者･･･････ 55
無停電非常電源･･･････････････ 49

め

メチシリン耐性黄色ブドウ球菌･･･ 41
メトヘモグロビン血症･････････ 324

も

モニタディスプレイ･･･････････ 176
モニタリングシステム･････････ 300
モラクセラ･･･････････････････ 119

門脈圧亢進症･････････････････ 238
門脈の走行･･･････････････････ 231

や

薬剤性肺炎･･･････････････････ 124
薬物療法･････････････････････ 11

ゆ

ユーザーインターフェース
　　････････････････････ 218, 220
輸液
　　──シリンジポンプ･････････ 276
　　──セット･････････････････ 311
　　──チューブ･･･････････････ 313
　　──ポンプ････････････ 307, 312

よ

陽圧換気･････････････････････ 104
葉間裂･･･････････････････････ 79
溶血･･･････････････ 169, 250, 260, 261
　　──性尿毒症症候群･･･････ 257
揚程･････････････････････････ 159
容量損傷･････････････････････ 103
容量負荷･････････････････ 111, 143

ら

ラ音･････････････････････････ 118
ランダム化比較試験･･･････････ 270

り

リーク･･･････････････････････ 260
　　──テスト･････････････････ 184
リガンド･････････････････････ 275
流量制御機構･････････････････ 218
量規定換気･･･････････････････ 93
緑膿菌･･････････････････････ 42, 119
リリーバー･･･････････････････ 131
リンパ球･････････････････････ 27

る

類洞･･･････････････････････ 232, 233

れ

レジオネラ･･･････････････････ 120
レニン･････････････････････ 18, 202
連続運転時間････････････････ 48, 49

ろ・わ

漏血･････････････････････････ 227
ろ液回路･････････････････････ 216
ろ液ポンプ･･･････････････････ 218
ローラ方式･･･････････････････ 308
ローラポンプ････････････ 276, 308

ろ過圧 219, 222	CHF 210, 211, 212	IABカテーテル 182, 183
ワクチン接種 43	Child-Pugh分類 238	ICHDコード 288, 289
	Chlamydophilia pneumoniae 120	IIPs 122, 124
A	*Chlamydophilia psittaci* 120	INOcal NO 328
A-A bypass 165, 166	CKD 205	INOcal NO$_2$ 328
ACLF 243	CO_2ナルコーシス 88	intensive care unit (ICU) 45, 322
activate clotting time (ACT) 278	cold evaporator (CE) 64, 66	IPF 125
acute kidney injury (AKI) 205, 278	continuous renal replacement therapy (CRRT) 210, 211, 212, 215, 222, 314	I-ROAD 118
acute liver failure 234	COP 125	IRRT 212
acute respiratory distress syndrome (ARDS) 34, 106, 155	COPD 127, 128, 129	**K**
——の概念図 106	CYP 236	*Klebsiella pneumoniae* 119
——の胸部X線画像 106	cystatin C 200	Kupffer cell 233
——の原因疾患 107, 108		
——の診断基準 106	**D**	**L**
——の治療戦略 108	DOPE 134	*Legionella* 120
——の病態 106		LOHF 234
——のCT画像 107	**E**	
ADH 203	eGFR 200	**M**
A-DROP 117	EMC管理者 60	MARS 246, 247
Af 294	EPO 204	ME機器 45, 47
AFL 294	equipotential patient reference (EPR) 48	MELD score 245
AHA心肺蘇生ガイドライン 297	extracorporeal membrane oxygenation (ECMO) 153, 165	methicillin-resistant *Staphylococcus aureus* (MRSA) 41, 42
air bronchogram 118	——の保守点検 162	*Moraxella catarrhlis* 119
ALSS 244		*Mycoplasma pneumoniae* 119
AT 294	**F**	
atelectrauma 103	F形 47	**N**
ATPS 94	FEV$_{1.0}$ 85	neonatal intensive care unit (NICU) 45, 322
——換算 95	FEV$_{1.0}$% 85	NO 322
A-V bypass 165, 166	Forrester分類 114	——吸入装置 326, 327
	Frank-Starlingの法則 111	——吸入療法 322, 323
B	fresh frozen plasma (FFP) 250	——投与装置 324
B型肝炎 243	fulminant hepatitis 234	——ボンベ 324, 326
barotrauma 103		NO$_2$ 322
BF形 47	**G**	NSIP 125
bilirubin adsorption 252	GFR 199, 200, 203	NT-pro BNP 113
biotrauma 103	Glisson's capsule 233	NYHA分類 113
BNP 113		N95マスク 42, 43
BTPS 94	**H**	
——換算 95	*Haemophilus influenzae* 119	**O**
β2ミクログロブリン(β2MG)吸着 273	Henleループ 17, 194, 201	OP-05W 257
	His束 145	
C	HQ特性 160	**P**
Cantlie線 231		pass over型 98
cardiac care unit (CCU) 45	**I**	patient controlled analgesia (PCA) 313
Centers for Disease Control and Prevention (CDC) 40	IABP	PBA 244, 246
CF形 47	——駆動装置の保守点検 184	percutaneous 153
Charcot三徴 22	——の禁忌 174	——cardiopulmonary support (PCPS) 153, 158, 165
CHD 210, 211	——の適応 174	
CHDF 210, 211, 278, 281, 282		

――の保守点検 …………… 162
persistent pulmonary hypertension of the newborn (PPHN) …………… 323
plasma exchange (PE) …………… 244, 245, 249
PMX ……… 273, 274, 275, 278, 281, 282, 283
――-DHP ……… 268, 269, 270
――-DHPの保険適用条件 … 270
――カラム …………… 274, 278
pressure controlled ventilation …………… 93
Pseudomonas aeruginosa … 119
PTH …………… 205
Purkinje線維 …………… 145

Q
qSOFA …………… 34
quick SOFA …………… 34

R
R波同期通電 …………… 297
Reynolds五徴 …………… 22
RRT …………… 212

S
selective plasma exchange (SPE) …………… 250
severe acute respiratory syndrome (SARS) …………… 155
SOFAスコア …………… 34
STPD …………… 94
Streptococcus pneumoniae …………… 119
sustained low efficiency dialysis (SLED) …………… 212

T
target controlled infusion (TCI) …………… 313
termination criteria …………… 94
transmembrane pressure (TMP) ……… 219, 222, 250, 260

U
uninterruptible power system (UPS) …………… 49

V
Vペーシングトリガー ……… 191
V-A ECMO ……… 75, 153, 158
Valsalva洞 …………… 149
VAPバンドル …………… 120
Vf …………… 294
volume controlled ventilation …………… 93
volutrauma …………… 103
VT …………… 294
V-V bypass …………… 165, 166
V-V ECMO …………… 153

W
Wernicke脳症 …………… 23
Wi-Fi …………… 57
WPW症候群 …………… 147

数字・記号
Ⅰ型肺胞上皮細胞 …………… 82
Ⅱ型肺胞上皮細胞 …………… 82
1秒率 …………… 85
1秒量 …………… 85
3Dプレス方式 …………… 308
4T'sスコアリングシステム … 212
%VC …………… 86
%肺活量 …………… 86

人体のメカニズムから学ぶ臨床工学　集中治療学

2018年 1月 5日　第1版第1刷発行

- 監　修　讃井將満　さぬい　まさみつ
- 編　集　山口敦司　やまぐち　あつし
　　　　　安藤勝信　あんどう　かつのぶ
- 発行者　鳥羽清治
- 発行所　株式会社メジカルビュー社
　　　　　〒162-0845 東京都新宿区市谷本村町2-30
　　　　　電話　03(5228)2050(代表)
　　　　　ホームページ　http://www.medicalview.co.jp/

　　　　　営業部　FAX　03(5228)2059
　　　　　　　　　E-mail　eigyo@medicalview.co.jp

　　　　　編集部　FAX　03(5228)2062
　　　　　　　　　E-mail　ed@medicalview.co.jp

- 印刷所　シナノ印刷　株式会社

ISBN 978-4-7583-1717-7　C3347

©MEDICAL VIEW, 2018.　Printed in Japan

・本書に掲載された著作物の複写・複製・転載・翻訳・データベースへの取り込みおよび送信（送信可能化権を含む）・上映・譲渡に関する許諾権は，（株）メジカルビュー社が保有しています．
・JCOPY〈出版者著作権管理機構 委託出版物〉
本書の無断複製は著作権法上での例外を除き禁じられています．複製される場合は，そのつど事前に，出版者著作権管理機構（電話 03-3513-6969，FAX 03-3513-6979，e-mail：info@jcopy.or.jp）の許諾を得てください．

・本書をコピー，スキャン，デジタルデータ化するなどの複製を無許諾で行う行為は，著作権法上での限られた例外（「私的使用のための複製」など）を除き禁じられています．大学，病院，企業などにおいて，研究活動，診察を含み業務上使用する目的で上記の行為を行うことは私的使用には該当せず違法です．また私的使用のためであっても，代行業者等の第三者に依頼して上記の行為を行うことは違法となります．

「第2種ME技術実力検定試験」合格をめざすすべての人に！　この1冊で試験の要点を完全マスター!!

第2種ME技術実力検定試験 マスター・ノート

編集　中村藤夫　新潟医療福祉大学 医療技術学部 臨床技術学科 教授

「第2種ME技術実力検定試験」合格をめざすためのテキストである。簡潔な箇条書きでまとめられた本文と、豊富な図表で要点をわかりやすく解説。さらに欄外には用語解説や＋αの知識を掲載。また、過去5年間の出題傾向を反映させた内容となっている。臨床工学技士養成校の学生さんはもちろん、初学者にも易しい1冊。

- 定価（本体5,200円＋税）　ISBN978-4-7583-1481-7　C3347
- B5判・484頁・オール2色

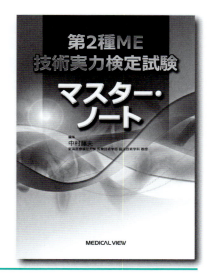

「第2種ME技術実力検定試験」合格のための力を効率的に身につけられる試験対策問題集!!

第2種ME技術実力検定試験 重要問題集中トレーニング

編集　中村藤夫　新潟医療福祉大学 医療技術学部 臨床技術学科 教授
　　　石田　等　帝京短期大学 専攻科 臨床工学専攻 准教授

本書は「第2種ME技術実力検定試験」合格を目指す人を対象にした問題集である。過去5年間分〔第31〜35回試験（2009〜2013年実施）〕の試験問題を吟味し、その傾向を踏まえたうえでオリジナル問題を約350問作成し、解説した。各項目では基本問題を4問程度解説した後、応用問題を「レベルアップ・トレーニング」として3〜5問掲載。基本問題のあとに、問題を解くうえで必要な図表、試験に役立つ解説を「レベル・アップ」として掲載した。
姉妹本である『第2種ME技術実力検定試験　マスター・ノート』と併用して学習することで、合格をより確実なものとすることができる。

- 定価（本体4,000円＋税）　ISBN978-4-7583-1496-1　C3047
- B5判・316頁・オール2色

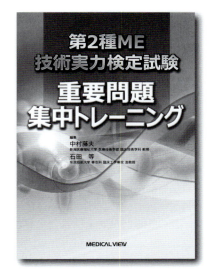

※ご注文、お問い合わせは最寄りの医書取扱店または直接弊社営業部まで。

メジカルビュー社　〒162-0845 東京都新宿区市谷本村町2番30号　TEL.03(5228)2050　FAX.03(5228)2059
http://www.medicalview.co.jp　E-mail（営業部）eigyo@medicalview.co.jp

解剖・生理・病態生理といった人体のメカニズムと臨床工学を有機的に連動して解説した，今までにないテキスト!!

人体のメカニズムから学ぶ臨床工学（全5巻）

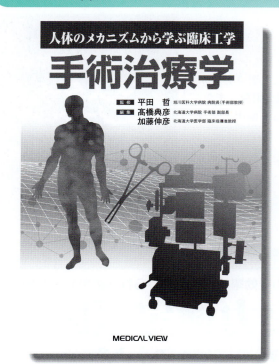

■ **手術治療学**
　■B5判・424頁・定価（本体5,800円＋税）

■ **血液浄化学**
　■B5判・372頁・定価（本体5,600円＋税）

■ **呼吸治療学**
　■B5判・316頁・定価（本体5,600円＋税）

■ **循環器治療学**
　■B5判・384頁・定価（本体5,800円＋税）

■ **集中治療学**
　■B5判・368頁・定価（本体5,600円＋税）

◆ポイント◆

【全体像】本書は解剖・生理・病態生理といった人体のメカニズムについて解説したうえで臨床工学とリンクさせて詳説してあります。また，イラストや写真を数多く盛り込み，視覚的にも理解しやすいように工夫しました。

【補足】覚えるべき内容，詳細なデータ，＋αの知識については，本文ではなく欄外の「補足」にて解説してあります。本文とあわせてご活用戴くとより一層理解を深めることができます。

【用語アラカルト】専門用語については，本文ではなく，できるだけ欄外にて解説しました。多くの「用語解説」を盛り込んであり，本書を読み進むうえで必ず理解の助けとなるでしょう。

【POINT!!】学内試験や国試にも役立つ内容を扱っています。とくに国試既出問題を吟味し，問題を解くために必要な知識を習得できるように，本文に関連した箇所の欄外に配置してあります。

【トラブル事例と対処方法】臨床の現場で遭遇するトラブルについて，できるだけ多くの事例を取り上げ，具体的な対処方法についても簡潔に解説してあります。病院実習など，臨床の現場において是非ともご活用ください。

【まとめのチェック】学習到達度の確認やおさらいに役立つように，本文で学習した内容を「Q＆A形式」で項目の最後にまとめました。学内試験や国試の勉強の際にも役立つ内容です。

メジカルビュー社

〒162-0845　東京都新宿区市谷本村町2-30
TEL 03-5228-2050（代）
URL：www.medicalview.co.jp/